风湿病
诊疗规范

U0248815

组织编写　中华医学会风湿病学分会
名誉主编　张奉春　栗占国
主　　编　赵　岩　曾小峰
副主编　张卓莉　黄慈波　杨程德　张　烜　李梦涛
编　　委（按姓氏汉语拼音排序）

白玛央金	曹　恒	柴克霞	陈　竹	池淑红	达展云	戴　冽	戴生明
丁　峰	董　怡	董凌莉	杜　戎	段利华	段新旺	樊　萍	冯学兵
高　洁	高晋芳	耿　研	古洁若	郭江涛	何　菁	何　岚	黄　烽
黄慈波	黄文辉	黄新翔	黄艳艳	姜德训	姜林娣	姜振宇	靳洪涛
李　芬	李　娟	李　龙	李　芹	李彩凤	李梦涛	李懿莎	厉小梅
栗占国	林　禾	林　进	林金盈	林书典	林志国	林智明	刘　毅
刘重阳	刘冬舟	刘升云	刘晓霞	刘燕鹰	鲁　静	路跃武	马　丽
马莉莉	米克拉依·曼苏尔	莫颖倩	潘　歆	戚务芳	青玉凤	沈　敏
沈　南	沈海丽	石桂秀	史晓飞	帅宗文	宋立军	苏　娟	苏　茵
孙红胜	田新平	王　辉	王　静	王　立	王　培	王　迁	王　嫱
王　燕	王　昱	王　悦	王彩虹	王丹丹	王丽萍	王晓冰	王永福
王友莲	王玉华	王志强	魏　蔚	吴　歆	吴振彪	武丽君	夏丽萍
向　阳	肖　会	谢　希	徐　健	徐沪济	薛　愉	严　青	杨　静
杨程德	杨念生	杨娉婷	叶　霜	曾小峰	张　辉	张　娜	张　文
张　晓	张　烜	张风肖	张奉春	张江林	张莉芸	张缪佳	张学武
张志毅	张卓莉	赵　令	赵　岩	赵　毅	赵东宝	赵久良	赵丽珂
赵彦萍	郑朝晖	郑文洁	周京国	朱小春	朱小霞	邹和建	邹庆华
左晓霞							

特邀编委（按姓氏汉语拼音排序）
　　　　王　昭　王旖旎　赵　潺
秘　　书　张　文　王　立

人民卫生出版社
·北京·

图书在版编目（CIP）数据

风湿病诊疗规范 / 中华医学会风湿病学分会组织编写；赵岩，曾小峰主编 . —北京：人民卫生出版社，2022.10（2024.2重印）

ISBN 978-7-117-33328-3

Ⅰ.①风… Ⅱ.①中…②赵…③曾… Ⅲ.①风湿性疾病 —诊疗 Ⅳ.①R593.2

中国版本图书馆 CIP 数据核字（2022）第 116887 号

人卫智网	www.ipmph.com	医学教育、学术、考试、健康，购书智慧智能综合服务平台
人卫官网	www.pmph.com	人卫官方资讯发布平台

风湿病诊疗规范

Fengshibing Zhenliao Guifan

组织编写：中华医学会风湿病学分会
主　　编：赵　岩　曾小峰
出版发行：人民卫生出版社（中继线 010-59780011）
地　　址：北京市朝阳区潘家园南里 19 号
邮　　编：100021
E - mail：pmph @ pmph.com
购书热线：010-59787592　010-59787584　010-65264830
印　　刷：三河市宏达印刷有限公司
经　　销：新华书店
开　　本：787 × 1092　1/16　　**印张**：19
字　　数：462 千字
版　　次：2022 年 10 月第 1 版
印　　次：2024 年 2 月第 8 次印刷
标准书号：ISBN 978-7-117-33328-3
定　　价：86.00 元

打击盗版举报电话：**010-59787491**　**E-mail**：**WQ @ pmph.com**
质量问题联系电话：**010-59787234**　**E-mail**：**zhiliang @ pmph.com**
数字融合服务电话：**4001118166**　**E-mail**：**zengzhi @ pmph.com**

编 者 （按姓氏汉语拼音排序）

曹 恒 浙江大学医学院附属第一医院

柴克霞 青海大学附属医院

陈 竹 中国科学技术大学附属第一医院

池淑红 宁夏医科大学总医院

达展云 南通大学附属医院

戴 冽 中山大学孙逸仙纪念医院

戴生明 上海交通大学附属第六人民医院

邓江红 首都医科大学附属北京儿童医院

丁 峰 山东大学齐鲁医院

丁慧华 上海交通大学医学院附属仁济医院

董 怡 北京协和医院

董凌莉 华中科技大学同济医学院附属
同济医院

杜 戎 华中科技大学同济医学院附属
协和医院

段利华 江西省人民医院

段新旺 南昌大学第二附属医院

樊 萍 西安交通大学第一附属医院

费允云 北京协和医院

冯学兵 南京大学医学院附属鼓楼医院

高 洁 海军军医大学第一附属医院
（上海长海医院）

高晋芳 山西白求恩医院

耿 研 北京大学第一医院

古洁若 中山大学附属第三医院

郭江涛 宁夏回族自治区人民医院

何 菁 北京大学人民医院

何 岚 西安交通大学第一附属医院

黄 烽 中国人民解放军总医院第一医学
中心

黄慈波 深圳大学附属华南医院

黄文辉 广州医科大学附属第二医院

黄新翔 广西壮族自治区人民医院

黄艳艳 海南省人民医院

姜德训 中国人民解放军总医院第七医学
中心

姜林娣 复旦大学附属中山医院

姜振宇 吉林大学白求恩第一医院

靳洪涛 河北医科大学第二医院

李 芬 中南大学湘雅二医院

李 菁 北京协和医院

3

李　娟	南方医科大学南方医院	米克拉依·曼苏尔	新疆维吾尔自治区人民医院
李　龙	贵州医科大学附属医院		
李　芹	云南省第一人民医院	莫颖倩	中山大学孙逸仙纪念医院
李彩凤	首都医科大学附属北京儿童医院	潘　歆	石河子大学医学院第一附属医院
李梦涛	北京协和医院	戚务芳	天津市第一中心医院
李懿莎	中南大学湘雅医院	青玉凤	川北医学院附属医院
厉小梅	中国科学技术大学附属第一医院	沈　敏	北京协和医院
栗占国	北京大学人民医院	沈　南	上海交通大学医学院附属仁济医院
梁敏锐	复旦大学附属华山医院	沈海丽	兰州大学第二医院
林　禾	福建省立医院	石桂秀	厦门大学附属第一医院
林　进	浙江大学医学院附属第一医院	史晓飞	河南科技大学第一附属医院
林金盈	广西壮族自治区人民医院	舒晓明	中日友好医院
林书典	海南省人民医院	帅宗文	安徽医科大学附属第一医院
林志国	哈尔滨医科大学附属第一医院	宋立军	山东大学齐鲁医院
林智明	中山大学附属第三医院	苏　娟	青海大学附属医院
刘　斌	青岛大学附属医院	苏　茵	北京大学人民医院
刘　爽	昆明医科大学第一附属医院	苏禹同	上海交通大学附属瑞金医院
刘　艺	四川大学华西医院	孙红胜	山东第一医科大学附属省立医院
刘　毅	四川大学华西医院	檀晓华	首都医科大学附属北京儿童医院
刘重阳	重庆医科大学附属第三医院	田新平	北京协和医院
刘冬舟	深圳市人民医院	王　辉	哈尔滨医科大学附属第一医院
刘金晶	北京协和医院	王　静	云南省第一人民医院
刘升云	郑州大学第一附属医院	王　立	北京协和医院
刘晓霞	贵州医科大学附属医院	王　培	河南省人民医院
刘燕鹰	首都医科大学附属北京友谊医院	王　迁	北京协和医院
卢　昕	中日友好医院	王　嫱	南京医科大学第一附属医院
鲁　静	中国医科大学附属第一医院	王　双	中山大学附属第一医院
路跃武	首都医科大学附属北京朝阳医院	王　燕	石河子大学医学院第一附属医院
马　丽	中日友好医院	王　昱	北京大学第一医院
马莉莉	复旦大学附属中山医院	王　悦	天津医科大学第二医院

王　昭	首都医科大学附属北京友谊医院	徐沪济	海军军医大学第二附属医院
王彩虹	山西医科大学第二医院		（上海长征医院）
王丹丹	南京大学医学院附属鼓楼医院	薛　愉	复旦大学附属华山医院
王国春	中日友好医院	严　青	福建省立医院
王婕颖	广东省人民医院	杨　静	绵阳市中心医院
王丽萍	兰州大学第二医院	杨程德	上海交通大学医学院附属瑞金医院
王晓冰	温州医科大学附属第一医院	杨念生	中山大学附属第一医院
王旖旎	首都医科大学附属北京友谊医院	杨娉婷	中国医科大学附属第一医院
王永福	内蒙古科技大学包头医学院	杨云娇	北京协和医院
	第一附属医院	叶　霜	上海交通大学医学院附属仁济医院
王友莲	江西省人民医院	曾小峰	北京协和医院
王玉华	首都医科大学附属北京世纪坛	张　辉	中山大学附属第一医院
	医院	张　娜	天津医科大学总医院
王志强	联勤保障部队第九八〇医院	张　文	北京协和医院
魏　蔚	天津医科大学总医院	张　晓	广东省人民医院
吴　迪	北京协和医院	张　烜	北京医院
吴　歆	海军军医大学第二附属医院	张风肖	河北省人民医院
	（上海长征医院）	张奉春	北京协和医院
吴秀华	天津医科大学总医院	张江林	中国人民解放军总医院第一医学
吴振彪	空军军医大学第一附属医院		中心
	（西京医院）	张俊梅	首都医科大学附属北京儿童医院
武丽君	新疆维吾尔自治区人民医院	张莉芸	山西白求恩医院
夏丽萍	中国医科大学附属第一医院	张缪佳	南京医科大学第一附属医院
向　阳	湖北民族大学医学部风湿性疾病	张学武	北京大学人民医院
	发生与干预湖北省重点实验室	张志毅	哈尔滨医科大学附属第一医院
肖　会	安徽医科大学第一附属医院	张卓莉	北京大学第一医院
肖　敏	中山大学附属第三医院	赵　潺	北京协和医院
谢　希	中南大学湘雅二医院	赵　令	吉林大学白求恩第一医院
徐　东	北京协和医院	赵　岩	北京协和医院
徐　健	昆明医科大学第一附属医院	赵　毅	四川大学华西医院

赵东宝　海军军医大学第一附属医院
　　　　（上海长海医院）

赵久良　北京协和医院

赵丽珂　北京医院

赵彦萍　哈尔滨医科大学附属第一医院

郑朝晖　空军军医大学第一附属医院
　　　　（西京医院）

郑文洁　北京协和医院

周京国　成都医学院第一附属医院

朱　剑　中国人民解放军总医院第一医学
　　　　中心

朱小春　温州医科大学附属第一医院

朱小霞　复旦大学附属华山医院

邹和建　复旦大学附属华山医院

邹庆华　陆军军医大学第一附属医院
　　　　（西南医院）

左晓霞　中南大学湘雅医院

序

风湿免疫学科是近年来发展最快的医学专业领域之一，无论临床表型谱、实验室诊断手段、分类标准、治疗推荐共识、妊娠管理等方面都进展迅速，各种新型靶向生物制剂层出不穷，传统的治疗理念不断被刷新，诸多全球专家共识相继推出；同时，随着分子诊断水平的提高，一些罕见的、新的疾病名称也不断提出并逐渐被广大医师认识。距离 2005 年由中华医学会风湿病学分会编著、人民卫生出版社出版的《临床诊疗指南·风湿病分册》已十几年，显然无法紧跟最新进展，无法满足当前诊疗需要，中华医学会风湿病学分会一直计划更新，终于由这一届的主任委员赵岩教授组织学会全体委员、青年委员及特聘撰稿人共同撰写了新版《风湿病诊疗常规》，对规范我国风湿免疫疾病的诊断和治疗，具有非常重要的意义。

我国风湿免疫学科起步相对较晚，涉及疾病由于发病率相对较低，并非常见病、多发病，在很长一段时间里得不到医院和广大医师的重视。患病人群也缺乏对疾病的正确认识，常在确诊和规范治疗前走很长的弯路。几十年来，我们一直在致力于这个学科专业知识的推广、普及和提高，尤其在基层风湿免疫专科的建立、专科医师的培训提高以及疾病的规范诊治方面，中华医学会风湿病学分会做了大量、积极的、创造性的工作。2020 年，在学会极力倡导和推动下，国家卫健委办公厅发布了意义深远的指南《综合医院风湿免疫科建设与管理指南（试行）》。指南要求"具备条件的三级综合医院原则上应当设立独立科室，科室名称统一为风湿免疫科。鼓励有条件的二级综合医院和其他类别的医疗机构设立独立的风湿免疫科。"这意味着风湿免疫科的学科建设被提到了一个新的高度，我们即将迎来我国风湿免疫科蓬勃发展的春天。

然而,在实际工作中,由于不同地区诊断手段和治疗用药的制约,临床医师对于诊疗规范认识水平和实践经验的制约,风湿免疫病的治疗常存在欠规范、不统一的情况,很多情况下可能是总体的治疗原则无误,但具体方案、用药选择和剂量、疗程、减药速度等方面有一定的出入,为此,亟须推出一份兼具实用性和指导性的诊疗规范,供各层风湿免疫科医师参考,力求在最大限度上达到对疾病诊断和治疗的"规范化"。当然,患者不是模型,除了"规范化"以外,个性化和精准治疗的理念也非常重要,结合患者实际情况,制定既规范又合理的、最符合患者病情和要求、最能改善患者生活质量和预后的治疗方案,是每一位风湿免疫科医师追求的目标。

感谢赵岩教授带领的中华医学会风湿病学分会的各位委员、青年委员及特聘撰稿人所付出的努力,呈现给我们这样一本崭新的、实用的、有分量的风湿病诊疗指南,本书定将成为中国风湿免疫科学科发展和进步非常重要的里程碑式教科书。

张奉春

2022 年春于北京

前 言

循证医学时代,医师对患者的诊治,不再仅仅凭借自身的临床经验,而需要更多地阅读疾病发病机制的文献,更多地参考各种大规模临床随机对照试验的结果,更多地依据全球范围内专家共识的推荐和指南。遗憾的是,这些专家共识和推荐常缺少来自中国的声音,也不一定能完全满足中国目前的现状和国情,同时,地域、经济、文化、风俗习惯差异等因素也对不同地区风湿病诊治产生一定的影响,由此可见,风湿病的规范诊治十分重要。2021年起,为规范各种风湿病的诊治,提高风湿免疫科专科医师的诊疗水平,我们从学会层面组织全体委员和青年委员参与,并特邀在某领域有话语权的专家,共同撰写了这本诊疗规范。

在撰写要求上,我们力争将实用性放在首位,以临床实际诊断和治疗为主要的重点内容。除了选择重点疾病外,还加入了一些热点内容,如妊娠用药、风湿病相关重症等。近年来各种新型生物制剂层出不穷,文中对新治疗、新用药严格把握适应证,保证临床使用时的规范性。由于多数风湿病缺少专家共识和推荐指南,撰写时力求使用循证医学证据等级要求高的、使用范围广泛且被普遍认可的方案、方法,保证临床安全性。同时,治疗药物均选取通用名,保证统一性,让读者使用时更加便利、顺畅。

风湿免疫学科基础和临床方面的研究在近年来日新月异地发展,对医师提出了非常高的要求,在完成繁重的临床工作之余,要不断更新诊治理念。虽然本书今天已经正式出版,我们仍继续保留每一章节的撰写小组,每1~2年可根据本领域的更新情况提出本章节内容的更新,时刻保持我们与时俱进的规范性。在此也感谢所有参与本书撰写的专家,正是你们迅速、准确的工作效率,精益求精的严谨态度,保证了此规范的顺利完成。

　　谨以此书,献给为中华医学会风湿病学分会的建立、发展和壮大作出卓越贡献的各届主任委员——尊敬的张乃峥教授、董怡教授、唐福林教授、张奉春教授、栗占国教授等,没有你们无私的奉献,便没有中国风湿免疫学界腾飞的今天,愿我们的学科如虎添翼,在新的征程上获得更大、更快的进步。

　　与各位同道共勉。

赵　岩　曾小峰

壬寅虎年秋于北京

目　录

1 类风湿关节炎诊疗规范

【诊疗要点】

- 对称性多关节肿痛,尤其累及小关节,RF 和 / 或抗 CCP 抗体阳性患者,应考虑类风湿关节炎(rheumatoid arthritis,RA)。
- 与 1997 年 ACR 分类标准相比,2010 年 ACR/EULAR 分类标准显著提高了早期 RA 的诊断率。
- 关节超声及 MRI 能够辅助 RA 早期诊断、评估疗效、预测复发和骨侵蚀进展,是 RA 患者管理中不可或缺的辅助工具。
- 疾病活动度评估,对确定治疗方案、评价疗效、规范治疗路径非常关键。
- 靶向药物突飞猛进的发展,为 RA 患者的治疗带来了更多的选择。
- 早期治疗和达标治疗是近年来 RA 最重要的治疗策略,极大地改善了患者的预后。

类风湿关节炎(rheumatoid arthritis,RA)是一种以侵蚀性关节炎症为主要临床表现的自身免疫病,可发生于任何年龄。RA 的发病机制目前尚不明确,其基本病理表现为滑膜炎,并逐渐出现关节软骨和骨破坏,最终导致关节畸形和功能丧失,可并发肺部疾病、心血管疾病、恶性肿瘤、骨折及抑郁症等。流行病学调查显示,中国 RA 的患病率为 0.42%,患者总数约 500 万例,男女比约为 1∶4。随着 RA 患者病程的延长,残疾率升高。我国 RA 患者在病程 1~5 年、5~10 年、10~15 年及 ≥ 15 年的致残率分别为 18.6%、43.5%、48.1% 和 61.3%。RA 不仅造成患者身体功能、生活质量和社会参与度下降,也给患者家庭和社会带来巨大的经济负担。

近年来,美国风湿病学会(American College of Rheumatology,ACR)、欧洲抗风湿病联盟(European League Against Rheumatism,EULAR)及亚太风湿病学会(ASIA-Pacific League of Associations for Rheumatology,APLAR)等国际学术组织分别制订了 RA 诊疗指南,更新了 RA 分类标准及目标诊疗策略。中华医学会风湿病学分会亦于 2010 年发布了 RA 诊疗指南,并于 2018 年进行了更新。然而,由于国际 RA 指南极少纳入中国人群的临床研究证据,且国外风湿科医师的诊疗过程和用药习惯与我国风湿科医师亦有差异,各类指南在指导我国 RA 诊疗实践时仍存在挑战,需要规范诊断及治疗的路径。为此,中华医学会风湿病学分会组织国内有关专家,在借鉴既往指南和国内高质量研究的基础上,制定了最新且符合我国国情的 RA 诊疗规范,旨在提高医师正确诊断和恰当治疗 RA 的水平。

一、临床表现

多中心注册研究显示,我国 RA 患者出现关节症状的平均年龄为 46.15 岁,确诊年龄平均为 48.68 岁。病情和病程具有异质性,可以表现为单关节炎到多关节炎。

(一) 关节表现

典型表现为关节炎,不同程度的疼痛肿胀,可以伴活动受限,晨僵长达 1 小时以上。以近端指间关节、掌指关节、腕、肘、肩、膝、踝和足趾关节受累最为多见,通常呈对称性;也可累及颈椎、颞颌关节、胸锁和肩锁关节。长病程患者可以发生关节畸形,例如腕关节强直、肘关节伸直受限、掌指关节尺侧偏斜、手指的"天鹅颈"和"纽扣花"畸形等,严重者关节周围肌肉逐渐萎缩导致功能进一步丧失、生活不能自理。

(二) 关节外表现

RA 还可以累及关节以外的内脏器官,表现为肺间质病变、类风湿结节、皮肤溃疡以及神经系统、心脏、眼部病变等,也常继发干燥综合征、骨质疏松症等,这些表现往往与 RA 控制不佳有关。

1. 肺部 弥漫性实质性肺疾病是 RA 最常见的关节外表现。一项我国 RA 临床特征的大样本横断面研究显示,RA 合并肺间质病发生率为 14.7%。此外,肺内可出现多发圆形类风湿结节、胸腔积液等表现,需要与感染、结核、肿瘤相鉴别。

2. 皮肤 类风湿皮下结节常见于易摩擦部位(如前臂伸侧、跟腱、枕骨结节等),质韧且常紧贴骨膜,活动度差,是 RA 特征性的表现,与疾病活动相关。另外,皮肤可因继发血管炎发生溃疡、指 / 趾端坏疽等。

3. 神经系统 RA 增生的滑膜可以压迫局部神经,导致卡压综合征,如腕管综合征;寰枢椎半脱位可以导致颈髓受压。偶见周围神经病变,机制与血管炎及缺血性神经病有关。

4. 眼部 活动性 RA 可以导致巩膜炎,少数角膜溃疡、虹膜睫状体炎等。RA 继发干燥综合征最常见的表现为干燥性结膜角膜炎。

5. 心血管系统 少见的情况下,RA 可以导致心包积液。最为重要的是,RA 是发生冠状动脉疾病的独立危险因素。

6. 血液系统 最常见的是贫血,常与 RA 疾病活动相关。长病程 RA 患者中可以出现白细胞减少、血小板减少、脾大的表现,常伴抗核抗体阳性,称为费尔蒂综合征(Felty syndrome)。

7. 肾脏 RA 本身很少累及肾脏,但可以合并 IgA 肾病、膜性肾病等,长期未得到很好控制的 RA 可能继发肾脏淀粉样变性。另外,需警惕药物导致的间质性肾炎、肾小管坏死等。

8. 继发干燥综合征 常见,患者可有口眼干表现,血清学表现为抗 SSA/SSB 等自身抗体阳性,可以伴高球蛋白血症。

9. 骨质疏松 RA 患者早期即可出现,炎症、制动、吸烟、女性、绝经、低体重及糖皮质激素的长期应用等,均为 RA 患者出现骨折的危险因素。应避免长期使用糖皮质激素治疗,因为这些患者常发生多部位骨折。

此外,RA 可能导致患者出现乏力、体重下降、低热等全身表现。我国一项 RA 注册登记研究显示,心血管疾病、骨折、恶性肿瘤是 RA 常见的伴随疾病,高龄和长病程是出现上述合并症的危险因素。这些合并症将影响患者预后和生活质量,亦需要关注。

二、辅助检查

(一) 血常规

活动期 RA 患者常见慢性病贫血、血小板增多,以及红细胞沉降率(ESR)和 C 反应蛋白(CRP)等急性期反应物升高。

(二) 自身抗体

临床上普遍使用且对 RA 诊断价值最高的自身抗体是类风湿因子(RF)和抗环瓜氨酸多肽(CCP)抗体。荟萃分析显示,对 RA 诊断,RF 的敏感度为 69%,特异度为 85%;抗 CCP 抗体的敏感度为 50%~80%,但特异度>90%。高滴度抗 CCP 抗体或 RF 阳性的 RA 患者更容易发生骨破坏,合并心血管疾病、肺间质病变等关节外表现,是 RA 的预后不良因素。另外,抗角蛋白抗体(AKA)、抗核周因子(APF)抗体、抗突变型瓜氨酸波形蛋白(MCV)抗体、抗氨甲酰化蛋白(CarP)抗体和抗葡萄糖 -6- 磷酸异构酶(GPI)抗体对诊断 RA 也有一定价值。

(三) 影像学检查

1. X 线 是检测 RA 患者关节骨破坏最经典的影像学方法,但发现早期骨破坏的敏感性差,亦不能显示滑膜炎、骨髓水肿等炎性病变,因此,对 RA 的早期诊断和短期疗效判定有非常大的局限性,目前主要用于随访中,以判定患者骨结构改变的进展情况。X 线上 RA 的改变可以分为四期:Ⅰ期可见骨质疏松,无骨破坏;Ⅱ期骨质疏松,可有轻度软骨下骨质破坏,无关节畸形;Ⅲ期可见骨质疏松、骨质破坏和关节畸形,无纤维性或骨性强直;Ⅳ期出现纤维性或骨性强直。

2. 超声 可以发现 RA 关节滑膜增生 / 炎症、关节腔积液、肌腱炎 / 腱鞘炎、滑囊炎、骨侵蚀等多种 RA 常见的病变。超声对滑膜炎症有较高的检出率,可以非常早期发现骨侵蚀,因此借助超声可以明显提高 RA 的诊断率,2010 年 ACR/EULAR 制定的 RA 分类标准已将超声检查明确有滑膜炎的关节计数纳入至标准中。另外,超声有助于判定 RA 活动性,对于达到临床缓解的 RA 患者,超声能预示未来关节侵蚀和疾病复发的亚临床滑膜炎,有助于指导药物的减停。超声实时、动态的影像能指导关节、腱鞘、滑囊穿刺进针的方向和深度,监测穿刺的全过程,提高关节腔内或肌腱旁穿刺抽液或药物注射的准确性。超声具有便捷、价格低、无辐射等优势,已经成为 RA 诊疗过程中不可或缺的影像学工具。

3. 磁共振成像(MRI) MRI 在识别滑膜炎、骨侵蚀等典型病变的基础上,还可以发现代表早期炎症的骨髓水肿,因此可以为 RA 的早期诊断、疾病活动性判定和预后评估提供重要的依据。MRI 在辅助诊断和监测疗效方面的价值与超声相当,但受到费用高、耗时长、设备等限制,在 RA 患者随访中应用较少,在全国(尤其是基层医院)的应用也受到很大的制约。

三、RA 分类标准

(一) 1987 年美国风湿病学会(ARA)制定的 RA 分类标准(表 1-1)

表 1-1　1987 年美国风湿病学会分类标准

定义	注释
1. 晨僵	持续至少 1 小时
2. 多关节炎	14 个关节区中至少累及 3 个(双侧近端指间关节、掌指关节、腕、肘、膝、踝及跖趾关节)
3. 手关节炎	关节肿胀累及近端指间关节、掌指关节、腕关节中至少一个
4. 对称性关节炎	两侧关节同时受累
5. 类风湿结节	皮下结节常见于易摩擦部位(如前臂伸侧、跟腱、枕骨结节等)
6. 类风湿因子阳性	血清类风湿因子水平升高
7. 放射学改变	手腕关节 X 线片显示骨侵蚀改变

注:1~4 项必须持续超过 6 周;符合 7 项中至少 4 项,排除其他关节炎,可诊断 RA。

(二) 2010 年 ACR/EULAR 制定的 RA 分类标准

目标人群:①至少一个关节表现为临床滑膜炎;②滑膜炎不能用其他疾病解释。

如果患者满足以上 2 个条件,则进一步从以下 4 个方面进行评分(表 1-2),最高分为 10 分,当患者的总得分 ≥6 分时可诊断为 RA。

表 1-2　2010 年 ACR/EULAR 分类标准

项目	评分 / 分
A. 受累关节	
1 个大关节 [a]	0
2~10 个大关节	1
1~3 个小关节(伴或不伴有大关节受累)	2
4~10 个小关节(伴或不伴有大关节受累)	3
>10 个关节(至少 1 个小关节)	5

续表

项目	评分 / 分
B. 自身抗体	
RF 及抗 CCP 抗体均阴性	0
RF 或抗 CCP 抗体至少一项低滴度阳性(>正常参考值上限)	2
RF 或抗 CCP 抗体至少一项高滴度阳性(>正常参考值上限 3 倍)	3
C. 急性期反应物	
CRP 和 ESR 正常	0
CRP 或 ESR 升高	1
D. 滑膜炎持续时间	
<6 周	0
≥6 周	1

注:ᵃ 大关节包括肩、肘、髋、膝、踝关节;小关节包括腕、掌指关节、近端指间关节、跖趾关节 2~5;不包括远端指间关节、第一腕掌关节、第一跖趾关节。RF,类风湿因子;CCP,环瓜氨酸多肽;CRP,C 反应蛋白;ESR,红细胞沉降率。

此分类标准主要用于初发患者,对于有典型骨侵蚀的长病程患者,既往病史符合该分类标准的,也可诊断为 RA。

1987 年 ARA 制定的 RA 分类标准可很好地区分炎性和非炎性关节炎,但不能敏感地识别早期 RA 患者,2010 年 ACR/EULAR 制定的分类标准能够发现更多早期 RA 患者,使诊断的敏感度由 65% 提高到 85%。

四、RA 的疾病活动度评估

准确地评估 RA 疾病活动度,对确定治疗方案、评价治疗效果、规范治疗路径非常重要。目前均采用复合评分的方法进行评估,最常用的是基于 28 个关节的疾病活动度评分(DAS28)、临床疾病活动指数(CDAI)、简化疾病活动指数(SDAI)。复合评分的计算主要基于下述指标,包括压痛关节数(TJC)、肿胀关节数(SJC)、患者对疾病的总体评分(PGA)、医师对疾病的总体评分(EGA)、红细胞沉降率(ESR)及 C 反应蛋白(CRP)。RA 疾病活动度分级见表 1-3。

表 1-3 RA 疾病活动度分级

疾病活动度分级	DAS28	CDAI	SDAI
临床缓解	<2.6	≤2.8	≤3.3
低疾病活动度	≥2.6~<3.2	>2.8~<10	>3.3~<11
中疾病活动度	≥3.2~≤5.1	≥10~≤22	≥11~≤26
高疾病活动度	>5.1	>22	>26

注:DAS28,基于 28 个关节的疾病活动度评分;CDAI,临床疾病活动指数;SDAI,简化疾病活动指数。

$$DAS28(ESR) = 0.56\sqrt{[TJC28]} + 0.28\sqrt{[SJC28]} + 0.7 \times \ln[ESR] + 0.014 \times [PGA]$$

$$DAS28(CRP) = 0.56\sqrt{[TJC28]} + 0.28\sqrt{[SJC28]} + 0.36 \times (\ln[CRP+1]) + 0.014 \times [PGA] + 0.96$$

DAS28 公式中,CRP 单位是 mg/L,PGA 范围是 0~100。

$$临床疾病活动指数(CDAI) = TJC + SJC + PGA + EGA$$
$$简化疾病活动指数(SDAI) = TJC + SJC + PGA + EGA + CRP$$

CDAI 与 SDAI 公式中,CRP 单位是 mg/dl,PGA 与 EGA 范围是 0~10。

另外,2010 年 ACR/EULAR 提出的 Boolean 缓解标准亦常用于判定患者是否达到缓解的治疗目标。当患者同时满足 TJC ≤ 1、SJC ≤ 1、CRP ≤ 1mg/dl、PGA ≤ 1 分(0~10 分)时,定义为临床缓解。

上述 RA 不同疾病活动度的定义程度有所差异,SDAI 和 CDAI 相对严格,而 DAS28 较为宽松,即使达到 DAS28 定义的临床缓解,约半数患者仍会在超声或 MRI 可见亚临床滑膜炎,其疾病复发和骨侵蚀进展的风险明显增加。因此,建议在 RA 达标治疗的过程中选择较为严格的治疗目标,目前推荐应用 SDAI 和 CDAI 评估 RA 的疾病活动度,以临床缓解作为目标时亦可采用 Boolean 标准。

五、治疗目标、策略和方案

RA 治疗的总体目标是改善关节肿痛的症状,控制疾病进展,降低致残率,改善患者的生活质量。

早期治疗和达标治疗(treat-to-target)是近年来 RA 最重要的治疗策略,显著改善了患者的预后。目前 RA 治疗的首要目标是临床缓解,对于长病程 RA 患者可以选择低疾病活动度作为替代目标。达标治疗是指通过严密监控和及时调整治疗方案,以期尽快达到并维持治疗目标的临床实践过程。对于初治或中高疾病活动度的 RA 患者应每月监测疾病活动度;治疗后达到临床缓解或低疾病活动度的患者,可以每 3~6 个月监测 1 次。如果治疗 3 个月疾病活动度改善<50% 或 6 个月未达标,应及时调整治疗方案。

RA 治疗主要依赖药物。改变病情抗风湿药(disease modifying antirheumatic drugs, DMARDs)可以有效控制或延缓疾病的发展,是治疗 RA 最关键的药物。近 20 年来药物突飞猛进的发展不仅给患者带来了更多的选择,而且显著提高了疗效,越来越多的患者能够达到治疗目标,极大地改善了患者的预后。DMARDs 包括三大类药物,即传统合成 DMARDs(csDMARDs)、靶向合成 DMARDs(tsDMARDs)和生物 DMARDs(bDMARDs)。其中,生物 DMARDs 包括生物原研 DMARDs(boDMARDs)及生物类似药(bsDMARDs)。针对不同情况的 RA 患者,规范的治疗用药和路径如下:

(一) 初治 RA 患者的用药方案

RA 一经确诊,应尽早开始 DMARDs 治疗。常用 csDMARDs 的起效时间、用法、不良反应及特殊人群中的使用见表 1-4。csDMARDs 目前仍然是 RA 治疗的一线用药,其中甲氨蝶呤(methotrexate,MTX)作为基石药物,首选推荐单药治疗,存在 MTX 禁忌或不耐受的情况下,可考虑来氟米特(leflunomide,LEF)或柳氮磺吡啶(sulfasalazine,SSZ)。csDMARDs 起效较慢,需 1~3 个月,因此在中 / 高疾病活动度 RA 患者中可以联合糖皮质激素作为桥接治疗,以快速控制症状。起桥接作用的糖皮质激素的起始剂量、给药途径可以视患者具体情况而定,但是不建议长期使用,应该在 3 个月内逐渐减停。

表 1-4　常用 csDMARDs 的起效时间、用法、不良反应以及特殊人群中的使用

药物	起效时间 / 月	常规用法用量	给药途径	需重点监测的毒副反应	妊娠期 / 哺乳期	围手术期
甲氨蝶呤	1~2	10~20mg, 每周 1 次	口服,皮下注射,静脉注射	胃肠道反应、骨髓抑制、肝功能异常	禁用,孕前停用至少 3 个月	可用
来氟米特	1~2	10~20mg, 每日 1 次	口服	肝毒性、骨髓抑制	禁用,孕前停用 2 年,或应用考来烯胺进行药物洗脱	术前及术后均停用 1 周
柳氮磺吡啶	1~2	1 000mg, 每日 2~4 次	口服	皮疹、胃肠道不适	可用	可用
硫酸羟氯喹	2~3	200mg, 每日 2 次	口服	眼毒性、皮疹、心脏毒性	可用	可用
艾拉莫德	1~2	25mg, 每日 2 次	口服	胃肠道反应	禁用	可用
雷公藤多苷	1~3	10~20mg, 每日 3 次	口服	生殖毒性、骨髓抑制、肝肾毒性	禁用	可用

(二) 初始 csDMARDs 治疗未达标 RA 患者的用药方案

csDMARDs 治疗 3 个月疾病活动度改善<50% 或 6 个月未达标的患者,应根据有无合并预后不良因素及时调整治疗方案。对于没有预后不良因素的患者,可在原有单药基础上,联合另一种或两种 csDMARDs 治疗继续观察,如 MTX 联合 LEF、MTX 联合 SSZ、MTX 联合 HCQ、MTX 联合 SSZ 及 HCQ 等;而对于合并预后不良因素或糖皮质激素减停失败的患者,应及早联用一种靶向药物(boDMARDs、bsDMARDs 或 tsDMARDs)治疗,各种靶向药物的选择上没有优先推荐。靶向药物可以抑制 RA 的核心致炎因子或关键促炎步骤,快速缓解 RA 病情。目前我国常用的靶向 DMARDs 如下:

1. TNF-α 拮抗剂　我国 RA 治疗中应用最早、最常用的生物制剂。主要有两大类——可溶性 TNF 受体 -IgG1 Fc 段融合蛋白以及 TNF-α 单克隆抗体,均通过拮抗导致炎症的重要细胞因子 TNF-α 以迅速阻断 RA 的炎症级联反应,具有快速抗炎、降低 RA 疾病活动度、阻止骨质破坏的作用。前者以依那西普(etanercept)/ 注射用重组人 Ⅱ 型肿瘤坏死因子受体 - 抗体融合蛋白为代表,后者包括英夫利西单抗(infliximab)、阿达木单抗(adalimumab)、戈利木单抗(golimumab)以及培塞利珠单抗(certolizumab pegol)。在中国 RA 患者中使用 TNF-α 拮抗剂,需高度警惕乙型肝炎病毒复制及结核复燃的风险。此外,充血性心力衰竭的患者避免使用。我国常用 TNF-α 拮抗剂的结构、特性、用法用量、特殊人群使用等信息见表 1-5。

2. IL-6 拮抗剂　托珠单抗(tocilizumab)是人源化抗 IL-6 受体的单克隆抗体,通过与可溶性和膜结合 IL-6 受体的特异性结合,抑制 RA 发病中的核心炎症介质 IL-6 介导的炎症级联反应,用于 csDMARDs 或 TNF-α 拮抗剂治疗应答不足的活动性 RA 患者,可与 csDMARDs 联用,也可以单用。常用剂量为 8mg/kg,每 4 周静脉滴注 1 次。不良反应包括感染、血脂异常等。

表 1-5 我国常用 TNF-α 拮抗剂的结构、特性、用法用量、特殊人群使用

TNF-α 拮抗剂	结构、特性	常规用法用量	给药途径	可使用的妊娠期	哺乳期	围手术期
依那西普	可溶性 TNF 受体 - IgG1 Fc 段融合蛋白	50mg，每周 1 次	皮下注射	早中期	可用	术前停用 3~5 个半衰期；术后伤口愈合后再考虑继用
英夫利西单抗	人鼠嵌合型 TNF-α 单克隆抗体	每次 3~10mg/kg，第 0、2、6 周；之后每 8 周 1 次	静脉滴注	16 周前	可用	
阿达木单抗	人源化 TNF-α 单克隆抗体	40mg，每 2 周 1 次	皮下注射	早中期	可用	
戈利木单抗	全人源化 TNF-α 单克隆抗体	50mg，每月 1 次	皮下注射	早期（尽量不用）	可用	
培塞利珠单抗	聚乙二醇化人源化 TNF-α 单克隆抗体 Fab 片段	每次 400mg，第 0、2、4 周；后每 4 周 1 次	皮下注射	全程	可用	

3. T 细胞共刺激信号调节剂　阿巴西普（abatacept）是由 CTLA-4 胞外结构域与人 IgG1 的 Fc 段组成的融合蛋白，通过阻断 T 细胞活化所需第二信号抑制 T 细胞活化，用于治疗对 csDMARDs 或 TNF-α 拮抗剂治疗应答不足的活动性 RA。阿巴西普治疗可能为抗 CCP 阳性 RA 患者带来更多临床获益。常用剂量为 125mg/ 周，皮下注射。严重感染风险可能少于其他 bDMARDs，但是轻微增加肿瘤发生的风险。

4. 抗 CD20 单抗　利妥昔单抗（rituximab）是针对 CD20 的人鼠嵌合单克隆抗体，通过清除 B 细胞、抑制自身免疫炎症，主要用于 csDMARDs 或 TNF-α 拮抗剂应答不足的活动性 RA，尽管在国外使用多年，我国目前还没有这一适应证。推荐剂量为每次 1 000mg，第 1 天和第 15 天各静脉滴注 1 次；使用前应予甲泼尼龙和抗组胺药预防过敏反应，此外，需要注意感染的风险，不建议用于低丙种球蛋白血症的 RA 患者。

5. bsDMARDs　指在结构、安全性和有效性方面与 boDMARDs 具有相似性的生物制剂。我国已有多种针对不同靶点的 bsDMARDs 相继获批上市，例如依那西普、阿达木单抗以及利妥昔单抗的生物类似药，为临床治疗提供了新的选择。

6. JAK 抑制剂　属于 tsDMARDs。Janus 激酶（Janus kinase，JAK）是一种非受体酪氨酸蛋白激酶，介导多种促炎细胞因子胞内信号传导。与生物制剂抑制单个炎症因子不同，JAK 抑制剂可同时抑制依赖 JAK 通路的多种炎症因子，临床用于对 csDMARDs 或生物制剂治疗应答不佳的 RA 患者。目前获批用于治疗 RA 的 JAK 抑制剂有托法替布（tofacitinib）和巴瑞替尼（baricitinib）。托法替布为 JAK1 和 JAK3 的抑制剂，常用剂量为每次 5mg，每日 2 次；巴瑞替尼为 JAK1 和 JAK2 的抑制剂，每次 2~4mg，每日 1~2 次。tsDMARDs 为口服制剂，使用方便。肿瘤、感染发生率与 TNF-α 拮抗剂相当，托法替布治疗相关带状疱疹发生率有所增加。已有托法替布的多种仿制品也在我国上市，与原研药物具有生物等效性，价格更低。

（三）靶向药物治疗未达标 RA 患者的用药方案

一种 bDMARDs 或 tsDMARDs 治疗未能达标，应考虑换用另一种靶向药物，优先考虑

换用另一种作用机制的 bDMARDs 或 tsDMARDs。对于 TNF-α 拮抗剂治疗继发失效的 RA 患者,可以考虑换用另一种 TNF-α 拮抗剂继续治疗。

(四) RA 治疗达标后药物减停的原则

病情得到控制的 RA 患者应该在 3 个月内停用糖皮质激素。停用糖皮质激素后,在继续维持 csDMARDs 治疗的前提下,对于已经维持达标状态至少 6 个月的患者可以逐渐减停靶向药物。靶向药物停用后仍然处于持续临床缓解的患者,可以考虑减量 csDMARDs,但需严密监测,谨防复发。鉴于 RA 是一种慢性疾病,不建议 csDMARDs 停药。

特别需要注意的是:在 bDMARD 和 tsDMARDs 治疗前,均应完善乙型肝炎与结核筛查。潜伏结核感染者进行预防性抗结核治疗至少 1 个月后,方可起始靶向药物治疗,且之后每 3 个月进行结核评估。活动性结核感染者至少应完成 3~6 个月的抗结核治疗且痰抗酸杆菌检测阴性后,方可用靶向治疗,且抗结核治疗需持续 9~12 个月。乙型肝炎病毒感染者应同时使用抗病毒药物治疗,并复查肝功能和核酸,监测病毒有无复制。

(五) 合并关节外表现 RA 的治疗

当 RA 患者出现关节外受累(如肺、眼、神经系统等)或重叠其他结缔组织病时,在 DMARDs 治疗方案基础上,可酌情根据受累部位、严重程度,予以个体化糖皮质激素治疗。注意监测糖皮质激素相关不良反应,常规予以防治骨质疏松等对症支持治疗。

(六) 其他药物治疗

1. 非甾体抗炎药 通过抑制环氧化酶活性,减少炎症介质前列腺素合成,减轻关节肿痛,但是不能真正改变 RA 的疾病进程,因此临床上只用于缓解症状,必须与 DMARDs 联合使用。临床应用非甾体抗炎药(NSAIDs)注意以下几点:①用药个体化,尽可能最低有效量、短疗程。②尽量避免同时服用 ≥ 2 种 NSAIDs,或与糖皮质激素联用。③消化道出血高风险的患者,宜用选择性 COX-2 抑制剂或同时加用质子泵抑制剂;有消化道活动性出血者,禁用 NSAIDs。④心血管疾病高危人群慎用。

2. 糖皮质激素 能迅速减轻关节肿胀、疼痛。可用于:①中 / 高疾病活动度初治 RA 或者更换 csDMARDs 治疗方案时,在 DMARDs 治疗基础上,联合糖皮质激素作为桥接治疗,可口服、肌内注射或静脉注射,尽可能短期逐渐减停。② RA 关节外受累或重叠其他结缔组织病,可根据受累部位、严重程度,予以糖皮质激素治疗。

3. 艾拉莫德 艾拉莫德(iguratimod,IGU)作用机制复杂,具有调节免疫平衡、减少炎症因子、抑制 B 细胞成熟、减少免疫球蛋白分泌等作用,可以改善关节肿痛,但尚未见到抑制 RA 患者影像学进展的报道。主要在中国和日本使用,安全性较好,常见不良反应如胃肠道反应、转氨酶升高、白细胞减少、皮肤瘙痒等,多数轻微,减停药物后可缓解。

4. 雷公藤多苷及其衍生物 国内 RA 临床研究显示,雷公藤多苷在抗炎和抑制影像学进展方面的疗效不亚于 MTX,同时价格低廉,临床上仍有使用。但需要注意它的性腺抑制及生殖毒性,避免用于有生育要求的育龄期 RA 患者,同时也需警惕其肝肾毒性及骨髓抑制等不良反应。

5. 白芍总苷 从白芍类植物中提取出来的有效成分,具有多种机制的免疫调节作用,因其疗效温和、作用较慢,临床可作为 csDMARDs 治疗的联合用药。常见不良反应为大便次数增多、稀便等,减少药物剂量后可缓解。

6. 锝［^{99}Tc］亚甲基二膦酸盐注射液　为中国原研药物,在国内具有治疗 RA 的适应证,联合 csDMARDs 治疗 RA 的疗效可能优于单独使用 csDMARDs,但是最佳剂量和疗程等需要更多循证医学证据确定。不良反应主要有局部皮疹和静脉炎。

（七）非药物治疗

1. 患者教育及自我管理　通过健康宣教,引导 RA 患者对疾病的正确认识、规律随诊、对诊治方案的主动配合,利于实现达标治疗。RA 患者需注意生活方式的调整,包括禁烟、禁酒、控制体重、合理饮食、避免感染和适当运动等。30%~60% 的 RA 患者伴有不同程度的焦虑、抑郁情绪,应及时进行心理评估及干预、必要时行精神心理药物治疗。

2. 物理康复治疗　多种理疗方法以及中国传统医学针灸、艾灸、推拿等可辅助 RA 患者改善关节疼痛的症状。

3. 外科手术　可以采用外科手术矫正功能受限的关节,提高生活质量。常用的手术包括滑膜切除术、人工关节置换术、关节囊切开 / 剥离术、腕管松解术等。需要注意的是手术并不能根治 RA,术后仍需 DMARDs 治疗。随着 RA 早期治疗、达标治疗策略的推进以及越来越多 DMARDs 的出现,需要外科手术治疗的患者已经明显减少。

六、预后

提示 RA 患者预后不佳的危险因素包括:关节肿胀数目多、急性炎症反应物持续高水平、RF/ 抗 CCP 抗体阳性尤其是高滴度阳性、早期出现骨破坏、csDMARD 治疗未达到治疗目标,尤其是两种或多种 csDMARDs 联合治疗仍处于持续中高疾病活动度等。近二十年来,随着新药的不断涌现、靶向治疗的飞速进展、达标治疗理念的逐步实现,越来越多 RA 患者的病情得到控制,甚至完全缓解,预后较前已有明显改善。

执　　笔:耿　研
审　　校:张卓莉
撰写组成员:谢　希　王　昱　姜德训

2 强直性脊柱炎诊疗规范

【诊疗要点】

- 慢性炎性背痛(至少 3 个月)且在 45 岁之前发作的患者应行骶髂关节 X 线检查, 如果符合骶髂关节炎标准(双侧 2 级或单侧 3 级以上),则可诊断为强直性脊柱炎 (ankylosing spondylitis, AS)。CT 较 X 线可以更清晰地显示结构性改变,MRI 可显示急性炎症性改变和结构改变,能够更早地发现 AS 患者的骶髂关节病变。
- NSAIDs 是 AS 患者控制症状的一线药物。应针对每例患者的具体情况选用一种 NSAIDs 药物,通常都需最大剂量,且在每日规律剂量治疗至少 2~4 周后评估疗效。反应不充分者换用另一种 NSAIDs。有效者在相应的药物治疗剂量下较长时间持续使用。
- 至少连续使用 2 种 NSAIDs 治疗效果不佳、病情仍持续活动的患者应考虑使用 bDMARDs,如 TNFi 和 IL-17i。治疗至少 12 周。应规律监测疾病病情评估,疾病活动期每 1~3 个月 1 次。疾病得到控制(缓解)后,可每 3~6 个月监测 1 次。
- 加强对患者的疾病教育和长期随访,保持正确姿势和合理的体育锻炼有助于取得和维持良好的身体功能。

强直性脊柱炎(ankylosing spondylitis, AS)是一种慢性炎症性疾病,主要侵犯骶髂关节、脊柱、脊柱旁软组织及外周关节,可伴发关节外表现,严重者可发生脊柱畸形和强直。AS 的特征性标志和早期表现之一为骶髂关节炎,附着点炎为本病的特征性病理改变,脊柱受累晚期的典型表现为“竹节样改变”。我国 AS 患病率初步调查为 0.3% 左右。本病男女之比为 (2~4): 1,女性发病较缓慢且病情较轻。发病年龄通常在 15~40 岁,10%~20%AS 患者在 16 岁以前发病,高峰在 18~35 岁,而在 50 岁以后及 8 岁以下儿童发病者少见。

AS 是脊柱关节炎(spondyloarthritis, SpA)的原型。2009 年国际脊柱关节炎评估协会 (ASAS)将主要累及中轴的 SpA 称为 axSpA,包括 AS 和 X 线检查没有明确骶髂关节炎改变的 axSpA,后者称为放射学阴性 axSpA(nr-axSpA)。尚不明确上述类别是有重叠的不同疾病,还是单一疾病在发展进程或严重程度上的不同阶段。

AS 的病因未明。流行病学调查提示,遗传和环境因素在本病的发病中有重要作用。已证实,AS 的发病和人类白细胞抗原(HLA)-B27 密切相关,并有明显家族聚集倾向。健康人群的 HLA-B27 阳性率因种族和地区不同而差别很大,如欧洲的白种人为 4%~13%,我国为 6%~8%,而我国 AS 患者的 HLA-B27 阳性率高达 90% 左右。

一、临床表现

本病起病隐袭。患者逐渐出现腰背部或骶髂部疼痛和 / 或僵硬,可有半夜痛醒、翻身困难,晨起或久坐后起立时下腰部僵硬明显,但活动后减轻。部分患者有臀部钝痛或腰骶部剧痛,偶尔向周边放射。咳嗽、打喷嚏、突然扭动腰部时,疼痛可加重。疾病早期臀部疼痛呈一侧间断性疼痛或左右侧交替性疼痛。多数患者的病情由腰椎向胸、颈椎发展,出现相应部位疼痛、活动受限或脊柱畸形。

腰背痛是普通人群中极为常见的一种症状,但大多数为机械性背痛,而 AS 则为炎性背痛。2009 年 ASAS 炎性背痛专家推荐诊断炎性背痛的标准为:①发病年龄 <40 岁;②隐匿起病;③活动后症状好转;④休息时加重;⑤夜间痛(起床后好转)。符合上述 5 项指标中的 4 项,诊断 AS 炎性背痛;其灵敏度为 79.6%,特异度为 72.4%。

附着点炎是 AS 的典型特征,表现为附着点疼痛、僵硬和压痛,通常无明显肿胀。跟腱附着点炎症时,肿胀可能是突出特征。除跟腱附着点外,足底筋膜、髌骨、肩部、肋软骨连接、胸骨柄关节、胸锁关节以及髂后上棘、髂前上棘等处附着点部位的压痛常提示附着点炎。

外周关节受累是常见的脊柱外表现,多表现为以下肢为主的非对称性关节肿胀、疼痛及活动受限。多数受累关节呈良性病程,预后较好、少见有关节残疾。25%~45% 的 AS 患者先出现外周关节受累症状,数年后才出现脊柱受累(腰背痛)症状。除髋关节以外,膝和其他关节的关节炎或关节痛症状多为间歇性的,临床症状较轻。

导致髋关节疼痛的髋部受累见于 25%~35% 的 AS 患者,其致残率更高、预后更差。约 94% 的髋关节病变出现在发病前 5 年内,以单侧受累多见。表现为腹股沟、髋部的疼痛及关节屈伸、旋转、内收和外展活动受限,负重体位(站立、行走或持重时)疼痛症状加重。病情进展会导致髋部屈曲挛缩,早发 AS、附着点病变的患者髋部受累可能更严重。约 30% 的髋关节受累者最终发生骨性强直,是致残的重要原因。

关节外表现包括虹膜睫状体炎、银屑病及炎性肠病(inflammatory bowel disease,IBD)。25%~35% 的患者发生葡萄膜炎,病程越长,葡萄膜炎的发生率越高,多呈急性发作、单侧发病,也可双侧交替发作,局部疼痛难忍、充血、畏光、流泪及视物模糊。查体可见角膜周围充血和虹膜水肿,如虹膜有粘连,则可见瞳孔收缩、边缘不规则,裂隙灯检查见前房有大量渗出和角膜沉积。每次发作时间为 4~8 周,多为自限性,但有复发倾向,多不影响视力。葡萄膜炎以男性患者多见,合并外周关节病变和 HLA-B27 阳性者常见,病程越长,发生率越高。眼部疾病的活动度和严重程度与关节疾病的活动度和严重程度没有关联。

约 50% 的 AS 患者经组织学检查可检出回肠和结肠黏膜炎症,通常无症状。AS 患者显性 IBD,如克罗恩病和溃疡性结肠炎的发生率分别约为 6.4% 和 4.1%。多达约 10% 的 AS 患者存在银屑病,而伴银屑病者比无银屑病者病情更严重、更易出现外周关节受累。

神经系统症状来自压迫性脊神经炎或坐骨神经痛、椎骨骨折或不全脱位以及马尾综合征,后者可引起勃起功能障碍、夜间尿失禁、膀胱和直肠感觉迟钝、踝反射消失。少数患者出现肺上叶纤维化,有时伴有空洞形成而被误认为结核,也可因并发霉菌感染而使病情加剧。主动脉瓣关闭不全及心脏房室传导障碍见于 3.5%~10% 的患者。部分患者(10%~35%)可发生肾脏淀粉样变和 IgA 相关肾病。

二、一般辅助检查

AS 的实验室检查结果一般无特异性。50%~70% 的活动性 AS 患者可能出现急性期反应物升高,包括红细胞沉降率(ESR)和 C 反应蛋白(CRP)升高。偶尔可见正细胞正色素性贫血,最常见于疾病活动性非常高的患者。类风湿因子(RF)多为阴性,但 RF 阳性并不排除 AS 的诊断。

虽然我国 AS 患者 HLA-B27 阳性率达 90% 左右,但 HLA-B27 并无诊断特异性。而 HLA-B27 阴性患者只要临床表现和影像学检查符合分类诊断标准,也不能排除 AS 可能。

三、诊断性检查

骶髂关节和椎旁肌肉压痛为本病早期的阳性体征。随病情进展可见腰椎前凸变平,脊柱各个方向活动受限,胸廓扩展范围缩小,颈椎后突。以下几种方法可用于检查骶髂关节压痛或脊柱病变进展情况:①枕壁试验:健康人在立正姿势双足跟紧贴墙根时,后枕部应贴近墙壁而无间隙。而颈强直和 / 或胸椎段畸形后凸者该间隙增大,致使枕部不能贴壁。②胸廓扩展:在第 4 肋间隙水平测量深吸气和深呼气时胸廓扩展范围,两者之差的正常值不小于 2.5cm,而有肋骨和脊椎广泛受累者则胸廓扩展幅度减小。③ Schober 试验:于双髂后上棘连线中点上方垂直距离 10cm 处作出标记,然后嘱患者弯腰(保持双膝直立位)测量脊柱最大前屈度。正常人移动增加距离在 5cm 以上,脊柱受累者则增加距离小于 4cm。④骨盆按压:患者侧卧,从另一侧按压骨盆可引起骶髂关节疼痛。⑤ Patrick 试验(下肢 "4" 字试验):患者仰卧,一侧膝屈曲并将足跟放置到对侧伸直的膝上。检查者用一只手下压屈曲的膝(此时髋关节在屈曲、外展和外旋位),并用另一只手压对侧骨盆,可引出对侧骶髂关节疼痛则视为阳性。有膝或髋关节病变者也不能完成 "4" 字试验。

骶髂关节 X 线改变具有确定诊断意义。骶髂关节炎在 X 线片上显示为骶髂关节软骨下骨缘模糊、骨质糜烂、关节间隙模糊、骨密度增高及关节融合。通常依据 X 线骶髂关节的病变程度放射学分为 5 级:0 级正常;Ⅰ级可疑变化;Ⅱ级轻度异常,可见局限性侵蚀、硬化,但无关节间隙的改变;Ⅲ级明显异常,为中度或进行性骶髂关节炎,伴有以下 1 项或 1 项以上改变(侵蚀、硬化、关节间隙增宽或狭窄,或部分强直);Ⅳ级严重异常,完全性关节强直。骨盆 X 线还可见到耻骨联合、坐骨结节的骨质糜烂(附着点炎),伴有邻近骨质的反应性硬化及绒毛状改变,可出现新骨形成。脊柱的 X 线片表现有椎体骨质疏松和方形变,椎小关节模糊,椎旁韧带钙化以及骨桥形成。晚期广泛而严重的对称性骨性骨桥表现称为 "竹节样脊柱"。

高分辨率 CT 扫描可以比 X 线片更清晰地显示骶髂关节的结构性改变,如侵蚀、硬化和强直。在临床工作中如果 X 线检查结果不明确,尤其是怀疑有结构性改变,或无法行 MRI 检查时,可应用 CT。近年的研究显示,低剂量骶髂关节 CT 检查的辐射剂量较常规 CT 明显减少,甚至低于普通骨盆正位 X 线片,其对结构改变的识别能力明显优于 X 线片,和普通 CT 类似,有很好的应用前景。

与 X 线和 CT 检查不同,骶髂关节 MRI 可显示急性炎症性改变和结构损伤改变,从而更早地发现 SpA 患者的骶髂关节病变。由于骶髂关节向前倾斜,故应获取骶髂关节的半冠状切面(冠状斜切面)MRI 图像。2009 年 ASAS 中轴 SpA 分类标准将 MRI 发现的活动性的骶髂关节炎作为疾病的主要诊断依据之一,着重强调骨髓水肿(bone marrow edema,BME)与 SpA 高度相关,是诊断活动性骶髂关节炎的标准。但骶髂关节 BME 并不是唯一与 SpA 相关,研究表明,20%~30% 的机械性背痛或健康人中可见到 BME。为了提升 MRI 对诊断中轴 SpA 早期诊断的准确率,2019 年 ASAS 的 MRI 工作组将骶髂关节 MRI 影像学定义进行更新、细化,并增加了具有诊断特异性的 MRI 表现,强调了活动性病变与结构性病变并重的原则。MRI 评估骶髂关节活动性病变主要选择水敏感序列,包括短时间反转恢复序列(STIR)或者 T_2 加权脂肪抑制序列(T_2FS),判断是否有 BME、滑囊炎、肌腱端炎和关节间隙液;通过 T_1 加权增强扫描后脂肪抑制序列,判断是否有关节间隙强化;通过 STIR/T_2FS 序列结合 T_1 加权序列(T_1WI),判断是否有侵蚀部位的炎症。对结构性改变的评估需要关注 T_1WI 序列,判断是否有骨侵蚀、脂肪浸润、回填现象、硬化、骨芽和强直。脂肪浸润对诊断 SpA 有一定的特异性,脂肪浸润与骨侵蚀或者骨髓水肿同时存在可提高诊断的准确性。

四、分类诊断标准

目前仍采用 1984 年修订的 AS 纽约标准。对一些暂时不符合上述标准者,可参考有关 SpA 的分类标准,主要包括 Amor、欧洲脊柱关节病研究组(ESSG)和 2009 年 ASAS 推荐的中轴型 SpA 的分类标准。

1984 年修订的 AS 纽约标准:①下腰背痛持续至少 3 个月,疼痛随活动改善,但休息不减轻;②腰椎在前后和侧屈方向活动受限;③胸廓扩展范围小于同年龄和性别的正常值;④双侧骶髂关节炎 Ⅱ~Ⅳ 级,或单侧骶髂关节炎 Ⅲ~Ⅳ 级。如患者具备④,并分别附加①~③条中的任何一条,可确诊为 AS。

ESSG 分类标准:炎性脊柱痛或非对称性以下肢关节为主的滑膜炎,并附加以下任何一项,即:①阳性家族史;②银屑病;③炎性肠病;④关节炎前 1 个月内的尿道炎、宫颈炎或急性腹泻;⑤双侧臀部交替疼痛;⑥附着点炎;⑦骶髂关节炎。符合者可列入此类进行诊断和治疗,并随访观察。

2009 年 ASAS 推荐的中轴型 SpA 的分类标准,即起病年龄<45 岁和腰背痛>3 个月的患者,加上符合下述中一种标准:①影像学提示骶髂关节炎加上 ≥1 个下述的 SpA 特征;② HLA-B27 阳性加上 ≥2 个下述的其他 SpA 特征。其中,影像学提示骶髂关节炎指的是 MRI 提示骶髂关节活动性(急性)炎症,高度提示与 SpA 相关的骶髂关节炎;或明确的骶髂关节炎影像学改变(根据 1984 年修订的纽约标准)。

SpA 特征包括:①炎性背痛;②关节炎;③附着点炎(跟腱);④葡萄膜炎;⑤指/趾

炎;⑥银屑病;⑦克罗恩病/溃疡性结肠炎;⑧对非甾体抗炎药反应良好;⑨SpA家族史;⑩HLA-B27阳性;⑪CRP升高。

2011年ASAS制定的外周型SpA分类标准,覆盖了无影像学表现和有影像学表现的临床类型,敏感度为79.5%,特异度为83.3%。

外周型SpA的分类标准:对目前无炎性背痛,仅存在中轴以外的外周症状的患者,出现关节炎、附着点炎或指(趾)炎中任意一项时,加上下述其中一种情况,即可确诊为外周型SpA。

(1)加上下述任意一项SpA临床特征:①葡萄膜炎;②银屑病;③克罗恩病/溃疡性结肠炎;④前驱感染;⑤HLA-B27阳性;⑥影像学提示骶髂关节炎。

(2)加上下述至少两项其他SpA临床特征:①关节炎;②附着点炎;③指(趾)炎;④炎性背痛既往史;⑤SpA家族史。

五、鉴别诊断

1. 椎间盘突出　是引起腰背痛的常见原因之一。该病限于脊柱,无疲劳感、消瘦、发热等全身表现,常为急性发病,多只限于腰部疼痛。活动后加重,休息缓解;站立时常有侧曲。触诊在脊柱骨突有1~2个触痛扳机点。所有实验室检查均正常。它和AS的主要区别可通过CT、MRI或椎管造影检查得到明确。腰部X线椎间隙狭窄或前窄后宽或前后等宽;椎体缘后上或下角屑样增生或有游离小骨块;骶髂关节间隙清,关节边缘可有骨赘形成。

2. 感染性骶髂关节炎　并不多见,病原菌可为一般的化脓菌,也可为特殊的结核分枝杆菌。常由血行播散、邻近病灶的直接扩散途径感染。急性期表现为全身中毒症状及骶髂关节处疼痛;慢性骶髂关节感染起病隐匿,病程迁延,易误诊为脊柱关节炎。局部疼痛于休息时减轻,活动后加重。病变常呈单侧受累,X线或CT表现为显著骨侵蚀、死骨及脓肿形成,后两种表现不会见于强直性脊柱炎。另外,MRI上不仅有骶髂关节骨髓水肿表现,常可有关节周围软组织受累。

3. 弥漫性特发性骨肥厚　弥漫性特发性骨肥厚(diffuse idiopathic skeletal hyperostosis, DISH)多见于50岁以上男性,主要表现为脊椎痛、僵硬感以及逐渐加重的脊柱运动受限,可伴有脊柱外受累,如远端指骨肥大、指骨和掌骨密度增高、外周附着点明显钙化等。其临床表现和脊柱、附着点处的X线所见与AS类似。但该病晨僵感不明显,炎性指标通常正常,HLA-B27多为阴性。X线可见的韧带钙化常累及颈椎和低位胸椎,典型表现为至少连续4节椎体前外侧的蜡滴样钙化与骨化,而骶髂关节和关节突关节通常无侵蚀和关节间隙变窄。

4. 髂骨致密性骨炎　多见于中、青年女性,尤其是有多次怀孕、分娩史或从事长期站立职业的女性。主要表现为慢性腰骶部疼痛,劳累后加重,有自限性。临床检查除腰部肌肉紧张外,无其他异常。诊断主要依靠前后位X线片,典型表现为在髂骨沿骶髂关节之中下2/3部位有明显的骨硬化区,呈三角形者尖端向上,密度均匀,不侵犯骶髂关节面,无关节狭窄或糜烂,界限清楚,骶骨侧骨质及关节间隙正常。

六、治疗方案及原则

(一) 治疗目标

1. 缓解症状和体征　应达到临床缓解或低疾病活动度。ASAS 建议达到 AS 病情活动度(ankylosing spondylitis disease activity score,ASDAS)<2.1,最好<1.3,从而消除或最大限度地减轻症状,如背痛、晨僵和疲劳。

2. 恢复躯体功能　最大限度地恢复患者身体功能,如脊柱活动度、社会活动能力和工作能力。

3. 防止关节损伤　防止累及髋和中轴新骨形成、骨性强直和脊柱变形。

4. 防止脊柱疾病的并发症　防止脊柱骨折、屈曲性挛缩,特别是颈椎。

5. 提高生活质量　包括社会经济学因素、工作、病退、退休等。

(二) 治疗方案

AS 尚无根治方法,如能及时诊断及合理治疗,可以达到控制症状并改善预后的目的。应通过非药物和药物等综合治疗,控制或减轻炎症,缓解疼痛和僵硬,保持良好的姿势,防止脊柱或关节变形,必要时矫正畸形关节,以达到改善和提高患者生活质量的目的。

1. 非药物治疗

(1)对患者及其家属进行疾病知识的教育是整个治疗计划中不可缺少的一部分,有助于患者主动参与治疗并与医师合作。长期计划还应包括患者的社会心理和康复的需要。

(2)站立时应尽量保持挺胸、收腹和双眼平视前方的姿势。坐位也应保持胸部直立。应睡稍硬的床垫,多取仰卧位,避免促进屈曲畸形的体位。枕头要矮,一旦出现胸或颈椎受累,应停用枕头。

(3)合理和坚持体育锻炼,推荐每天进行关节活动度训练和牵拉练习,每周进行 3 次中等强度有氧训练,每次进行 30 分钟;每周进行至少 2 次包含全身大肌肉群的肌肉力量训练,以取得和维持良好的身体功能。

(4)对疼痛或炎性关节或软组织给予必要的物理治疗。

(5)戒烟:吸烟是功能预后不良危险因素之一。

2. 药物治疗

(1)NSAIDs:可迅速改善患者腰背部疼痛和晨僵,减轻关节肿胀和疼痛及增加活动范围,对早期或晚期 AS 患者的症状治疗均为首选。其种类繁多,对 AS 的疗效大致相当。NSAIDs 不良反应中较多见的是胃肠不适,少数可引起溃疡;其他较少见的有心血管疾病如高血压等,可伴头痛、头晕、肝、肾损伤,血细胞减少、水肿及过敏反应等。医师应针对每例患者的具体情况选用一种 NSAIDs,通常需用最大剂量。同时使用 ≥2 种 NSAIDs 不仅不会增加疗效,反而会增加药物不良反应,甚至带来严重后果。要评估某个特定 NSAIDs 是否有效,应持续规律使用稳定剂量至少 2 周。如 1 种药物治疗 2~4 周疗效不明显,应改用其他不同类别的 NSAIDs。不管使用何种 NSAIDs,为了达到改善症状的目的,同时希望延缓或控制病情进展,通常建议在相应的药物治疗剂量下较长时间持续使用。在用药过程中,应监测药物不良反应,并及时调整。

(2)生物类改善病情抗风湿药物:对于经 NSAIDs 治疗后病情仍持续活动的患者应考虑使用生物类改变病情抗风湿药物(bDMARDs),目前可供选择的药物包括肿瘤坏死因子(tumor necrosis factor,TNF)拮抗剂(TNFi)和白介素(IL)17 拮抗剂(IL-17i)。

推荐生物制剂的用药时机:使用至少 2 种 NSAIDs 治疗超过 4 周,症状仍未缓解和 / 或出现不良反应,ASDAS ≥ 2.1 或 Bath 强直性脊柱炎疾病活动指数(Bath ankylosing spondylitis disease activity index,BASDAI)评分 ≥ 4 分。

TNFi 包括依那西普(etanercept)、英夫利西单抗(infliximab)、阿达木单抗(adalimumab)和戈利木单抗(golimumab)等。用法用量:依那西普,25mg、每周 2 次(间隔 72~96h)或 50mg、每周 1 次,皮下注射;英夫利西单抗,首次给予 5mg/kg,之后在第 2 周和第 6 周以及以后每隔 6 周各给予 1 次相同剂量,静脉注射(输注时间不小于 2 小时);阿达木单抗,40mg、每 2 周 1 次,皮下注射;戈利木单抗,50mg,每月 1 次,皮下注射。尽管尚未进行过头对头比较,上述药物在肌肉骨骼体征和症状方面的有效性颇为相似。但是它们对关节外表现的有效性存在差异,单克隆抗体(英夫利西单抗、阿达木单抗、戈利木单抗)在治疗 IBD 和预防葡萄膜炎复发方面有效,而依那西普对葡萄膜炎显示出矛盾的结果,且对治疗 IBD 无效。

TNFi 最主要的不良反应为输液反应或注射部位反应,从恶心、头痛、瘙痒、眩晕到低血压、呼吸困难、胸痛均可见。其他不良反应有机会感染增加,包括常见的呼吸道感染和结核、乙型肝炎等。治疗前筛查结核可明显减少 TNFi 治疗相关的结核发病率。脱髓鞘病、狼疮样综合征及充血性心力衰竭的加重也有报道,但发生率很低。用药期间要定期复查血常规、尿常规、肝功能、肾功能等。

司库奇尤单抗(secukinumab)是一种 IL-17i,可缓解 AS 临床症状和体征,降低疾病活动度。用法用量:每次 150mg,在第 0、1、2、3 和 4 周皮下注射,随后每 4 周给药 1 次。最常见的不良反应为头痛、腹泻和上呼吸道感染。患有活动性葡萄膜炎和炎症性肠病(例如克罗恩病、溃疡性结肠炎)的患者应谨慎使用司库奇尤单抗。

在开始使用 bDMARDs 之前,需筛查肺结核、乙型肝炎病毒(HBV)、丙型肝炎病毒(HCV)和人类免疫缺陷病毒(HIV)(在高危人群中)。治疗结核潜伏感染和预防性治疗慢性乙型肝炎病毒感染。

AS 患者经过一种 bDMARDs 治疗至少 12 周,应通过评估病情活动度的变化来评价治疗反应。使用的相同结局指标(ASDAS 或 BASDAI)来定义治疗反应,有临床意义的改善为 ASDAS ≥ 1.1 分或 BASDAI 为 ≥ 2.0 分。如未达到上述改变,应考虑潜在的风险和获益,并与患者共同决定是否应继续进行 bDMARDs 治疗。

如果一种 TNFi 治疗失败,应考虑改用另一种 TNFi 或 IL-17i 治疗。在此之前,必须重新考虑启动第一种 TNFi 时的治疗指征是否正确无误。数据表明,第二种 TNFi(在第一种 TNFi 失败后)仍然可能有效,尽管其疗效水平可能低于第一种 TNFi。已证实 IL-17i 治疗对 TNFi 失败的患者仍然有效,但其疗效可能低于未接受过 TNFi 治疗的患者。对于第一种 TNFi 原发性无反应的患者,改用另一种类的药物(即 IL-17i)可能更加合理。

如果患者持续缓解,可考虑 bDMARDs 减量。完全停用 bDMARDs 可能有较高比例的患者病情复发,因此应非常缓慢地进行减量,并确保在前一个减量之后有足够的时间维持病情缓解。可通过降低药物剂量或延长用药间隔来完成减量,尚无证据显示哪种方法更好。

(3)传统改善病情抗风湿药物:如甲氨蝶呤、来氟米特、柳氮磺吡啶等。目前未证实对 AS 的中轴病变有效。如果临床医师和患者无法获得更有效的治疗,可以尝试使用传统改善病情抗风湿药物(csDMARDs)。

1)柳氮磺吡啶:可改善 AS 的关节疼痛、肿胀和发僵,并可降低血清 IgA 水平及其他实验室活动性指标,特别适用于改善 AS 患者的外周关节炎。至今,其对 AS 的中轴关节病变的治疗作用及改善疾病预后的作用尚缺乏临床证据。推荐用量为每日 2.0g,分 2~3 次口服。剂量增至 3.0g/d,疗效虽可增加,但不良反应也明显增多。柳氮磺吡啶起效缓慢,通常在用药后 4~6 周起效。为了增加患者的耐受性,一般以 0.25g、每日 3 次开始,以后每周递增 0.25g,直至每日 2.0g,也可根据病情或患者对治疗的反应调整剂量和疗程,维持 1~3 年。由于柳氮磺吡啶起效较慢及抗炎作用欠强的缺点,通常选用 1 种起效快的 NSAIDs 与其并用。本品的不良反应包括消化系统症状、皮疹、血细胞减少、头痛、头晕以及男性精子减少及形态异常(停药可恢复)。磺胺类药物过敏者禁用。

2)其他药物:应用沙利度胺(thalidomide)可显著改善部分难治性 AS 男性患者的临床症状、ESR 及 CRP,可作为生物制剂减量或停药后的维持治疗。初始剂量 50mg/ 晚,每 10~14 天递增 50mg,至 150~200mg/ 晚维持。用量不足则疗效不佳,停药后症状可迅速复发。本品的不良反应有嗜睡、口渴、血细胞下降、肝酶增高、镜下血尿及指端麻刺感等。因此,在用药初期应定期查血常规、尿常规和肝功能、肾功能。对长期用药者应定期做神经系统检查,以便及时发现可能出现的外周神经炎。对上述治疗缺乏疗效的患者,AS 外周关节受累者可使用甲氨蝶呤、来氟米特、艾拉莫德和抗风湿植物药等,但它们对中轴关节病变的疗效不确定,还需进一步研究。

(4)糖皮质激素:一般不主张口服或静脉全身应用皮质激素治疗 AS。因其不良反应大,且不能阻止 AS 的病程。葡萄膜炎可以通过散瞳和激素点眼得到较好控制。对难治性虹膜炎,可能需要全身用激素或免疫抑制剂治疗。对全身用药效果不好的顽固性外周关节(如膝)积液,可行关节腔内注射糖皮质激素治疗,重复注射应间隔 3~4 周,一般不超过 2~3 次 / 年;对顽固性的骶髂关节痛患者,可选择 CT 引导下骶髂关节内注射糖皮质激素。附着点炎导致的局部疼痛如足跟痛也可局部注射糖皮质激素来进行治疗。

3. 外科治疗 当患者功能受限或关节畸形显著影响生活质量,如颈胸段严重后凸、严重的进展性胸椎后凸畸形伴平视能力丧失、顽固性和持续性髋关节痛或髋关节强直于非功能位,充分的药物治疗不能有效缓解病情时,可考虑行颈胸段矫形、胸腰段矫形或髋关节置换手术。对急性脊柱骨折的 AS 患者,可考虑脊柱固定手术。通常情况下,病情稳定期是手术的最佳时期,有利于避免植入物松动、感染等并发症。而活动期的患者症状、体征和外周关节症状都会有明显的变化,对手术会有影响或手术效果不佳。原则上应选择畸形最重和对患者功能影响最大的部位进行手术。

七、预后

AS 患者的总体致残率和经济成本与类风湿关节炎患者相似。与一般人群相比,AS 患者的生存率可能会降低,男性的标准化死亡率高于女性。症状通常持续几十年,无论是疾病早期还是晚期都会对患者工作能力和生活质量有显著影响。应强调 AS 的临床病程和疾病严重程度有很强的异质性,部分患者病情反复发作、持续进展,另一部分可能长期处于相对稳定状态。仅局部受累的轻度 AS 患者可以几乎不影响机体功能和工作能力。然而,还有患者可发展成严重的活动受限或危及生命的肌肉骨骼外并发症,影响其生存率。由于疾病活动度存在波动和个体差异,应强调在专科医师指导下长期随诊。

研究证明,有多个指标对判断 AS 的预后有参考价值,包括髋关节炎、腊肠指 / 趾、NSAIDs 疗效差、CRP 升高、腰椎活动度受限、寡关节炎和发病年龄<16 岁。其他一些因素也可能与 AS 预后不良相关,如吸烟、进行性加重的放射学改变、活动性病变(由疾病活动指数评定)、功能障碍(自我报告评估)、受教育程度较低、存在其他与 SpA 相关的疾病(例如银屑病、IBD)、男性、葡萄膜炎病史、各种涉及动柔度(能够快速、反复弯曲,扭转和伸展)或身体震动的职业活动(如驾驶卡车或操作重型设备)。另外,诊断延迟、治疗不及时和不合理,以及不坚持长期功能锻炼者预后差。

执　笔:朱　剑　黄　烽　王玉华

审　校:苏　茵

撰写组成员:张江林　靳洪涛

3 银屑病关节炎诊疗规范

【诊疗要点】

- 银屑病患者出现关节肿痛、腰背痛、附着点炎及指（趾）炎等肌肉骨骼症状需要考虑银屑病关节炎（psoriatic arthritis，PsA）。
- 分类诊断推荐使用 1973 年的 Moll 和 Wright 分类标准以及 2006 年 CASPAS 分类标准。部分患者皮损与关节病变不平行，应注意详细查体，询问家族史，并注意排查其他因素继发的关节炎。
- 治疗前应对疾病进行分型、分级，并对疾病活动性进行评估，PsA 的多种伴发疾病可能影响药物的使用及疗效，系统评估对 PsA 的治疗选择至关重要。
- PsA 的治疗目标是通过疾病活动度的定期评估及治疗方案调整，早期控制炎症，达到临床缓解或最小／低疾病活动度，预防结构损伤，提高患者生活质量。多关节炎、结构损伤、高 ESR/CRP、指（趾）炎以及指甲受累、多种药物治疗效果差、HLA-B27 或 HLA-DQw3 阳性等提示患者预后较差。

银屑病关节炎（psoriatic arthritis，PsA）是一种与银屑病相关的慢性炎性骨骼肌疾病，1964 年美国风湿病学会将 PsA 定义为独立的风湿性疾病，分属脊柱关节炎。PsA 在我国的患病率为 0.01%~0.1%；7%~42% 的银屑病可发生 PsA，且随着银屑病病程的延长其患病率逐渐增加。PsA 以关节及其周围软组织疼痛、肿胀、僵硬和活动受限为主要临床表现，部分患者可伴有骶髂关节炎和／或脊柱炎、附着点炎及指（趾）炎等症状。患者的皮损与关节炎的严重程度不一定平行，约 75%PsA 患者银屑病皮损出现在关节炎之前，15% 左右的患者可同时（1 年内）出现皮损和关节炎，13%~20% 的患者关节炎可先于皮损发生。PsA 属于慢性疾病，病程迁延且容易复发，最终可出现关节畸形导致残疾，部分患者病程中可合并虹膜睫状体炎、肠炎等器官损害，也可与心血管疾病、动脉硬化、肥胖、高血压、高血脂以及胰岛素抵抗等疾病伴发，严重影响患者的生活质量。

PsA 的临床表现复杂，个体差异较大，与其他风湿性疾病相比，PsA 在我国的规范诊治有待普及，目标治疗的理念还需进一步推广。中华医学会风湿病学分会在借鉴国内外诊治指南和推荐建议的基础上，制定了本诊疗规范，旨在减少误诊和漏诊，改善患者预后，提高患者的生活质量。

一、临床表现

PsA 包括肌肉骨骼、非肌肉骨骼以及伴发疾病的临床表现等,其中肌肉骨骼受累可出现包括关节炎、肌腱附着点炎和指(趾)炎;而非肌肉骨骼表现代替了此前的"关节外各种表现",包括皮疹、炎性肠病(IBD)以及眼部受累等。

(一)肌肉骨骼表现

1. 关节炎　PsA 的关节炎可分为 5 种临床类型,包括远端指(趾)间(distal interphalangeal, DIP)关节炎型、单关节炎或非对称性寡关节炎型、对称性多关节炎型、破坏性(损毁性)关节炎型及脊柱关节炎型等。在疾病进程中各型关节炎间可相互转化,也可以合并出现。

(1)远端指(趾)间关节炎型:可以是 PsA 的早期表现,占关节炎的 5%~10%,病变主要累及远端指间关节,常伴指(趾)炎和银屑病指甲病变,是典型的 PsA。

(2)单关节炎或非对称性寡关节炎型:占 70%,以手、足的远端或近端指(趾)间关节为主,膝、踝、髋、腕关节亦可受累,受累关节数 ≤4 个,分布多不对称。因伴发远端和近端指(趾)间关节滑膜炎和腱鞘炎,受损指(趾)可呈现典型的腊肠指(趾),常伴有指(趾)甲病变,此型患者 1/3~1/2 可演变为多关节炎型。

(3)对称性多关节炎型:约占 15%,病变以近端指(趾)间关节为主,可累及远端指(趾)间关节及大关节如腕、肘、膝和踝关节等,关节受累数>4 个。

(4)破坏性(损毁性)关节炎型:约占 5%,是 PsA 的严重类型,好发年龄为 20~30 岁,受累指(趾)间关节、掌指关节及跖骨可有骨溶解和增生改变,出现指节的"望远镜征"或"笔帽征",关节可出现强直和畸形,常伴有发热和骶髂关节炎,皮肤病变严重。

(5)脊柱关节炎型:也称为中轴病变,其发生率为 42%。男性患者为女性的 3~5 倍。主要临床特征与强直性脊柱炎相似,以脊柱和骶髂关节病变为主,但 PsA 的病变多为非对称性,骶髂关节炎与新骨形成相对少见,可以有椎旁骨化和形态各异的骨桥。患者可伴有严重的甲剥离和 IBD。

2. 关节周围炎

(1)附着点炎:即肌腱和韧带在骨骼附着点的炎症。附着点炎是多数脊柱关节炎的基础病变,也是 PsA 外周关节炎的主要病理损害。附着点炎首发于 38% 的患者。最常见的受累部位是跟腱和足底筋膜的附着点,还包括股四头肌腱和髌韧带附着点、髂嵴、肩袖和肱骨外上髁的附着点。患者可出现附着点疼痛,常伴有压痛,有时可见肿胀。附着点病变也可无症状,而通过超声检查发现。

(2)指(趾)炎:指(趾)炎是 PsA 最显著的临床特征之一,近一半的患者发生指(趾)炎。临床表现为一个或多个手指或足趾的完全肿胀,也称为"腊肠指(趾)",足趾比手指更常受累。

(3)腱鞘炎:少数 PsA 患者可以出现手部屈肌腱、尺侧腕伸肌或其他部位的腱鞘炎。

(二)非肌肉骨骼表现

1. 皮肤表现　根据银屑病皮肤受累的临床特征,一般可分为寻常型、脓疱型、关节病型及红皮病型 4 种皮损类型。银屑病皮损好发于头皮及四肢伸侧,尤其肘、膝部位,呈散在或泛发分布,要特别注意隐匿部位的皮损如头发、会阴、臀、脐等;皮损表现为丘疹或斑块,圆形或不规则形,通常呈对称性,表面有丰富的银白色鳞屑,去除鳞屑后为发亮的薄膜,除去薄膜可见点状出血 [奥斯皮茨征(Auspitz sign)],该特征对银屑病具有诊断价值。

2. 指(趾)甲改变 PsA 患者中指(趾)甲病变的发生率为 80%~90%,主要表现为甲凹陷、甲剥离、甲床过度角化和裂片形出血。指(趾)甲受累的严重程度可能与皮损和关节病变的范围及严重程度有关,且报道显示在有 DIP 关节炎的患者中更常见。

3. 其他表现 虹膜炎或葡萄膜炎在 PsA 中的发生率为 7%~18%,多为双侧出现,而且常见于脊柱受累的患者。此外,还可伴发炎性肠病(IBD),有时仅通过肠镜活检病理发现,二者的相关性尚需进一步证实。此外,PsA 可能伴发肢体远端水肿或淋巴水肿,淀粉样变较为罕见。

4. 全身症状 少数患者有发热、体重减轻和贫血等。

(三) PsA 的合并症

越来越多的证据支持 PsA 是一种多系统慢性炎症性疾病,可以合并多种疾病。常见的包括心血管疾病(cardiovascular disease,CVD)、糖尿病、肥胖、代谢综合征、骨质疏松症、非酒精性脂肪肝病(non-alcoholic fatty liver disease,NAFLD)和抑郁症等,部分患者可能合并血液系统恶性疾病。

二、辅助检查

1. 实验室检查 目前 PsA 尚无特异性的实验室指标。急性活动期可出现红细胞沉降率(ESR)与 C 反应蛋白(CRP)的显著升高。部分患者血清 RF 阳性,少数 PsA 患者血清抗 CCP 抗体阳性,最常见于破坏性和 / 或多关节炎型 PsA,但偶尔在无关节炎的严重银屑病患者中也可检测到。中轴型、多关节型或少关节型伴中轴关节受累的患者 HLA-B27 阳性率分别为 56%、24% 及 31%,HLA-B27 与附着点炎、指(趾)炎和对称性骶髂关节炎的发生相关。

2. 影像学检查

(1)X 线检查:主要表现为关节骨侵蚀、关节间隙狭窄、骨质增生、骨溶解、关节强直和末端新骨形成。侵蚀性改变类似于 RA,但随着疾病的进展,新骨形成和骨溶解同时发生,严重时可导致"笔帽样"畸形等。在 CASPAR 研究中,关节旁新骨形成是 PsA 与其他炎性关节炎鉴别的唯一影像学特征。

X 线检查是评估骨质增生及骨破坏的标准手段,简便易行、费用低廉,但其在软组织病变检测方面灵敏度欠佳,只显示晚期改变,不利于早期诊断。

(2)CT 扫描:与 X 线检查相比,CT 能更好地评价 PsA 关节骨的异常。对于肢端小关节,CT 能更好显示骨质的细微结构,也可显示部分软组织结构的异常。对于脊柱、骶髂关节及胸锁关节 CT 的价值较 X 线检查更有优势,可显示关节间隙及关节面的轻微异常。PsA 的 CT 表现主要包括关节间隙变窄、消失乃至融合,关节面下骨质毛糙、破坏,关节周围骨质增生硬化或骨质疏松,关节畸形、半脱位或脱位。

（3）MRI 检查：对软组织分辨率较高，可用于检测早期病变，也能更好地评估疾病的活动度。其中，T_1WI 有助于观察骨髓信号的改变，T_2WI 可以显示关节积液的情况，脂肪抑制序列可较敏感地显示骨髓、软组织水肿及腱鞘炎等。增强 MRI 可以显示血管翳的增生情况，提示滑膜炎的程度。早期 MRI 可显示附着点炎、骨髓水肿、关节滑膜炎，晚期可显示骨质破坏、关节半脱位以及骨强直表现。

MRI 能发现关节的早期病变，且无辐射，并可评估疾病的活动性和关节的结构破坏程度。包括骨髓炎、滑囊炎、附着点炎及关节腔积液等；此外，还可观察关节的骨侵蚀、脂肪沉积、关节面硬化、关节僵硬和新骨形成。

（4）肌骨超声检查：与 MRI 类似，超声可以早期发现软组织炎症及早期骨质异常改变，能提供可视化、动态与多维的图像，可以观察滑膜炎及关节积液的动态变化。此外，还可探查关节外软组织病变。能量多普勒超声可显示受累局部血流增多、腱鞘炎、骨侵蚀或附着点骨赘形成等。肌骨超声（MSUS）价格低廉，操作简单，容易接受。

MSUS 主要表现包括：①关节病变：多无特异性，包括滑膜增生、滑膜炎、骨侵蚀、关节腔积液及骨赘形成等。②关节周围软组织病变：表现为相互垂直的两个平面可见肌腱或韧带在骨附着处出现异常低回声和/或增厚的肌腱或韧带，有时可见多普勒信号和/或附着处骨质变化，如附着点骨赘、骨侵蚀及骨表面不规则；晚期肌腱端骨附着处可出现骨赘形成，呈非对称性。③指（趾）甲病变：采用 B 型超声及能量多普勒对甲板（上、下两层）、甲床、甲基质等进行评估。疾病早期可检测到受累指甲下层强回声轻度缺失。疾病晚期常见到甲板两侧增厚、融合（伴有中间低回声区缺失）、甲床（甲腹侧与远端指骨边缘的距离）常增厚（>2.5mm）。正常情况下甲床偶可见到少量血流信号，而 PsA 指甲受累时能量多普勒血流信号明显增强。④皮肤病变：银屑病皮疹的超声有多种表现，包括表皮和真皮增厚，灰阶超声最常见皮损下低回声环声像表现，能量多普勒可见真皮层血流信号增多。

三、分类诊断

由于 PsA 的临床表现显著的异质性，给其分类诊断带来巨大的挑战。简单而言，PsA 可看作是在银屑病基础上发生的类风湿因子阴性关节炎，关节炎主要累及外周关节和脊柱，也可仅累及附着点部位。约 15% 的患者关节炎症状出现于银屑病之后，部分患者可出现类风湿因子低滴度阳性。除了 Moll 和 Wright 分类标准（表 3-1）外，目前广泛应用的是 2006 年银屑病关节炎分类标准研究小组发表了的银屑病关节炎分类标准（Classification criteria for Psoriatic Arthritis，CASPAR）（表 3-2），经过临床验证，其在 PsA（特别是早期 PsA）的分类诊断中具有很高的灵敏度和特异度。

表 3-1　1973 年 Moll 和 Wright 分类标准

条目	内容
1	至少有 1 处关节炎并持续 3 个月以上
2	有银屑病皮损和/或 1 个指（趾）甲上有 20 个以上顶针样凹陷的小坑或甲剥离
3	血清 IgM 型类风湿因子阴性（滴度<1∶80）

表 3-2　2006 年 CASPAR 分类标准

条目	分类标准	得分
1	现存银屑病、既往银屑病史或家族史:	
	现发银屑病:就诊时由风湿病医师或皮肤病医师诊断具有银屑病性皮肤或头皮病变	2
	既往银屑病史:由患者本人、医师(包括家庭医师、皮肤病医师或风湿病医师等其他可信任医疗中心的医师)证实	1
	家族史:其一级或二级亲属中曾患银屑病	1
2	典型的银屑病指甲改变:	
	包括甲剥离、顶针样凹陷、过度角化等表现	1
3	类风湿因子阴性:	
	除凝胶法外的其他方法检测,最好采用酶联免疫吸附试验或比浊法	1
4	现发指(趾)炎或既往指(趾)炎病史:	
	表现为全指(趾)肿胀	1
5	影像学:	
	关节周围新骨形成,手足 X 线可见关节周围异常骨化(非骨赘形成)	1

注:总分 ≥ 3 分者可分类诊断 PsA。

目前或既往有银屑病病史以及患者一级亲属患银屑病是 PsA 与其他炎性关节炎的重要鉴别点。

四、病情评估

1. 疾病活动性评估　PsA 治疗前应评估肌肉骨骼肌的严重程度和范围,包括 68 个关节的压痛数和 66 个关节肿胀数、脊柱运动范围和疼痛程度、附着点炎以及指(趾)炎。银屑病应根据受累部位的体表面积或银屑病皮损面积和严重指数(psoriasis skin lesion area and severity index,PASI)进行评估,并检查指甲是否有甲剥离或凹陷。在综合评分方面,可以使用评估类风湿关节炎疾病活动度的 28 个关节疾病活动性评分(disease activity score 28,DAS28)、简化疾病活动指数(simplified disease activity index,SDAI)、临床疾病活动指数(clinic disease activity index,CDAI)以及 ACR20、ACR50 和 ACR70 的反应率,也可以使用专用于 PsA 的复合评分工具,包括综合银屑病活动指数(composite psoriatic disease activity index,CPDAI)、PsA 疾病活动指数(disease activity index for psoriatic arthritis,DAPSA)、银屑病和 PsA 研究和评估小组(Group for Research and Assessment of Psoriasis and PsA,GRAPPA)、综合活动指数(GRAPPA composite exercise,GRACE)、最小疾病活动(minimal disease activity,MDA)以及 PsA 疾病活动评分(psoriatic arthritis disease activity score,PASDAS)等(表 3-3,表 3-4)。DAPSA 包含 CRP,但仅涉及关节受累情况,缺乏对皮肤以及非肌肉骨骼受累情况的评估。MDA 是迄今为止唯一用于目标治疗(treat to target,T2T)的评估指标,包含了外周关节炎、非关节肌肉骨骼表现和皮肤受累,但不包括实验室指标。

表 3-3　PsA 综合评分内容

		炎症指标	关节炎症			整体评估			非关节炎性肌肉骨骼表现				炎症与预后综合指标	非肌肉骨骼表现
		CRP/ESR	关节肿胀(SJC)	关节压痛(TJC)	关节VAS	患者整体VAS	患者疼痛VAS	医师整体VAS	附着点炎	指(趾)炎	中轴性	功能	健康相关生活质量	皮肤
多维	CPDAI	×	√	√	×	×	×	×	√	√	√	√	√	√
	GRACE	×	√	√	√	√	√	√	×	×	×	√	√	√
	PASDAS	√	√	√	√	√	×	√	√	√	×	√	√	√
	MDA	×	√	√	×	√	√	×	√	×	×	√	×	√
一维	DAPSA	√	√	√	×	√	√	×	×	×	×	×	×	×

注:PsA 评分(以 √ 描述的疾病表现包括在内,以 × 描述的疾病表现不包括在相应的得分中)。CPDAI,综合银屑病活动指数;GRACE,GRAPPA 综合活动指数;PASDAS,PsA 疾病活动评分;MDA,最小疾病活动;DAPSA,PsA 疾病活动指数。

表 3-4　PsA 综合评分方法

评分工具	计算方法
CPDAI	外周关节炎(68TJC+66SJC+HAQ)、皮损(PASI+DLQI)、附着点炎(LEI)、指(趾)炎计数、脊柱病变(BASDAI+ASQoL);每个维度的评分为 0~3 分,(即评估结果为"无""轻""中"和"重"),总分为 15 分
GRACE	(1~8 个变量的算术平均值)×10,算术平均值基于 8 个等权重变量,即 TJC、SJC、HAQ,根据 PtGA 的 VAS(1~10cm),患者皮肤 VAS(1~10cm),患者关节 VAS(1~10cm),PASI(0~72),PsAQoL(0~20);评分为 0~10 分,其中 0 分为最好,10 分为最差
PASDAS	$\{[0.18\times\sqrt{PGA}+0.159\times\sqrt{PtGA}-0.253\times\sqrt{SF-36}+0.101\times\ln(SJC+1)]+0.048\times\ln(TJC+1)+0.23\times\ln(LEI+1)+0.37\times\ln[压痛性指(趾)炎计数+1]+0.102\times\ln(CRP+1)+2\}\times1.5$
MDA	满足 7 项标准中的 5 项,TJC≤1/68,SJC≤1/66,PASI≤1 或 BSA≤3,附着点炎≤1,PtGA(1~10cm)≤2cm,疼痛 VAS(1~10cm)≤1.5cm,HAQ≤0.5
DAPSA	66SJC+68TJC+PtGA(cm)+ 疼痛 VAS(cm)+CRP(mg/dl)

注:68TJC,68 个关节压痛数;66SJC,66 个关节的肿胀数;PASI,银屑病面积及严重程度指数;BSA,体表面积积分;DLQI,皮肤病生活质量指数;LEI,附着点炎评分;BASDAI,强直性脊柱炎疾病活动指数;ASQoL,强直性脊柱炎生活质量问卷;VAS,疼痛视觉模拟标尺;HAQ,健康评估问卷;PGA,医师对疾病活动性的全面评估;PtGA,患者对疾病活动性的全面评估。

2. 系统评估　PsA 的多种合并症可能影响药物使用及疗效,因此及时识别和评估合并症对 PsA 的管理和治疗至关重要。推荐将筛查代谢性疾病、骨质疏松症、眼病和胃肠道疾病作为系统评估的一部分。此外,还应考虑对有紫外线(UV)光疗史和肿瘤坏死因子拮抗剂

(TNFi)治疗史的患者进行焦虑/抑郁以及皮肤癌筛查。治疗前,应严格筛查 HIV、乙型肝炎病毒、丙型肝炎病毒及结核分枝杆菌感染。

五、临床分型及分级

PsA 临床表现差异显著,PsA 分型方法也有多种。2009 年 GRAPPA 协作组依据 PsA 相关文献,将其分为 5 种主要临床类型,即外周关节炎型、皮肤损害型、脊柱关节炎型、附着点炎型、指(趾)炎型,并通过对疾病活动度的评估,将各个临床亚型的表现分为轻、中、重 3 级(表 3-5)。由于 GRAPPA 协作组临床分级略显烦琐,不利于临床操作,2018 年美国风湿病学会(American college of rheumatology,ACR)和国家银屑病基金会(National Psoriasis Foundation,NPF)联合推出的关于 PsA 治疗指南对不同临床分型的 PsA 进行统一分级,即符合以下一条或多条即为重型 PsA:①有预后不良因素,侵蚀性、指(趾)炎、炎症指标升高(如 ESR 和 CRP 升高);②有影响躯体功能的慢性损伤,如关节畸形等;③高疾病活动性或严重影响患者生活质量,如与银屑病相关的多部位的活动性炎症,包括指(趾)炎、肠炎以及引起局部功能受限的炎症;④快速进展性疾病。

表 3-5　PsA 临床分型和疾病严重程度的分级

项目	轻度	中度	重度
外周关节炎型	受累关节<5 个 X 线未见破坏 无躯体功能受损 生活质量下降极轻微 患者自我评估:轻度	受累关节≥5 个 (肿胀或触痛) X 线可见破坏 轻度治疗反应不足 躯体功能轻度受损 生活质量中度下降 患者自我评估:中度	受累关节≥5 个 (肿胀或触痛) X 线可见严重破坏 中重度治疗反应不足 躯体功能严重受损 生活质量严重下降 患者自我评估:重度
皮肤损害型	BSA<5,PASI<5,无症状	局部用药无效,DLQI、PASI<10	BSA>10,PASI5>10,DLQI>10
脊柱炎型	轻度疼痛且无功能受损	功能受损或 BASDAI>4	既往治疗无效
附着点炎型	受损部位 1~2 个且无功能受损	受损部位>2 个或功能受损	受损部位>2 个或功能受损且既往治疗无效
指(趾)炎型	无疼痛或功能轻度受限	侵蚀性损害或功能受限	既往治疗无效

注:BSA,体表面积;DLQI,皮肤病生活质量指数;PASI,银屑病面积与严重程度指数;BASDAI,Bath 强直性脊柱炎病情活动指数。

六、治疗原则和方案

1. 治疗原则与目标　PsA 是一种异质性疾病,重症患者需要多学科协作。PsA 的治疗方案需要建立在患者与风湿科医师共同协商决策的基础之上。风湿科医师以治疗 PsA 的肌肉骨骼症状为主,肌肉骨骼受累情况不同,药物反应不同。在管理 PsA 患者时,应考虑到每一种肌肉骨骼受累的表现和非肌肉骨骼表现(皮肤、眼睛和胃肠道),以及合并症如代谢综合征、心血管疾病或抑郁症,并做出相应的治疗决策。若有明显的皮肤受累,需与皮肤科医师合作。

PsA 的治疗目标是通过定期的疾病活动度评估并及时调整治疗方案,达到疾病的临床缓解或最小 / 低疾病活动度,控制炎症及预防结构损伤,从而最大限度恢复患者的关节功能和社会活动,提高患者的生活质量。临床缓解 / 低疾病活动度的定义为临床症状缓解或消失、炎症相关指标恢复正常;最小疾病活动度(MDA)的定义见表 3-4。建议采用 T2T 的策略:治疗开始后 3 个月内综合指标至少改善 50%,并在治疗 6 个月内达标,因此需要连续监测患者疾病活动性,及时调整治疗方案。

2. 一般治疗　主要是非药物治疗,包括物理治疗、作业治疗、戒烟、减重、按摩、锻炼等。强烈推荐 PsA 患者戒烟。低强度的锻炼(如太极、瑜伽、游泳)优于高强度的锻炼(如跑步)。

3. 药物治疗　在制订 PsA 的治疗方案时,由于其临床表型的复杂多样,治疗决策变得异常复杂,并非所有的治疗药物对各种表现都有效,可参考国际 PsA 的治疗指南或推荐意见进行选择,主要的药物包括:

(1)非甾体抗炎药:非甾体抗炎药(nonsteroidal anti-inflammatory drugs,NSAIDs)可快速、有效缓解关节肿痛的症状,但对皮损和关节破坏无效,适用于轻 / 中度活动性关节炎的对症治疗。轻度 PsA 的治疗目的以缓解骨骼肌肉症状为主,NSAIDs 可作为首选。有消化道溃疡病史者可用选择性 COX-2 抑制剂。治疗原则包括采用最小有效剂量及最短疗程;1 种 NSAIDs 足量使用 1~2 周无效后才换另一种 NSAIDs,避免 2 种或 2 种以上 NSAIDs 同时服用;用药前需评估患者胃肠道、心血管和肾脏风险,衡量用药风险与收益。

(2)糖皮质激素:关节局部注射糖皮质激素(glucocorticoid,GC)可作为 PsA 的辅助治疗,推荐 GC 用于持续性单关节炎或寡关节炎的局部注射治疗;不推荐用于中轴型 PsA 及全身应用;关节腔反复注射糖皮质激素可加速骨丢失,增加感染和类固醇晶体性关节炎的风险,因此建议同一关节 1 年内局部注射不超过 3 次,同时应避免皮损处注射。GC 局部注射是以附着点炎为主 PsA 的一线治疗,但跟腱附着点的局部治疗有导致肌腱断裂的风险,故应慎用。口服 GC 可能增加红皮病或脓疱性银屑病发生的概率,应谨慎使用,但病情急需时可给予相应剂量。此外,合并代谢综合征、糖尿病、充血性心力衰竭及骨质疏松症的患者更应慎用 GC。

(3)传统合成改善病情抗风湿药:传统合成改善病情抗风湿药(conventional synthetic disease modifying antirheumatic drugs,csDMARDs)包括甲氨蝶呤(MTX)、柳氮磺吡啶(SSZ)、来氟米特(LEF)及环孢素(CsA)等。csDMARDs 对 PsA 外周关节炎具有一定的疗效,可抑制病情进展,延缓关节破坏,但起效较慢。对于多关节炎型 PsA 患者,建议迅速启用 csDMARDs,对单关节炎或寡关节炎型 PsA,特别是伴有预后不良因素的患者可考虑使用 csDMARDs。但到目前为止,有关 csDMARDs 对于附着点炎、指(趾)炎和脊柱炎的疗效尚无循证医学证据。对持续缓解(>6 个月)的患者,可谨慎减少 DMARDs 用量。

1)MTX:以外周关节炎为主伴有皮损的 PsA 患者,MTX 可作为首选药,口服、肌内及皮下注射均可。口服剂量为 7.5~25mg,每周 1 次,宜从小剂量开始。病情控制后逐渐减量,维持量 5~10mg 每周 1 次。肌内注射或皮下注射主要用于依从性差或对口服胃肠道反应大的患者。用药时需补充叶酸以减少不良反应,如皮肤黏膜损害、血常规异常、胃肠道不适及氨

27

基转移酶升高等。用药期间定期检查血常规和肝肾功能。

2) LEF：欧洲药品管理局已批准 LEF 用于治疗 PsA。可以改善 PsA 患者的关节症状，阻止关节的放射学进展，同时也可改善皮肤病变。对 MTX 不耐受或治疗无效的患者可以换用 LEF，推荐剂量为 20mg/d。不良反应主要为腹泻、肝损害、脱发、皮疹、高血压和一过性白细胞下降等。因其可能有致畸作用，孕妇禁服。服药期间应定期监测血常规和肝功能。

3) SSZ：具有抗炎及免疫调节作用，可减轻关节疼痛及局部炎症，改善患者的晨僵，降低 ESR 和 CRP。SSZ 对外周关节炎有效，尤其对多关节炎伴高 C 反应蛋白的患者效果显著；目前尚无证据表明其对中轴病变及附着点炎有效。每日 2.0~3.0g 口服，维持剂量一般为 2.0g/d。禁用于磺胺类或水杨酸盐过敏、肠梗阻者。慎用于缺乏葡萄糖 -6- 磷酸脱氢酶、血小板减少、粒细胞减少、肝肾损害、肠道或尿路阻塞者。服药期间定期监测血常规和肝功能。

4) CsA：主要用于银屑病皮肤损害，在 PsA 中可用于 MTX 治疗不佳伴发皮损的患者。研究提示，CsA 联合 MTX 治疗 PsA 的 PASI 评分和超声下滑膜炎均有显著改善。不良反应包括肾毒性、肝损伤、血压升高、齿龈增生、血小板减少、粒细胞减少及神经损伤等。用药期间定期检测血尿常规、肝肾功能以及血压等。

(4) 生物类改善病情抗风湿药：生物制剂的出现给 PsA 的治疗带来了里程碑式的变化。目前美国食品药品监督管理局（Food and Drug Administration，FDA）批准治疗 PsA 的生物类改善病情抗风湿药（biologic disease modifying antirheumatic drugs，bDMARDs）包括肿瘤坏死因子 α（tumor necrosis factor-α，TNF-α）拮抗剂，如依那西普、英夫利西单抗、阿达木单抗、戈利木单抗、培塞利珠单抗等；白介素（interleukin，IL）17A 拮抗剂，如司库奇尤单抗和依奇珠单抗；IL-12/23 拮抗剂，如乌司奴单抗、古塞奇尤单抗。在我国上述生物制剂已批准用于银屑病的治疗，但尚未获批用于 PsA 的治疗。

1) TNF 拮抗剂：TNF 拮抗剂可有效改善 PsA 患者的关节炎和皮肤病变，对中轴型和外周型关节炎均有效，对合并 IBD、葡萄膜炎者单抗类 TNF 拮抗剂优于受体融合蛋白类。

2) IL-17 拮抗剂：IL-17A 是细胞因子 IL-17 超家族的成员之一，其在 PsA 的皮肤损伤、关节炎和附着点炎的发生中发挥重要作用，并通过直接激活破骨细胞前体诱导病理性骨吸收，导致关节畸形。司库奇尤单抗是目前唯一可特异性抑制白介素 17A 的全人源靶向生物制剂（IL-17i），于 2016 年获 FDA 批准用于 PsA 的治疗。IL-17A 拮抗剂对 PsA 皮损的疗效优于 TNF-α 拮抗剂，但对于合并 IBD 的 PsA 患者可能无效。

3) IL-12/IL-23 拮抗剂：IL-12 和 IL-23 为异源二聚体形式的 IL-12 家族细胞因子。银屑病皮损病理组织中可过度表达 IL-12、IL-17 和 IL-23。乌司奴单抗是靶向 IL-12 和 IL-23 共同的亚单位 p40 的全人源 IgG1 单克隆抗体，对 PsA 的外周关节炎、附着点炎和指（趾）炎均有一定疗效，被 FDA 批准用于治疗 PsA。古塞奇尤单抗可以在不影响 IL-12 的情况下仅与 IL-23 P19 亚基结合抑制 IL-23 的下游信号，近期也被 FDA 批准用于 PsA 的治疗。上述两种药物尚未在我国 PsA 患者中大规模使用，疗效尚待进一步验证。

4) 抗 T 细胞特异性生物制剂：阿巴西普（abatacept）是一种选择性 T 细胞共刺激调节剂，通过与抗原提呈细胞上的 CD80/CD86 结合抑制 T 细胞激活，已于 2017 年 7 月被 FDA 批准用于治疗活动性 PsA。阿巴西普可改善 PsA 患者的关节症状，但对皮肤病变的疗效不佳，可用于其他 bDMARDs 治疗失败后的备选药物。

(5) 靶向合成 DMARDs：靶向合成小分子 DMARDs（target synthetic DMARDs，tsDMARDs）

为一组可口服的小分子抑制剂,通过影响细胞内信号传导调控炎性因子的水平发挥治疗作用。托法替布(tofacitinib)针对 JAK3 和 JAK1 信号传导的 JAK 家族成员的抑制剂,是唯一被 FDA 批准用于 PsA 的 JAK 抑制剂,适用于治疗成人 PsA 的外周关节炎、附着点炎、指(趾)炎和银屑病皮损,可改善患者病情活动度、临床症状和生活质量。

4. PsA 治疗药物的选择 2019 年 EULAR 推荐意见将 PsA 分为多关节炎型、单 / 寡关节炎型、中轴关节炎型和附着点炎型四种临床表型,不同类型的 PsA 药物治疗策略略有不同(表 3-6)。

表 3-6 2019 年 EULAR 关于 PsA 药物治疗管理的推荐

适应证	推荐	不推荐
多关节炎型(受累关节数>4 个)	一线治疗: • NSAIDs • 局部糖皮质激素注射 • csDMARDs 二线治疗: • bDMARDs • 皮肤受累:IL-12/23 拮抗剂或 IL-17A 拮抗剂 三线治疗 • JAK 抑制剂 四线治疗: • 阿巴西普	
单 / 寡关节炎型	一线治疗: • NSAIDs • 局部糖皮质激素注射 • 具有预后不良因素者:csDMARDs 其余参考多关节炎型	
中轴病变型	一线治疗: • NSAIDs 二线治疗: • bDMARDs • 首选 TNF 拮抗剂,尤其合并 IBD 或葡萄膜炎时 • 具有 PsA 皮肤损害时优选 IL-17A 拮抗剂	• 全身使用糖皮质激素 • csDMARDs • IL-12/23 拮抗剂 • 阿巴西普
附着点炎型	一线治疗: • NSAIDs 联合或不联合局部注射糖皮质激素 二线治疗: • bDMARD(靶向 TNF、IL-17 或 IL-12/23)	• csDMARDs

(1)多关节炎型 PsA:定义为受累关节数>4 个,多关节炎为预后不良因素之一,在短期(4 周)非甾体抗炎药治疗无效时,需尽早加用 csDMARDs,其中 MTX 为首选用药,尤其伴有银屑病的患者,可优先选择 MTX。如果一种 csDMARDs 治疗未达标,而患者为低疾病活动度或无预后不良因素者,可考虑尝试换用另一种 csDMARDs,否则应尽早启用 bDMARDs 治疗。不同 bDMARDs 在 PsA 的外周关节炎的治疗中具有同等地位,无选择顺序的推荐。

但是可根据疾病临床特征选择不同 bDMARDs 的种类,如伴有银屑病皮损的患者,建议优先选择 IL-17A 拮抗剂或 IL-12/23 拮抗剂。若 bDMARDs 疗效不佳或不耐受,可选择靶向小分子药物 JAK 抑制剂作为替代治疗。

(2)单 / 寡关节炎型 PsA:对于外周受累关节 ≤4 个、无放射影像学损伤的证据且功能影响程度较轻的患者,建议初始治疗选择 NSAIDs;若已有结构损伤、高 ESR/CRP、指(趾)炎以及指甲受累等不良预后因素的单 / 寡关节炎型 PsA 患者,应考虑早期选用 csDMARDs 治疗。在单 / 寡关节炎型 PsA 患者中,对 csDMARDs 治疗未达标者,应遵循多关节炎型 PsA 的关于 bDMARDs、JAK 抑制剂的应用原则。

(3)中轴关节炎为主的 PsA:此类患者若 NSAIDs 治疗有效,则治疗时间可从 4 周延长至 12 周;若治疗不达标,则应启用 bDMARDs 治疗。TNF-α 拮抗剂、IL-17A 拮抗剂治疗中轴型脊柱关节炎和中轴型 PsA 疗效与安全性的数据有限,伴发 IBD 或葡萄膜炎时的首选 TNF-α 拮抗剂;以银屑病皮损为主要表现的 PsA 患者,IL-17A 拮抗剂优选于 TNF 拮抗剂;已批准阿巴西普治疗 PsA,但其对中轴型 PsA 疗效较差;而 IL-12/23 拮抗剂在中轴型关节炎中也没有显示出有效性。因此,以中轴病变为主的 PsA 不建议使用 IL-12/23 拮抗剂和阿巴西普治疗。

(4)以附着点炎为主的 PsA:可通过体检、超声和磁共振成像协助明确附着点炎的诊断,但需除外其他因素导致,避免过度治疗。针对以附着点炎为主的 PsA,NSAIDs 和糖皮质激素局部注射是一线治疗;如果对 NSAIDs 反应不足、不耐受或禁忌时,可以使用 bDMARD,所有 bDMARDs 对附着点炎的疗效相似,一种 bDMARDs 治疗失败可考虑换用相同或不同作用机制的 bDMARDs 或 tsDMARDs。但若再次治疗失败则建议更换不同作用机制的 bDMARDs 或 tsDMARDs。

5. 外科手术　目前关于 PsA 患者手术率和手术疗效的报道很少。当 PsA 的关节损伤严重导致患者活动受限、功能受损时,可考虑关节置换手术。

6. 疫苗接种　疫苗接种可通过诱导和 / 或增强保护性免疫来预防感染,降低因感染及传染病入院的概率。目前认为灭活疫苗是安全的,而减毒活疫苗需谨慎。对于活动性 PsA 患者,可接种灭活疫苗的同时可启用 bDMARDs 治疗,而接种减毒活疫苗时应推迟 bDMARDs 治疗。

七、预后

PsA 为一种进展性疾病,47% 患者在诊断 2 年之内可出现关节侵蚀。多关节炎、结构损伤、高 ESR/CRP、指(趾)炎以及指甲受累、多种药物治疗效差、HLA-B27 或 HLA-DQw3 阳性等提示患者预后较差,早期诊断、早期治疗可使患者受益。相比一般人群,PsA 患者发生心肌梗死、心绞痛和高血压的风险显著增加,因此在 PsA 治疗中应注意心血管疾病等伴发疾病的评估与治疗。

执　笔:高晋芳　苏　茵　王彩虹

审　校:张莉芸

撰写组成员:张风肖　林金盈

4 系统性红斑狼疮诊疗规范

【诊疗要点】

- 系统性红斑狼疮（systemic lupus erythematosus，SLE）是一种多系统受累、高度异质性的自身免疫性疾病，多系统受累和免疫学异常（特别是抗核抗体阳性）是SLE 的主要特点，具有两个以上系统受累合并自身免疫证据的年轻女性应怀疑SLE。
- 目前普遍使用的 SLE 疾病分类标准包括：1997 年 ACR 标准、2012 年 SLICC 标准和2019 年 EULAR/ACR 分类标准。
- SLE 病情复杂多变，疾病活动度和严重性的正确评估是制订治疗方案和判断预后的重要依据。SLE 确诊后可根据 SLEDAI 评分进行疾病活动度评估，其内容包括临床症状和实验室检查。
- SLE 的药物治疗应该根据病情的轻重程度、器官受累和合并症情况，结合循证医学证据，制订个体化方案。
- 育龄期女性是 SLE 的主要发病人群，SLE 患者妊娠后母婴并发症均高于普通人群。SLE 患者应在疾病稳定的前提下考虑妊娠，并在整个过程中由风湿科和产科多学科协作管理。

　　系统性红斑狼疮（systemic lupus erythematosus，SLE）是以自身免疫性炎症为突出表现的经典弥漫性结缔组织病；其发病机制复杂，目前尚未完全阐明。SLE 的主要临床特征包括：血清中出现以抗核抗体为代表的多种自身抗体和多器官及系统受累。该病好发于育龄期女性，女性发病年龄峰值为 15~40 岁，女：男比例为(7~9)：1。该病的发病率和患病率在不同种族人群中具有一定的差异，在亚洲及太平洋地区，SLE 的年发病率为(2.5~9.9)/10 万，患病率为(3.2~97.5)/10 万。为了进一步普及对 SLE 的认识，提高我国 SLE 的诊治能力，中华医学会风湿病学分会在 2005 年出版的《临床诊疗指南·风湿病分册》中"第八章　系统性红斑狼疮"的基础上，制定了本诊疗规范。

一、临床表现

SLE 的临床表现具有高度异质性,系统受累表现多样,病程和疾病严重性不一;不同患者的临床表现各不相同,同一患者在病程的不同阶段会出现不同的临床表现;相同系统受累的患者其治疗应答及预后也具有明显差异。SLE 的自然病程多表现为病情的加重与缓解交替。

1. 全身症状　全身症状通常是 SLE 患者起病的主要表现之一,也是治疗稳定的 SLE 患者出现疾病活动的警示。SLE 患者的全身症状包括发热、疲乏和体重下降。发热通常为 SLE 疾病活动的重要提示,但需要与感染导致的发热相鉴别。疲乏是 SLE 患者最常见的主诉之一,由多种因素造成。

2. 皮肤黏膜　皮肤黏膜损害见于大部分 SLE 患者,典型的狼疮皮肤损害表现为面颊部蝶形红斑,也可表现为亚急性皮肤型狼疮和慢性皮肤型狼疮。其他特异性表现包括狼疮性脂膜炎、冻疮样红斑狼疮和肿胀型红斑狼疮。非特异性皮肤黏膜表现包括网状青斑、雷诺现象、荨麻疹、血管炎、扁平苔藓等。此外,SLE 患者常出现光过敏、脱发、口腔黏膜溃疡等。

3. 肌肉骨骼　典型的关节受累表现为对称分布的非侵蚀性关节痛和关节炎,通常累及双手小关节、腕关节和膝关节。全身性肌痛与肌肉压痛在 SLE 患者中常见,部分患者出现肌炎伴近端肌无力和肌酸激酶升高。缺血性骨坏死可见于少数 SLE 患者,最常累及部位为股骨头,部分与激素治疗相关,长期激素治疗者需警惕。

4. 肾脏　狼疮肾炎(lupus nephritis,LN)是 SLE 患者预后不良的主要危险因素,详见"5 狼疮肾炎诊疗规范"章节。

5. 神经、精神系统　SLE 出现中枢神经系统或外周神经系统受累,称为神经精神狼疮(neuropsychiatric SLE,NPSLE)。最常见的弥漫性中枢神经系统狼疮表现为认知功能障碍、头痛和癫痫。当患者出现中枢神经系统症状时,需要与脑血管意外、中枢神经系统感染等情况相鉴别。常见精神症状包括抑郁呆滞、兴奋狂躁、幻觉、猜疑、强迫观念等,此时需与激素所致精神症状进行鉴别。脊髓受累最严重的表现为横贯性脊髓炎,患者可出现截瘫和二便失禁,需要及时诊断并应用大剂量激素治疗,延误治疗常导致患者残疾。外周神经系统受累可表现为急性炎症性脱髓鞘性多发性神经病(格林-巴利综合征)、单发或多发的单神经病变、自主神经功能障碍、重症肌无力、多神经病变等。SLE 患者中枢神经系统受累具有较高的致残率和致死率,是重症狼疮的表现,需要尽早识别并给予积极的治疗。

6. 肺　最常见症状为胸膜炎,部分患者可合并胸腔积液。急性狼疮性肺炎可表现为咳嗽、胸痛、发热、呼吸困难和低氧血症,影像学可见双侧或单侧的肺部浸润,通常较难与肺部感染相鉴别,需结合病史、病原学检查和治疗反应。弥漫性出血性肺泡炎罕见,但死亡率高,通常发生在疾病高度活动的患者中,表现为咯血、贫血和呼吸困难。肺间质损害常见肺间质纤维化。肺动脉高压可表现为劳力性呼吸困难、干咳和胸痛等,肺动脉高压症状隐匿,严重影响患者预后和生活质量,应重视对患者的筛查和随访。肺萎缩综合征主要表现为憋气感和膈肌功能障碍,极其罕见。

7. 心脏　最常见的心脏受累表现为心包炎,可表现为有症状或无症状的心包炎,伴或不伴心包积液,但较少发生心脏压塞。心肌炎相对少见,主要表现为心律失常和心力衰竭,

MRI可检测出无症状的亚临床型心肌损害。SLE患者心脏瓣膜病变可表现为瓣膜增厚和疣状心内膜炎(Libman-Sacks心内膜炎),瓣膜病变通常无临床症状,但容易继发外周血管栓塞和感染性心内膜炎。瓣膜病变常与抗磷脂抗体阳性相关。SLE患者动脉粥样硬化和冠心病的发生率显著增高,需加强筛查。

8. 消化系统 SLE患者出现消化道症状并不少见,但很多症状与疾病活动无关,加之治疗SLE的药物(如糖皮质激素、非甾体抗炎药等)常引起胃肠道不良反应,因此需排除药物反应。常见与疾病相关的胃肠道症状包括腹痛、呕吐、腹泻及假性肠梗阻等,影像学可表现为肠壁水肿(典型的CT表现为"靶征"或"梳齿征")伴或不伴肠系膜血管炎表现,少数患者出现肠系膜血栓或梗死,临床表现为急腹症。肝脏累及在SLE患者中并不少见,但大部分为无临床表现的实验室异常(肝酶升高),部分患者可合并自身免疫性肝炎。SLE相关胰腺炎发生率较低,但病情严重,常与疾病高度活动相关。蛋白丢失性肠病极为罕见,表现为低蛋白血症、高度水肿和多浆膜腔积液。

9. 血液 血液系统受累较为常见,主要表现包括白细胞减少、贫血、血小板减少和淋巴结肿大。SLE可以出现白细胞减少,但治疗所用的细胞毒性药物也常引起白细胞减少,需要鉴别。贫血包括慢性病贫血和自身免疫性溶血性贫血,溶血性贫血通常发病急且病情重,多有网织红细胞升高,抗人球蛋白试验(Coomb's试验)阳性,通常需要大剂量激素治疗。血小板减少的常见原因为免疫介导的血小板破坏,少见原因包括血栓性微血管病变(包括血栓性血小板减少性紫癜)以及骨髓受累(如噬血细胞综合征或自身免疫性骨髓纤维化),合并抗磷脂综合征的患者也可出现血小板减少。血液系统受累的严重并发症是血栓性血小板减少性紫癜和噬血细胞综合征,两者的病死率较高,需要及时识别与治疗。血栓性血小板减少性紫癜的主要表现为血小板减少、微血管病性溶血性贫血、肾脏受累、神经精神症状和发热。噬血细胞综合征(又称"巨噬细胞活化综合征")极为罕见但病死率极高,继发于SLE的噬血细胞综合征可与疾病活动或感染相关,表现为发热、脾大、血细胞减少、高甘油三酯血症和/或低纤维蛋白原血症、骨髓或外周血可见噬血细胞等。

10. 其他 SLE眼部受累常表现为干燥性角结膜炎,可出现眼干涩、异物感、灼热感、泪少、视物模糊等,常与继发干燥综合征相关。视网膜血管病和视神经炎是威胁患者视力的严重并发症,若未得到有效治疗,可在数天至数周内致盲。

二、辅助检查

1. 一般辅助检查 SLE临床表现多样。根据SLE患者所受累器官/系统的不同,其实验室检查结果亦有所不同,但患者通常会表现为红细胞沉降率升高。血液系统受累的患者可表现为白细胞减少、淋巴细胞减少、血小板减少和贫血等;血白蛋白水平下降、肌酐升高、尿常规异常等常提示SLE肾脏受累。

此外,免疫复合物激活经典补体途径导致相关补体成分消耗,补体C3、C4和总补体活性CH_{50}下降。然而,低补体血症并非SLE特异性,任何有免疫复合物参与发病的疾病均可有低补体血症。

2. 诊断性检查 抗核抗体是SLE的筛选检查,其"金标准"检测方法是采用HEp2细胞株的间接免疫荧光法。ANA 对 SLE 的诊断灵敏度为 95%,特异度相对较低为 65%。除 SLE 之外其他结缔组织病的血清中也常存在抗核抗体(antinuclear antibody,ANA),部分慢性感染也可出现低滴度的 ANA。

ANA 包括一系列针对细胞核中抗原成分的自身抗体。抗 Sm 抗体见于 10%~30% 的 SLE 患者,对 SLE 诊断具有高度特异性;抗 dsDNA 抗体见于 60%~80% 的 SLE 患者,该抗体对 SLE 诊断的特异度为 95%,灵敏度为 70%;抗 SS-A 抗体和抗 SS-B 抗体是干燥综合征的特征性抗体,也可见于 SLE 患者,通常与亚急性皮肤红斑狼疮、新生儿狼疮以及胎儿心脏传导阻滞相关。

此外,SLE 患者常出现抗磷脂抗体(anti-phospholipid antibody,aPL),aPL 包括狼疮抗凝物(LA)、抗心磷脂抗体(ACA)和抗 β_2 糖蛋白抗体。aPL 阳性患者发生血栓和妊娠并发症(如复发性流产)风险增高。aPL 检测结果会随时间变化,因此需要定期复查。

3. 病理检查　SLE 患者出现皮肤受累时,可行皮肤活检。急性皮肤型狼疮可表现为表皮萎缩,基底细胞液化变性;真皮浅层水肿,皮肤附属器周围淋巴细胞浸润;表皮与真皮交界处存在 IgG、IgM、IgA 和 / 或补体 C3 沉积。盘状红斑皮损病理表现为表皮角化过度、毛囊口扩张,颗粒层增厚,棘层萎缩,表皮突变平,基底细胞液化变性;真皮浅层可见胶样小体,皮肤附属器周围见较致密的灶状淋巴细胞浸润;表皮与真皮交界处存在免疫球蛋白沉积。

SLE 患者出现肾脏受累时,肾活检通常表现为免疫复合物相关肾小球肾炎,详见"5　狼疮肾炎诊疗规范"章节。

三、诊断与评估

1. SLE 的诊断要点　SLE 是一种多系统受累、高度异质性的自身免疫性疾病,接诊医师应对患者进行全面的病史采集、体格检查和实验室评估,其诊断要素包括多系统受累的临床表现和免疫学异常(特别是抗核抗体阳性)。具有两个以上系统受累合并自身免疫证据的年轻女性,需高度警惕狼疮。具有典型皮肤表现的狼疮往往不容易漏诊,但一些早期不典型 SLE 可表现为:抗炎退热治疗无效的反复发热;反复发作的非致畸性多关节痛和多关节炎;持续性或反复发作的胸膜炎、心包炎;不能用其他原因解释的皮疹、网状青斑、雷诺现象;肾脏疾病或持续不明原因的蛋白尿;血小板减少性紫癜或溶血性贫血;不明原因的肝炎;反复自然流产或深静脉血栓形成或非高危人群脑卒中发作等。

2. SLE 的分类标准　近年来,随着对 SLE 认识的不断深入和免疫学检测的进展,SLE 的疾病分类标准不断更新,在提高灵敏度和特异度的同时,也促进了 SLE 的早期诊断。目前普遍采用的诊断标准包括:1997 年美国风湿病学会(American College of Rheumatology,ACR)修订的 SLE 分类标准,2012 年系统性红斑狼疮国际协作组(Systemic Lupus International Collaborating Clinics,SLICC)发布的分类标准(表 4-1),2019 年欧洲抗风湿病联盟(European League Against Rheumatism,EULAR)/ACR 联合发布的分类标准(表 4-2)。

表 4-1　2012 年 SLICC 和 1997 年 ACR 分类标准项目对应列表

2012 年 SLICC	1997 年 ACR
1. 急性或亚急性皮肤狼疮	1. 颧部皮疹
2. 慢性皮肤狼疮	2. 盘状红斑
	3. 光过敏
3. 口鼻部溃疡	4. 口鼻部溃疡
4. 非瘢痕性脱发	
5. ≥2 个关节滑膜炎　肿胀、渗出，或压痛 + 晨僵 ≥30 分钟	5. 累及 2 个或以上外周关节的非侵蚀性关节炎
6. 浆膜炎　胸膜炎和心包炎	6. 浆膜炎　胸膜炎或心包炎
7. 肾脏病变　24 小时尿蛋白>0.5g 或红细胞管型	7. 肾脏病变　持续尿蛋白>0.5g/d，如未定量则>3+，或细胞管型(可为红细胞、血红蛋白、颗粒管型或混合管型)
8. 神经病变　癫痫、精神病、多发性单神经炎、脊髓炎、外周或脑神经病变、急性精神错乱状态	8. 神经病变　癫痫或精神病
9. 溶血性贫血	9. 血液系统异常　溶血性贫血伴网织红细胞增多，或白细胞减少(<4 000/mm³)，或淋巴细胞减少(<1 500/mm³)，或非药物导致的血小板减少(<100 000/mm³)
10. 白细胞减少(<4 000/mm³)或淋巴细胞减少(<1 000/mm³)，除外其他	
11. 血小板减少(<100 000/mm³)，除外其他	
12. 抗核抗体阳性	10. 抗核抗体阳性　任何时间免疫荧光法或其他等效实验抗核抗体滴度异常
13. 抗 dsDNA 抗体阳性 14. 抗 Sm 抗体阳性 15. 抗磷脂抗体阳性　抗心磷脂抗体 / 抗 β_2GP Ⅰ 抗体 / 狼疮抗凝物 / 梅毒血清学假阳性	11. 免疫学异常 (1)抗 DNA 抗体阳性，或 (2)抗 Sm 抗体阳性，或 (3)抗磷脂抗体阳性(以下三者之一)：①抗心磷脂抗体 IgG/IgM 阳性；②狼疮抗凝物阳性；③梅毒血清试验假阳性至少 6 个月
16. 低补体血症　C3、C4 或 CH_{50} 降低	
17. 直接 Coomb's 试验阳性	

分类诊断要求	
符合四项诊断标准(至少 1 项临床 +1 项免疫学异常)或者患者经肾活检证实为狼疮肾炎伴抗核抗体或抗 ds-DNA 抗体阳性	同时或相继符合 11 项诊断标准中的 4 项及以上者

表 4-2　2019 年 EULAR/ACR 分类标准

临床领域	权重	临床领域	权重
1. 全身表现		6. 血液系统	
发热>38.3℃	2	白细胞减少（$<4\times10^9/L$）	3
2. 皮肤黏膜		血小板减少（$<100\times10^9/L$）	4
非瘢痕性脱发	2	免疫性溶血	4
口腔溃疡	2	7. 肾脏	
亚急性皮疹或盘状狼疮	4	蛋白尿>0.5g/24h	4
急性皮肤型红斑狼疮	6	肾穿病理 II 或 V 型狼疮肾炎	8
3. 关节炎		肾穿病理 III 或 IV 型狼疮肾炎	10
≥2 个关节滑膜炎或 ≥2 个压痛关节和 ≥30 分钟的晨僵	6	**免疫学领域**	**权重**
4. 神经系统		1. 抗磷脂抗体	
谵妄	2	抗心磷脂抗体 IgG>40GPL 单位或抗 β_2GP I IgG>40 单位或狼疮抗凝物阳性	2
精神症状	3	2. 补体	
癫痫	5	低 C3 或低 C4	3
5. 浆膜炎		低 C3 和低 C4	4
胸腔积液或心包积液	5	3. 高度特异性抗体	
急性心包炎	6	抗 dsDNA 抗体阳性	6
		抗 Sm 抗体阳性	6

入围标准：抗核抗体（ANA）滴度曾 ≥1∶80（HEp2 细胞或等效实验）。①如果不符合，不考虑 SLE 分类；②如果符合，进一步参照附加标准。

附加标准说明：如果该标准可以被其他比 SLE 更符合的疾病解释，不计分；标准至少出现 1 次就足够；SLE 分类标准要求至少包括 1 条临床分类标准以及总分≥10 分可诊断；所有标准不需要同时发生；在每个定义维度，只计算最高分。

　　分类标准的变迁，体现以下几个方面的更新：①重视肾脏病理；②重视免疫学指标；③重视早期诊断；④重视更新流行病方法学。2012 年 SLICC 分类标准与 1997 年 ACR 分类标准相比，灵敏度增加（94%），而特异度不变（92%）；2019 年 EULAR/ACR 标准的灵敏度和特异度分别为 96% 和 93%。

　　3. SLE 疾病活动性和严重程度评估　SLE 病情复杂多变，对疾病活动性和严重程度做出正确评估是治疗方案制订和预后判断的重要依据。疾病活动度最常用的评分体系为 SLE 疾病活动度指数（SLE disease activity index，SLEDAI），其中较为常用的版本为 SLEDAI-2000（表 4-3）。在活动性评价中，需要鉴别患者的临床症状是由活动性炎症还是药物治疗或感染所致，这将影响治疗决策。此外，在神经系统症状中，还需注意鉴别活动性炎症和血管栓塞所致的临床表现。虽然 SLEDAI 是目前最为广泛使用的疾病活动度评分，但其仍存在一定的局限性，对 SLE 疾病活动度的评估应当综合判断，不拘泥于活动性评分量表。

表 4-3 SLEDAI-2000 评分表

评价患者在评估日当天及前 10 天内,是否出现如下定义的描述:

评分	描述	定义
8	癫痫发作	最近开始发作的,除外代谢、感染、药物所致
8	精神症状	由于对现实感知的严重障碍所导致正常功能的改变,包括幻觉、言语不连贯、思维松弛、思维内容贫乏、思维逻辑性显著下降以及行为奇异、无条理性、呆板,除外尿毒症、药物影响
8	器质性脑病	精神改变伴定向力、记忆力或其他智力功能损害,发病迅速且临床症状反复不定,无法对环境保持注意力,并至少同时伴有以下两种情况:感知障碍、语无伦次、失眠或白天瞌睡、精神活动增多或减少。除外代谢、感染、药物因素
8	视觉障碍	SLE 视网膜病变,包括胞质体、视网膜出血、脉络膜严重渗出或出血、视神经炎,除外高血压、感染、药物因素
8	脑神经异常	累及脑神经的新出现的感觉、运动神经病变
8	狼疮性头痛	严重的持续性头痛,可能是偏头痛,但对麻醉镇痛无应答
8	脑血管意外	新出现的脑血管意外,应除外动脉硬化
8	血管炎	溃疡、坏疽、痛性结节、甲周碎片状梗死、出血,或经活检、血管造影证实的血管炎
4	关节炎	≥2 个关节痛和炎性体征(压痛、肿胀、渗出)
4	肌炎	近端肌痛或无力,伴肌酸激酶 / 醛缩酶升高,或经肌电图或活检证实
4	管型尿	颗粒管型或红细胞管型
4	血尿	尿红细胞>5 个 /HP,除外结石、感染和其他原因
4	蛋白尿	>0.5g/24h
4	脓尿	尿白细胞>5 个 /HP,除外感染
2	皮疹	炎症性皮疹
2	脱发	异常、斑片状或弥散性脱发
2	黏膜溃疡	口腔或鼻黏膜溃疡
2	胸膜炎	胸膜炎性胸痛伴胸膜摩擦音、渗出或胸膜肥厚
2	心包炎	心包炎性疼痛伴以下至少一项:心包摩擦音、心包积液或经心电图 / 超声证实
2	低补体血症	CH_{50}、C3 或 C4 低于正常值下限
2	DNA 水平升高	检测 DNA 结合高于正常值
1	发热	>38℃,除外感染因素
1	血小板减少	$<100 \times 10^9$/L,除外药物因素
1	白细胞减少	$<3 \times 10^9$/L,除外药物因素

根据疾病的整体活动度,可将 SLE 疾病严重度分为轻度、中度和重度。轻度 SLE 通常指具有轻度临床表现、无重要脏器累及的患者,可表现为轻度关节炎、皮疹(范围<9% 体表面积)和无危及生命的血液系统累及,通常 SLEDAI ≤ 6 分;中度 SLE 具有更多、更严重的临床表现,可有脏器受累,但尚无威胁器官功能或生命的表现,可表现为中重度关节炎、范围较大的皮疹、皮肤血管炎、浆膜腔积液等,通常 SLEDAI 在 7~12 分;重度 SLE 常危及器官功能或生命,表现为新月体性肾小球肾炎、神经精神狼疮、狼疮性肺炎、肠系膜血管炎、血小板减少($<20 \times 10^9$/L)、TTP 或急性溶血,通常 SLEDAI ≥ 13 分。

四、治疗与监测

1. 治疗原则和目标　SLE 的治疗原则是早期、个体化、多学科治疗,同时应充分考虑患者意愿以及医疗和社会成本。SLE 治疗的短期目标为控制疾病活动、改善临床症状,达到临床缓解或低疾病活动度;长期目标为预防和减少复发,减少药物不良反应,预防和控制疾病所致的器官损害,实现病情长期持续缓解,降低致残率和病死率,提高患者的生活质量。

2. 一般治疗　SLE 的一般治疗包括患者教育、生活方式改变和辅助治疗。患者宣教的目的是帮助患者正确认识疾病,学会认识疾病活动的征象,从而提高治疗和长期规律随访的依从性。生活方式改变包括防晒、防寒、戒烟、适当体育锻炼、控制体重和补充维生素 D。辅助治疗主要包括必要的疫苗接种、血压和血糖的药物控制以及在抗磷脂抗体阳性的患者中进行抗凝和抗血小板治疗。

3. SLE 的药物治疗　SLE 是一种具有高度异质性的疾病,药物治疗应该根据病情的轻重程度、器官受累和合并症情况,结合循证医学证据,制订个体化方案。

SLE 的治疗药物包括糖皮质激素、抗疟药、免疫抑制剂和生物制剂。糖皮质激素的使用剂量和给药途径取决于器官受累的类型和疾病严重程度,在维持治疗中应尽可能使用小剂量糖皮质激素(泼尼松<7.5mg/d 或等效剂量的其他激素)治疗;所有无禁忌证的 SLE 患者均应长期接受羟氯喹治疗,接受羟氯喹治疗前进行眼科检查,高风险(长期服用和 / 或使用高剂量的羟氯喹、伴有肝肾疾病、同时使用他莫昔芬、有视网膜或黄斑疾病史、高龄等)的患者建议每年进行 1 次眼科检查,低风险的患者建议服药第 5 年起每年进行 1 次眼科检查;对激素联合羟氯喹治疗效果不佳或无法将激素的剂量调整至相对安全剂量以下的患者,建议启用免疫抑制剂(甲氨蝶呤、硫唑嘌呤、吗替麦考酚酯);伴有脏器受累者,建议初始治疗时即加用免疫抑制剂;经激素和 / 或免疫抑制剂治疗效果不佳、不耐受或复发的患者,可考虑加用生物制剂(如贝利尤单抗、泰它西普等)进行治疗。

(1)不同疾病严重程度的治疗:轻度 SLE 患者,予以羟氯喹或非甾体抗炎药(NSAIDs)控制病情,当上述药物无法控制病情时,可考虑使用小剂量激素治疗。

中度 SLE 患者,予以中等剂量激素[泼尼松 0.5~1mg/(kg·d)或等效剂量的其他激素]进行治疗。中等剂量激素难以快速控制病情的中度 SLE 患者,在适当增加激素剂量的基础上,可联合使用免疫抑制剂作为激素助减剂。

重度 SLE 患者,予以标准剂量激素[泼尼松 1mg/(kg·d)或等效剂量的其他激素]联合免疫抑制剂治疗,通常分为诱导缓解和维持治疗。对于威胁生命的狼疮危象(新月体性肾小球肾炎、神经精神狼疮、重症血小板减少性紫癜、弥漫性出血性肺泡炎、严重的肠系膜血管炎等),推荐使用激素冲击联合免疫抑制剂进行治疗,激素冲击治疗为静脉滴注甲泼尼龙500~1 000mg/d,通常连续使用 3 天为一个疗程,冲击治疗后改口服泼尼松 0.5~1mg/(kg·d)或等效剂量的其他激素。免疫抑制剂常选用环磷酰胺。对于难治/复发性重症 SLE,可考虑利妥昔单抗治疗。大剂量静脉注射免疫球蛋白(IVIG)可用于重症血小板减少性紫癜的急性期,IVIG 一方面对 SLE 本身具有免疫治疗作用,另一方面具有非特异性的抗感染作用,可以对大剂量糖皮质激素和环磷酰胺的联合冲击治疗所致的免疫力挫伤起到一定的保护作用。

(2)不同器官受累的治疗:

1)皮肤受累:SLE 皮肤受累的一线治疗包括局部用药(激素、钙调磷酸酶抑制剂)、抗疟药(羟氯喹)和/或全身用激素,在无反应或需要高剂量激素的患者中,可添加甲氨蝶呤、维A 酸类、沙利度胺或吗替麦考酚酯。对于难治性或复发性皮疹,可使用贝利尤单抗。

2)骨骼肌肉受累:关节受累的患者,在激素和羟氯喹治疗的基础上,可采用 NSAIDs 作为一线治疗,对于 NSAIDs 不耐受、有禁忌证或者关节症状持续难治者,可加用甲氨蝶呤、来氟米特、环孢素等免疫抑制剂。

3)狼疮肾炎:详见"5 狼疮肾炎诊疗规范"章节。

4)神经精神狼疮:SLE 导致的神经精神症状需要首先排除其他非原发病活动所致的神经精神症状,包括中枢神经系统感染、代谢因素与药物诱导因素等,可通过神经影像、脑脊液检查来辅助诊断,同时考虑危险因素(症状出现的类型和时间与 SLE 发病的相关性、患者年龄、非神经系统的狼疮活动情况、是否存在 aPL 等)进行鉴别。

由 SLE 所致的神经精神症状,需考虑鉴别是以免疫介导炎症病变为主还是以血栓性病变(如 aPL 相关)为主。对免疫介导的重度神经精神狼疮(NPSLE),可采用激素冲击治疗,效果不佳时可加用环磷酰胺,部分难治性病例可考虑使用利妥昔单抗治疗。针对动脉粥样硬化血栓形成或 aPL 相关症状,需进行抗血小板或抗凝治疗(调整 INR 2~3)。此外,NPSLE 治疗中强调在控制原发病的基础上积极对症治疗,对于严重的精神症状需进行抗精神病药物治疗,对癫痫发作者需要抗癫痫治疗。

5)血液系统受累:SLE 相关免疫性血细胞减少较为常见,当出现免疫性血小板减少和自身免疫性溶血性贫血时,建议使用高剂量激素[泼尼松 1~2mg/(kg·d)],并启用免疫抑制剂(吗替麦考酚酯、硫唑嘌呤或环孢素)治疗。严重的免疫性血小板减少的治疗包括糖皮质激素冲击治疗和/或联合 IVIG(尤其是对于有活动性出血、存在大剂量激素应用禁忌证或者需要短期内迅速提升血小板数量的患者),当治疗后血小板上升至 50×10^9/L 时序贯免疫抑制剂治疗,若为难治性或复发性病例,可考虑利妥昔单抗作为二线治疗,若治疗应答仍不佳(血小板计数 $< 50 \times 10^9$/L),可考虑血小板生成素(thrombopoietin,TPO)激动剂或脾切除作为三线治疗。

噬血细胞综合征是 SLE 较为罕见但致命的并发症,大剂量糖皮质激素冲击为其一线治疗,应答不充分的患者可加用环孢素或阿那白滞素治疗;对于严重活动性疾病或累及中枢神经系统的患者,小剂量依托泊苷(50~100mg/m^2,每周 1 次)具有一定的疗效。

6)肺动脉高压:对于活动性 SLE 出现肺动脉高压(pulmonary arterial hypertention,PAH)相关症状(乏力、活动后气促、心悸、晕厥、胸痛和咯血等)的患者尽快完善经胸超声心动图检查以筛查 PAH,筛查阳性者需经右心导管检查明确诊断。SLE 合并 PAH 的患者推荐达到 SLE 疾病缓解和 PAH 临床达标的双重达标。SLE 疾病活动且 PAH 未临床达标者(无右心衰竭临床表现且影像学右心结构和功能正常),需积极治疗 SLE 活动,建议使用高剂量激素和免疫抑制剂(环磷酰胺、吗替麦考酚酯等);SLE 已缓解而 PAH 未达标者,通常在 SLE 维持治疗的基础上加强 PAH 的靶向治疗(如不同作用机制的靶向药物联合治疗),靶向治疗药物包括内皮素受体拮抗剂、前列环素类似物、5 型磷酸二酯酶抑制剂和鸟苷酸环化酶激动剂。

7)肺部受累:弥漫性出血性肺泡炎常出现在疾病高度活动的患者中,大部分患者表现为咯血和呼吸困难,部分患者起病可无咯血,支气管镜有助于明确诊断。该病进展迅速、预后较差,在排除感染后需尽快应用大剂量激素冲击治疗,可联合 IVIG 和血浆置换,其他治疗包括氧疗、控制感染和支持治疗,必要时机械通气。SLE 相关肺间质病变通常对激素治疗具有应答,可选择环磷酰胺或吗替麦考酚酯作为免疫抑制剂,维持期治疗可选择吗替麦考酚酯或硫唑嘌呤。

8)心脏受累:SLE 相关心包炎通常对中等剂量激素[泼尼松 0.5mg/(kg·d)]具有应答,少数重症心包炎需要使用大剂量激素冲击治疗,另可加用秋水仙碱治疗。心肌炎较为罕见,严重影响心脏功能者需要采用大剂量激素冲击联合环磷酰胺治疗。SLE 患者出现瓣膜病变时,需在有创操作前进行预防性抗感染治疗,以减少感染性心内膜炎的发生率。此外,羟氯喹的罕见不良反应为肥厚型心肌病或限制型心肌病伴或不伴心脏传导系统病变,病情严重且预后较差,需早期识别并及时停药。

9)消化系统受累:SLE 相关腹膜炎和腹水,通常对中等剂量激素应答良好,免疫抑制剂可选择环磷酰胺或硫唑嘌呤。严重的肠系膜血管炎不积极治疗会引起肠道穿孔,常需大剂量激素[大于泼尼松 2mg/(kg·d)]甚至冲击剂量激素(甲泼尼龙 500~1 000mg/d)治疗,并用低分子量肝素(low molecular weight heparin,LWMH)抗凝、禁食、加强肠外营养支持,注意水、电解质、酸碱平衡,预防感染,避免不必要的手术探查。一旦并发肠坏死、穿孔、中毒性肠麻痹,应及时手术治疗。

4. SLE 的随访管理 SLE 患者应进行规律随访,对处于疾病活动期的患者,每月随访 1 次并进行疾病活动度评估;对处于疾病稳定期的 SLE 患者,每 3~6 个月随访 1 次并进行疾病活动度评估。如果出现疾病复发,应按照疾病活动处理。随访时,需对患者就以下方面进行评估:

(1)SLE 疾病活动性:评估患者症状和体征、血尿常规、24 小时蛋白尿定量、肝肾功能、dsDNA 抗体、补体等,可采用相关量表(如 SLEDAI-2000)进行评估。

(2)药物毒性:激素和免疫抑制剂长期使用会导致一定的药物不良反应,通过症状、体格检查和实验室检查进行监测,并对患者所使用的特定药物的常见毒性进行特别关注。

(3)SLE 常见合并症和处理:

1)抗磷脂综合征:SLE 患者合并抗磷脂综合征(antiphospholipid syndrome,APS)时,根据是否存在高风险 aPL 特征以及既往血栓/产科并发症病史对患者进行分层处理。

高风险 aPL 特征:存在狼疮抗凝物(间隔至少 12 周出现 2 次或以上阳性),或存在 2 种或 3 种 aPL 阳性,或存在持续高滴度 aPL。中高滴度 aPL 指抗心磷脂抗体 IgG>40GPL,或 IgM>40MPL;抗 β$_2$ 糖蛋白抗体 IgG 或 IgM>第 99 百分位数。

对于无血栓或产科并发症的 SLE 患者合并高风险 aPL 特征时,建议低剂量阿司匹林

(50~100mg/d)预防治疗;对于第一次发生血栓的 APS 患者,予以华法林治疗并调整 INR 至 2~3,治疗 3~6 个月;对于反复血栓形成的 APS 患者,建议长期抗凝。

2)感染和疫苗接种:SLE 患者的感染风险显著增高,目前感染已成为我国 SLE 患者死亡的首位病因。SLE 治疗和随访期间,应及时评估可能的感染风险,包括高龄/衰弱、糖尿病、肾脏受累、免疫抑制/生物制剂和激素的使用,同时采取一般预防措施(包括疫苗接种)和通过多种途径早期识别和控制感染。

SLE 患者接种疫苗应遵循的原则包括:尽可能在疾病稳定时接种疫苗;在计划进行免疫抑制治疗,特别是 B 细胞清除治疗前进行疫苗接种;应接种灭活疫苗,避免使用减毒活疫苗。推荐 SLE 患者接种流感疫苗、肺炎球菌疫苗;高风险 SLE 患者接种甲型肝炎、乙型肝炎和带状疱疹疫苗;推荐 SLE 患者根据普通人群指南进行人乳头瘤病毒(HPV)疫苗接种。

3)心血管疾病:SLE 患者是心血管疾病的高危人群,应定期评估心血管疾病传统及疾病相关危险因素;传统危险因素包括吸烟、体重、血压、血脂、血糖等,疾病相关危险因素包括病情持续活动、病程延长、中/高滴度 aPL、肾脏受累(尤其是持续性蛋白尿和/或 GFR<60ml/min)和长期使用激素。根据上述风险评估,可采取与一般人群相同的预防策略,包括低剂量阿司匹林和/或降脂药物。

4)骨质疏松:长期服用激素的 SLE 患者易发生骨质疏松和骨折,应定期对骨质疏松和骨折的危险因素进行评估,包括家族史、饮食习惯、吸烟饮酒史、绝经状态、体育锻炼和骨密度等。使用激素者应尽早开始骨质疏松的监测评估,及时启动骨质疏松的预防和抗骨质疏松治疗,包括适量补充钙剂和维生素 D,以及使用双膦酸盐等。

5. SLE 的生育管理　育龄期女性是 SLE 的主要发病人群,SLE 患者合并妊娠时发生母体和胎儿不良事件的概率高于普通人群,主要危险因素包括:SLE 病情活动/复发,尤其是活动性 LN、LN 病史和抗磷脂抗体阳性或合并 APS。但是,SLE 并非妊娠的绝对禁忌证,当患者病情稳定至少 6 个月,激素使用量为泼尼松 15mg/d(或相当剂量)以下,无重要脏器损害,停用可能致畸的药物至足够安全的时间后可考虑妊娠。

SLE 患者妊娠管理需要风湿科和产科多学科协作,患者在计划妊娠前需进行充分 SLE 疾病评估和正在使用药物的妊娠安全性(妊娠期安全的药物包括小剂量泼尼松、硫唑嘌呤、柳氮磺砒啶、羟氯喹、环孢素)评价,同时进行 aPL 检测(包括狼疮抗凝物、抗心磷脂抗体和抗 β_2 糖蛋白)和抗 Ro/SSA、抗 La/SSB 抗体检测。羟氯喹可以减少母婴并发症的发生,如无禁忌,建议在整个妊娠期间持续使用。

对于抗 aPL 阳性但不符合抗磷脂综合征的 SLE 患者,从计划妊娠开始使用小剂量阿司匹林(50~100mg/d)治疗并维持整个孕期,同时继续羟氯喹治疗;合并产科抗磷脂综合征的患者,加用 LMWH 治疗,LMWH 剂量和妊娠期维持时间应根据患者临床特征进行个体化处理。对于妊娠前或妊娠早期已确诊合并产科抗磷脂综合征的患者,妊娠期 aPL 抗体滴度变化不作为药物剂量调整或停药的依据。产褥期,根据患者血栓危险因素继续使用 6~12 周 LMWH 治疗。

抗 Ro/SSA 和/或抗 La/SSB 抗体阳性者,在孕期应密切检测胎儿超声心动图以筛查胎儿心脏传导阻滞情况。建议上述 SLE 患者在妊娠 16~24 周每 2 周监测 1 次胎儿超声心动图;若无异常,在 24 周后每 4 周监测 1 次胎儿超声心动图。如果发现胎儿心脏一、二度房室传导阻滞,可使用地塞米松(4mg/d)进行治疗直至终止妊娠,并建议 37 周时终止妊娠。

SLE 患者如果妊娠期出现疾病活动,应当积极控制病情,可考虑激素加量以及联合妊娠期安全的免疫抑制剂治疗。根据病情活动程度选择激素剂量,使用大剂量糖皮质激素的时间应尽量短,以控制病情为宜,并尽快将泼尼松的剂量减至 15mg/d 以下。如果病情需要加用免疫抑制剂,尤其是肾脏病变严重需要进行免疫抑制治疗时,可使用硫唑嘌呤、环孢素或他克莫司。若疾病活动无法得到控制,应当考虑终止妊娠。

执 笔:沈 南 丁慧华 刘 毅 赵 毅

审 校:曾小峰

撰写组成员:段利华 宋立军 刘 艺

5 狼疮肾炎诊疗规范

【诊疗要点】

- 狼疮肾炎(lupus nephritis,LN)的治疗推荐根据病理类型和病理活动性/慢性化程度制订个体化治疗方案。
- 增殖性 LN 的治疗采用激素联合吗替麦考酚酯(MMF)或环磷酰胺(CTX),若疗效不佳,考虑采用钙调神经蛋白抑制剂(CNI)或利妥昔单抗,也可用多靶点联合方案。
- LN 的维持治疗常采用小剂量激素联合 MMF 或硫唑嘌呤(AZA),往往需要长期维持治疗并注意防止复发。
- 目前倾向于减少激素在 LN 诱导缓解和维持治疗方案中剂量。

狼疮肾炎(lupus nephritis,LN)是系统性红斑狼疮(systemic lupus erythematosus,SLE)引起的肾脏损害。免疫复合物沉积于肾小球毛细血管袢,激活补体,引起免疫复合物性肾小球肾炎,可同时伴有足细胞、肾小管间质或肾血管病变。约 50% 的 SLE 患者有肾损害临床表现,但行肾活检的患者则超过 90% 有 LN 病理表现。LN 是我国引起终末期肾病(end-stage renal disease,ESRD)的常见原因之一。

一、临床表现

1. 肾脏表现　LN 临床表现多样,可表现为无症状性蛋白尿和/或血尿、肾炎综合征、肾病综合征,甚至新月体性肾小球肾炎。病变持续和复发还可导致慢性肾功能不全,甚至肾衰竭。患者可出现尿量异常(少尿或夜尿增多)、血尿、泡沫尿、水肿及高血压等症状。多数有镜下血尿;蛋白尿最常见,轻重不一。患者可有高血压,有肾血管病变时高血压更显著。

2. 肾外表现　详见"4　系统性红斑狼疮诊疗规范"相关内容。

二、辅助检查

1. 尿液检查　对 LN 筛查和评估非常重要。尿常规可见血尿、蛋白尿、白细胞尿(脓尿)

和管型尿。虽然 LN 活动时有白细胞尿,但女性尿液容易受阴道分泌物污染,白细胞尿不能很好反映肾小球病变情况。相差显微镜检查可见尿中有畸形红细胞,表明有肾小球肾炎。较大量蛋白尿(>1.0g/24h)也是肾小球损害的表现。24 小时尿蛋白定量虽是评估蛋白尿的"金标准",但较烦琐。单次随机尿液尿蛋白/肌酐比值(urine protein-creatinine ratio,UPCR)相当于 24 小时尿蛋白定量,评估尿蛋白定量更方便。

2. 肾功能检测　血清肌酐水平评估肾功能简单易行,但在肾小球滤过率(glomerular filtration rate,GFR)下降早期不敏感,血肌酐值高于正常实验室范围时,常常 GFR 已显著下降。估算 GFR 的方法较多,常用的有 Cockcroft-Gault 公式、肾脏疾病饮食改良简化公式(MDRD 公式)和慢性肾脏病流行病学合作研究公式(CKD-EPI 公式)。2012 年改善全球肾病预后(Kidney Disease:Improving Global Outcomes,KDIGO)指南推荐用 CKD-EPI 公式评估 GFR,特别是在 GFR 下降早期,而 Cockcroft-Gault 公式最简单易用(表 5-1)。

表 5-1　Cockcroft-Gault 公式

Cockcroft-Gault 公式	性别	eGFR 公式
	男	$\dfrac{(140-\text{年龄})\times\text{体重(kg)}}{72\times\text{血肌酐(mg/dl)}}$
	女	$\dfrac{(140-\text{年龄})\times\text{体重(kg)}}{85\times\text{血肌酐(mg/dl)}}$

3. 肾活检　肾脏病理对 LN 诊断、活动性评估、治疗选择以及预后判断有重要意义。初诊 LN 患者均推荐行肾活检,尤其是持续性蛋白尿≥1.0g/24h(或蛋白尿≥0.5g/24h 伴有血尿和/或管型尿)和/或不明原因的 GFR 下降时。对顽固性 LN(活动性 LN 接受初始免疫抑制治疗后肾损害加重或诱导缓解治疗 6 个月无效)、LN 复发并怀疑肾脏病理类型发生转换,或不能确定肾损害是活动性还是慢性病变所致时,还应考虑重复肾活检。

目前 LN 主要依据 2003 年国际肾脏病学会/肾脏病理学会工作组(ISN/RPS)建议进行病理分型(表 5-2)。2018 年 ISN/RPS 对 LN 病理分型和美国国立卫生研究所(NIH)肾组织活动性/慢性化评分系统作了部分修订,取消了 A、A/C、C 以及 G 和 S 等亚型的分类,直接用活动指数(AI)和慢性指数(CI)来表示病理活动性(表 5-3)。部分学者还建议考虑增加狼疮足细胞病和狼疮血栓微血管病(thrombotic microangiopathy,TMA)两个特殊病理亚型。肾小球沉积的免疫复合物中 IgG、IgM、IgA、C3 和 C1q 均存在,因此 LN 免疫荧光表现常被称为"满堂亮"。除肾小球外,肾小管间质和肾内血管也常受累,且与肾脏预后相关。

表 5-2　狼疮肾炎病理分型(ISN/RPS,2003)

病理分型		病理表现
Ⅰ型	系膜轻微病变性 LN	光镜下正常,免疫荧光见系膜区免疫复合物沉积
Ⅱ型	系膜增生性 LN	系膜区系膜细胞增生伴免疫复合物沉积
Ⅲ型	局灶性 LN	毛细血管内细胞增多,内皮下免疫复合物沉积,病变累及<50% 肾小球。(A)活动性病变;(A/C)活动性伴慢性病变;(C)慢性病变

续表

病理分型		病理表现
Ⅳ型	弥漫性 LN	毛细血管内细胞增多,内皮下免疫复合物沉积,病变累及>50% 肾小球。(S)节段性病变(累及<50% 肾小球毛细血管袢);(G)球性病变(累及 ≥50% 肾小球毛细血管袢)
Ⅴ型	膜性 LN	肾小球基底膜增厚,上皮下免疫复合物沉积,可以和Ⅲ型或Ⅳ型合并存在
Ⅵ型	硬化性 LN	≥90% 肾小球球性硬化

表 5-3　修订版 NIH 狼疮肾炎活动性 / 慢性化指数评分

病理改变	病变小球占总小球比例	积分
活动性指数		
毛细血管内细胞增多	<25% 为 1+,25%~50% 为 2+,>50% 为 3+	0~3
中性粒细胞浸润和 / 或核碎裂	同上	0~3
纤维素样坏死	同上	(0~3)×2
内皮下沉积物(包括透明样微栓塞)	同上	0~3
细胞性和 / 或纤维细胞性新月体	同上	(0~3)×2
间质炎症细胞浸润	同上(占皮质区间质比例)	0~3
总分		0~24
慢性化指数		
肾小球硬化(包括球性和节段)	<25% 为 1+,25%~50% 为 2+,>50% 为 3+	0~3
纤维性新月体	同上	0~3
肾小管萎缩	同上(占皮质区间质比例)	0~3
间质纤维化	同上(占皮质区间质比例)	0~3
总分		0~12

4. 其他　例如血清抗 dsDNA 抗体、补体检测。抗 dsDNA 抗体升高和补体下降(尤其是 C3 低下)常与 LN 活动性相关。抗磷脂抗体(aPL)、狼疮抗凝物(LA)、外周血涂片检测破碎红细胞及 ADAMTS13 活性的检测对于 TMA 诊断有一定帮助。

三、LN 诊断标准

根据美国风湿病学会(ACR)1997 年推荐的分类标准,LN 是指持续性蛋白尿(24 小时尿蛋白>0.5g,或尿蛋白>3+);或细胞管型包括红细胞、血红蛋白、颗粒、肾小管上皮细胞管型或混合管型。2012 年 ACR 关于 LN 的筛查、诊断和治疗指南对 LN 的定义做出相应修改:①单次尿蛋白 / 肌酐比值>0.5 可代替 24 小时尿蛋白定量;②活动性尿沉渣(排除感染情况下尿红细胞>5 个 /HP 或尿白细胞>5 个 /HP,或红细胞管型,或白细胞管型)取代细胞管型;③肾活检显示符合 LN 病理改变的免疫复合物性肾小球肾炎。其中,③是 LN 最可靠的诊断标准。

四、治疗方案及原则

LN 治疗包括诱导缓解和维持治疗两个阶段,治疗目标是减少蛋白尿、保护或改善肾功能。2019 年 EULAR/ERA-EDTA 的 LN 治疗指南提出,治疗目标为开始治疗 3 个月内蛋白尿至少减少 25%,6 个月时减少 50% 以上,12 个月时 UPCR 在 0.5~0.7 以下(完全缓解)。基线蛋白尿在肾病综合征范围者适当放松,可能需要额外多 6~12 个月才达到完全缓解。缓解后的维持治疗应至少 3 年。

(一)基础治疗

糖皮质激素(下文简称激素)和羟氯喹为治疗 LN 的基础用药。

1. 糖皮质激素   激素用法和剂量尚无统一意见,应根据肾损害类型、活动性、严重程度和其他脏器损害情况个体化应用,常用泼尼松 0.5~1.0mg/(kg·d)、口服,根据病情用 4~6 周开始减量,每 1~2 周减量 10% 至最低维持量(≤7.5mg/d)维持治疗。先前 2012 年 ACR 的 LN 治疗指南推荐静脉使用甲泼尼龙 0.5~1.0g/d,共 3 天后,用 0.5~1.0mg/(kg·d)的泼尼松口服。2019 年 EULAR/ERA-EDTA 的 LN 肾炎治疗指南推荐,前 3 天根据病情静脉使用甲泼尼龙,总量为 500~2 500mg,接着用 0.3~0.5mg/(kg·d)的泼尼松口服 4 周,3~6 个月把激素减量至 ≤7.5mg/d。根据 ALMS 研究的经验,可不用大量静脉注射甲泼尼龙,直接用泼尼松 1mg/(kg·d)(≤60mg/d)口服诱导缓解。几个前瞻对照研究表明,0.5~1.0mg/(kg·d)剂量范围的泼尼松可较好诱导 LN 缓解,因此,诱导缓解的激素剂量有下降趋势。

2. 羟氯喹   一般剂量不超过 5mg/(kg·d),分 1~2 次口服。羟氯喹(hydroxychloroquine,HCQ)安全性较高,主要不良反应是视网膜毒性,应注意监测。

(二)免疫抑制剂

免疫抑制剂的选择主要根据肾脏病理类型和病变活动性结合肾外病变来选择。常用的免疫抑制剂有吗替麦考酚酯(mycophenolate mofitil,MMF),麦考酚钠(疗效与 MMF 相当),环磷酰胺(cyclophosphamide,CTX),硫唑嘌呤(azathioprine,AZA),钙调神经蛋白抑制剂(calcineurin inhibitors,CNI)包括环孢素(cyclosporin A,CsA)和他克莫司(tacrolimus,Tac)。

1. Ⅰ型和Ⅱ型 LN   蛋白尿不显著的Ⅰ和Ⅱ型 LN,激素和免疫抑制剂使用根据其他器官损害情况而定。尿蛋白>0.5g/24h 者用激素或合用激素联合免疫抑制(例如 MMF 或 AZA)治疗。尿蛋白>3.0g/24h,按狼疮足细胞病治疗。

2. 增生性 LN   对于Ⅲ±Ⅴ型和Ⅳ±Ⅴ型 LN 采用激素加 MMF 或激素加 CTX 诱导缓解。2012 年 ACR 和 2019 年 EULAR/EDTA 关于 LN 的治疗指南中推荐 MMF 2.0~3.0g/d,亚洲人群推荐剂量为不超过 2.0g/d。可根据患者耐受性调整剂量,有条件者还可以根据麦考酚酸(mycophenolic acid,MPA)血药浓度调整剂量。CTX 可用美国 NIH 研究的大剂量或欧洲 Euro-lupus 研究小剂量两种方案,NIH 方案 CTX 累积剂量较大,适用于有高风险肾衰竭(GFR 急剧下降、新月体或纤维素样坏死或严重间质性炎症)的 LN 患者,用法为 CTX 0.75g/m²(0.5~1g/m²),静脉注射,每月 1 次,用 6~8 次。欧洲方案剂量较小,0.5g 静脉注射,每 2 周 1 次,共用 6 次,累积剂量较小,治疗时间短(3 个月),3 个月达到完全缓解的比例并不高。CTX 不良反应主要有骨髓、性腺抑制、脱发、肝损害等。有生育要求者,优先选择 MMF 方案。使用上述诱导方案无应答或难治性病例,排除依从性和药物代谢等因素后,可尝试转换诱导方案(即 CTX 和 MMF 互换)。其他替代方案还包括多靶点联合方案和利妥昔单抗治疗。多靶点治疗方案尤其适用于肾病综合征范围蛋白尿(蛋白尿 ≥ 3.5g/24h)患者,由激素、MMF 和 Tac 组成,其中 MMF 常用剂量为 1.0g/d,Tac 因药代动力学个体差异较大,最好根据血药浓度来调整剂量,将谷浓度维持在 5~8μg/L,开始剂量在 2~4mg/d。利妥昔单抗治疗常用方案为每次 375mg/m^2,每周 1 次,连用 4 周;或每次 1 000mg,间隔 2 周,共用 2 次。

维持治疗采用 MMF 或 AZA,前者疗效稍优。MMF 常用维持剂量为 1.0~1.5g/d。主要不良反应是增加感染机会和胃肠道反应,如腹痛或腹泻。AZA 起始剂量为 1.0mg/(kg·d),根据病情和耐受性调节剂量,常用维持剂量为 1.5~2.0mg/(kg·d)。AZA 在妊娠时可用,主要不良反应包括骨髓抑制、肝损害、胃肠道反应等,需要定期尤其是开始使用时监测血常规和肝功能。AZA 代谢缺陷可引起严重骨髓抑制,有条件可行药物代谢监测,如核苷酸双磷酸连接阈 X 型模式 15(NUDT15)酶基因检测。多靶点方案和 CNI 亦可用于维持治疗,并根据病情酌情减少药物剂量。目前趋势是尽量用更低剂量的激素(泼尼松 2.5~5.0mg/d)来维持治疗。完全缓解后维持治疗持续最少 3 年。后可尝试逐渐减停药,一般先停激素,后停免疫抑制剂,羟氯喹可长期使用。羟氯喹应注意根据肾功能情况调整剂量。

3. V 型 LN 首选血管紧张素转换酶抑制剂(ACEI)/血管紧张素受体阻滞剂(ARB)类药物降尿蛋白治疗。出现肾病综合征范围蛋白尿在使用足量 ACEI 或 ARB 治疗 3 个月尿蛋白仍>1.0g/24h 时加用免疫抑制剂治疗。常用的诱导方案包括激素加 MMF、CNI 或 CTX,也可以考虑单用 CNI。疗效不佳时,也可采用多靶点治疗或利妥昔单抗治疗。维持治疗同增生性 LN。

4. 狼疮足细胞病 足细胞病以足细胞足突广泛融合为特征,伴或不伴系膜细胞或基质增生,除肾小球系膜区免疫复合物沉积外,内皮下和上皮侧均无免疫复合物。表现为肾病综合征,可伴有急性肾损伤。目前狼疮足细胞病是否作为一个独立的亚型尚有争议。一般认为对激素敏感,但容易复发。对于激素无效、复发或病理改变类似原发性局灶节段肾小球硬化者,可考虑加用 CNI;也有报道用利妥昔单抗。

5. 狼疮 TMA 有些 LN 同时有 TMA 样病变,往往提示肾脏预后不良,需早期识别和治疗。LN 伴 TMA 的免疫抑制方案根据 LN 病理类型和肾损害程度选择,肾损害严重者优先选择静脉 CTX 作为初始治疗。除激素和免疫抑制剂治疗外,出现肾功能进行性下降或严重肾功能不全时需肾脏替代治疗,还应考虑联合血浆置换。部分患者 ADAMTS13 活性降低,出现血栓性血小板减少性紫癜(thrombotic thrombocytopenic purpura,TTP)表现,应尽早行血浆置换。针对 TMA 不同病因,还可选用利妥昔单抗、卡普赛珠单抗(抗 vWF 因子单抗)或依库珠单抗(抗 C5 单抗)治疗。

(三)其他治疗

具体包括:尿蛋白>0.5g/24h 的 LN 患者均应使用 ACEI/ARB 类药物;严格控制血压,血压应控制<130/80mmHg;根据血脂和冠状动脉风险评估使用他汀类药物;使用骨保护剂(钙剂、维生素 D$_3$ 和抗骨吸收剂等);按需接种灭活疫苗;抗磷脂抗体阳性患者可酌情使用小剂量阿司匹林;血清白蛋白<20g/L 的肾病综合征患者血栓风险比较高,可考虑抗凝治疗;贝

利木单抗作为常规治疗基础上的附加治疗,有助于激素减量和控制肾外狼疮活动,最近有前瞻性对照研究表明加用贝利木单抗可提高 LN 诱导缓解的成功率,减少复发。

(四) ESRD 治疗

严重肾功能不全需行肾脏替代治疗,此时免疫抑制方案取决于肾外病变。肾移植较其他肾脏替代治疗长期预后更好,应在肾外病变停止活动 6 个月以上尽早进行。抗磷脂抗体增加移植肾内血管事件的风险,移植准备期间应注意监测。

(五) LN 与妊娠

无狼疮活动、尿蛋白正常、GFR>50ml/min 并且停用妊娠禁忌药物(如 MMF、CTX、LEF、MTX 等)6 个月以上,可考虑妊娠。妊娠期间可用小剂量激素和羟氯喹维持。复发风险高的患者可联用 AZA 或 CNI。抗磷脂抗体阳性或有 APS 病史的患者,妊娠期间应使用阿司匹林和 / 或低分子量肝素预防不良妊娠和防止血栓形成。

五、疗效评估

目前临床研究普遍采用的疗效评估标准为: 完全缓解指尿蛋白正常(尿蛋白定量<0.5g/24h 或 UPCR<500mg/g),无活动性尿沉渣,血清白蛋白 ≥35g/L,血肌酐正常或升高不超过基线值的 10%。部分缓解指尿蛋白较基线值下降超过 50% 且尿蛋白定量<3.0g/24h,血清白蛋白>30g/L,血肌酐升高不超过基线值的 10%。治疗无反应指治疗后未达到完全缓解或部分缓解。

六、预后

近年来随着 LN 治疗方案改进和个体化,LN 治疗缓解率显著提高,我国 LN 的 10 年肾存活率为 81%~98%,但 LN 复发率仍较高(33%~40%),导致肾脏慢性损伤甚至进展至ESRD。治疗相关的合并症例如感染、糖尿病、股骨头坏死和卵巢功能衰竭等也是导致 SLE患者生活质量下降的重要原因。

执　笔:张　辉　王　双
审　校:杨念生
撰写组成员:鲁　静　曹　恒　杜　戎

6 风湿病靶向药物使用规范

【诊疗要点】

- 按照生物制剂作用的靶细胞或分子,生物制剂可以分为:①细胞因子拮抗剂,如肿瘤坏死因子拮抗剂、白介素 1 拮抗剂、白介素 6 拮抗剂、白介素 17 拮抗剂、干扰素 α 拮抗剂等;②T 细胞调节剂;③B 细胞调节剂;④T、B 细胞调节剂;⑤非中和性抗体。
- 目前发现 JAK 有 4 个家族成员,分别为 JAK1、JAK2、TYK2、JAK3。前三者广泛存在于各种组织和细胞内,而 JAK3 仅存在于骨髓和淋巴系统。
- 生物制剂和小分子靶向药物使用前需做好感染如结核、肝炎等和肿瘤的筛查,用药期间也需注意随访药物可能出现的不良反应,以保证持续用药的安全性。

近年来,随着对免疫系统特定成分(包括细胞和分子)功能的研究和对风湿病免疫机制的研究深入,以及生物制药技术的迅猛发展,生物制剂及小分子靶向药物的发展进入了黄金期。靶向药物是选择性的以参与免疫反应或炎症过程的分子、激酶或受体为靶目标的单克隆抗体或天然抑制分子的重组产物以及小分子靶向化合物。1998 年靶向药物开始应用于风湿病,昭示风湿病的治疗进入了靶向治疗时代。近二十年来,靶向治疗在以类风湿关节炎(rheumatoid arthritis,RA)、强直性脊柱炎(ankylosing spondylitis,AS)、系统性红斑狼疮(systemic lupus erythematosus,SLE)为代表的风湿病中的应用取得了重大突破,在风湿病治疗进展中具有重大的里程碑意义。

按照生物制剂作用的靶细胞或分子,生物制剂可以分为以下几类:①细胞因子拮抗剂,这类药物的代表性产品有:肿瘤坏死因子拮抗剂,如依那西普(entanercept)、英夫利西单抗(infliximab)、阿达木单抗(adalimumab)、戈利木单抗(golimumab)和培塞利珠单抗(cetolizumab);白介素 1 拮抗剂,如阿那白滞素(anakinra)和列洛西普(rilonacept);白介素 6 拮抗剂,如托珠单抗(tocilizumab);白介素 17 拮抗剂,如司库奇尤单抗(secukinumab)、依奇珠单抗(ixekizumab)、布罗利尤单抗(brodalumab);其他,如白介素 15、23 的拮抗剂;干扰素 α 拮抗剂,如西伐单抗(sifalimumab)及隆利组单抗(rontalizumab)。②T 细胞调节剂,如阿巴西普(abatacept)和阿法西普(alefacept);Th17 细胞调节剂,如曲利单抗(tregalizumab)。③B 细胞调节剂,如利妥昔单抗(rituximab)、贝利尤单抗(belimumab)和泰它西普(telitacicept)。④T、B 细胞调节剂,如阿仑单抗(alemtuzumab)。⑤非中和性抗体,如那他珠单抗(natalizumab)。而小分子药物中,最成功的是 Janus 激酶(JAK)抑制剂。中华医学会风湿病学分会就目前取得中国国家药品监督管理局批准应用的风湿病靶向药物进行介绍,旨在为临床医师规范使用提供参考。

一、细胞因子拮抗剂

现有的研究已经表明,在风湿免疫病患者血清、滑膜、肌腱韧带附着点中,关键的致炎因子如肿瘤坏死因子 α(tumor necrosis factor-α,TNF-α)、白介素 1(interleukin 1,IL-1)、白介素 6(interleukin 6,IL-6)、白介素 17(interleukin 17,IL-17)等表达升高。目前,对 RA 及其他风湿免疫病采用这些关键炎症介质的拮抗治疗,均已获得显著疗效。

(一)肿瘤坏死因子拮抗剂

现有的研究已证实,TNF-α 在 RA 及其他炎症性疾病的发病机制中起重要作用。TNF-α 可由多种细胞产生,其与受体结合后启动多条信号通路参与风湿免疫病的发病。TNF-α 介导多种炎症反应的重要作用为以其为靶点治疗风湿免疫病提供了理论依据。TNF-α 拮抗剂通过多种机制发挥临床疗效,包括下调局部和全身性促炎细胞因子、减少淋巴细胞活化及其向关节部位的迁移等。目前,临床有 5 种常用的 TNF-α 拮抗剂。

1. 英夫利西单抗(infliximab) 英夫利西单抗是一种人鼠嵌合型抗 TNF-α 单克隆抗体,由人 IgGIκ 的恒定区偶联高亲和力鼠抗人 TNF-α 的可变区组成。这种结构的组成 70% 来源于人。英夫利西单抗可以迅速与人类可溶性或膜形式的 TNF-α 形成稳定的复合物,并终止 TNF-α 的生物活性及信号。

英夫利西单抗适用于 RA、成人及 6 岁以上儿童克罗恩病(Crohn disease,CD)、瘘管性CD、AS、银屑病(psoriasis,Ps)以及成人溃疡性结肠炎(ulcerative colitis,UC)。

对于中重度活动性 RA 患者,可以与甲氨蝶呤(methotrexate,MTX)联用减轻疾病症状和体征,改善身体功能,预防患者残疾。首次静脉注射推荐剂量为 3mg/kg,其后于第 2 周和第 6 周再次给药,以后每隔 8 周给药 1 次。部分 RA 患者亦可以英夫利西单抗与其他改善病情的抗风湿药(disease-modifying antirheumatic drugs,DMARDs)联用,或单药治疗。对于疗效不佳的 RA 患者,英夫利昔单抗的剂量可增至 10mg/kg,和 / 或给药间隔调整至每 4 周1 次。

对于 AS 患者,首次推荐剂量为 5mg/kg,其后于第 2 周和第 6 周再次给药,以后每隔 6周予 1 次相同剂量。

斑块型银屑病、成人中重度活动性 CD、瘘管性 CD 及成人 UC 首次给予英夫利昔单抗5mg/kg,其后于第 2 周和第 6 周及以后每隔 8 周各给予 1 次相同剂量。

英夫利西单抗应用前,可以根据医师判断,予患者如抗组胺药物、氢化可的松和 / 或对乙酰氨基酚预处理,同时降低输注速度,以减少输液相关反应的风险,特别是对既往曾发生过输液相关反应的患者更应慎重。

2. 依那西普(etanercept)/注射用重组人 Ⅱ 型肿瘤坏死因子受体 - 抗体融合蛋白 依那西普是一种可溶性 p75-TNF-R/Fc 二聚体融合结构,其 TNF-R 域与 TNF-α 三聚体 3 个受体结合位点中的 2 个结合,从而阻断 TNF-α 和 TNF-R 的相互作用。目前国内也有生物类似药注射用重组人 II 型 TNF 受体 - 抗体融合蛋白,已广泛应用于临床。

依那西普或重组人 II 型 TNF 受体 - 抗体融合蛋白适用于 RA 和 AS。中至重度活动性 RA 的成年患者对包括 MTX 在内的 DMARDs 无效时,可将依那西普与 MTX 联用以控制病情。依那西普经皮下注射给药,在 RA、AS 患者中的推荐剂量为 25mg、每周 2 次(间隔 72~96 小时),或 50mg、每周 1 次。老年患者(≥ 65 岁)无须进行剂量调整。皮下注射可以注射在大腿、腹部和上臂,每次与前次注射部位不同,至少相距 3cm,禁止注射于皮肤柔嫩、瘀伤、发红或发硬部位。

3. 阿达木单抗(adalimumab) 阿达木单抗是通过抗体库技术克隆产生的人源化 IgG1κ 抗 TNF 单克隆抗体。它通过与可溶性和跨膜 TNF-α 高亲和性结合,阻止 TNF-α 与其受体结合,达到中和 TNF-α 生物活性的目的。

阿达木单抗适用于 RA、AS、Ps、CD、葡萄膜炎(uveitis)、多关节型幼年特发性关节炎(polyarticular juvenile idiopathic arthritis,pJIA)(2 岁及 2 岁以上)以及儿童斑块状银屑病(plaque psoriasis,PSO)(4 岁及 4 岁以上)。在 RA 方面,阿达木单抗用于对 DMARDs 包括 MTX 疗效不佳的成年中重度活动性 RA 患者,与 MTX 联用,可以减缓患者关节损伤,改善身体功能。阿达木单抗对于 CD 的治疗,主要用于充足糖皮质激素和 / 或免疫抑制治疗不充分、不耐受或禁忌的中重度活动性 CD 成年患者。阿达木单抗还适用于对糖皮质激素应答不充分、需减少使用糖皮质激素或不适合进行糖皮质激素治疗的成年非感染性中间葡萄膜炎、后葡萄膜炎和全葡萄膜炎患者。

在 RA、AS 患者中的推荐剂量为 40mg、皮下注射,每 2 周 1 次。在 RA 单一药物治疗时,如某些患者出现疗效下降,可提高给药频率为每周 1 次。对于银屑病、葡萄膜炎成年患者,建议首次皮下注射 80mg,其后 1 周开始每 2 周皮下注射 40mg。中重度活动性 CD 成年患者,推荐第 0 周 160mg,其后的第 2 周为 80mg,诱导治疗后,每 2 周 1 次 40mg 皮下注射。老年患者无须进行剂量调整。

4. 戈利木单抗(golimumab) 戈利木单抗是一种人源化抗 TNF-α 单克隆抗体,是采用基因工程技术,用人源化的 TNF-α 免疫小鼠,生成人源化的可变区和恒定区组成的抗体。戈利木单抗适用于 RA 和 AS,皮下注射给药,每次 50mg,每月 1 次。RA 的治疗应戈利木单抗与 MTX 联合使用。

5. 培塞利珠单抗(certolizumab) 培塞利珠单抗是一种重组的 Fab 片段,与相对分子质量为 40 000 的聚乙二醇结合的人源化抗 TNF-α 单克隆抗体。鉴于这种结构,培塞利珠单抗不具备完全单克隆抗体才有的 Fc 介导的激活补体依赖性或抗体依赖的细胞毒作用。培塞利珠单抗可与血清和组织中的 TNF-α 结合,导致其失活和降解。培塞利珠单抗与 MTX 合用,可治疗对 DMARDs(包括 MTX)疗效不佳的中重度活动性 RA 成年患者。培塞利珠单抗的推荐剂量在首次、第 2 周、第 4 周为 400mg,以后每 2 周 1 次 200mg 皮下注射。

TNF-α 不仅在风湿免疫病的发病机制中起关键作用,同时也是正常免疫平衡所不可或缺的,故上述药物使用时仍需考虑安全因素。不同种类的 TNF-α 拮抗剂,其注射部位反应、输液反应以及免疫原性和结局不同,潜在感染和肿瘤发病的增加,诱导自身免疫性疾病,引起脱髓鞘疾病、骨髓抑制,甚至引起充血性心力衰竭等,均是相关性不良事件。英夫利西单抗会引起输液反应,主要表现为头痛、恶心,通常是短暂性的。皮下注射部位出现局部注射反应是依那西普、注射用重组人Ⅱ型TNF受体-抗体融合蛋白、阿达木单抗、戈利木单抗和培塞利珠单抗最常见的不良反应，但这些不良反应很少导致治疗中断。TNF-α拮抗剂会诱导相应抗体产生，应用依那西普治疗者中约有3%的患者产生药物相关抗体，应用3mg/kg英夫利西单抗治疗的患者中，21%的患者产生抗体，应用阿达木单抗、戈利木单抗和培塞利珠单抗治疗者中，有4%~12%的患者产生相应抗体，这些药物与MTX联用时，产生抗体的概率降至1%。TNF-α拮抗剂可使感染和严重感染的风险提高，但其他因素如病情严重性、应用其他药物（如糖皮质激素）及合并症的存在也有关。机会感染，特别是播散型结核分枝杆菌感染，与使用TNF-α拮抗剂有关，治疗前进行结核潜伏感染的筛查，可显著降低用药后结核的发生率。TNF-α拮抗剂在理论上会影响宿主对恶性肿瘤的防御，但迄今为止，在临床试验和长期临床应用中，恶性肿瘤整体发生率与正常人群相似。

（二）白介素6拮抗剂

IL-6是一种小型多肽，由多种细胞分泌，包括单核细胞、T淋巴细胞、B淋巴细胞和成纤维细胞。IL-6在免疫系统的炎症反应过程中起重要作用，包括激活辅助性T细胞17（T helper cell 17，Th17）的生成，对B细胞和破骨细胞的活化和分化有重要作用等。这些功能使得阻断IL-6成为治疗RA及其他自身免疫性疾病的一种生物靶向治疗方法。

托珠单抗（tocilizumab）是一种重组人源化的抗IL-6的IgG1单克隆抗体。在我国，批准用于RA、全身型幼年特发性关节炎（systemic onset juvenile idiopathic arthritis，SoJIA）以及细胞因子释放综合征（cytokine release syndrome，CRS）。在SoJIA方面，用于治疗此前经非甾体抗炎药（non-steroidal antiinflammatory drugs，NSAIDs）和糖皮质激素治疗应答不足的2岁及以上儿童，可作为单药治疗（对MTX不耐受或不宜接受MTX治疗）或与MTX联合使用。同时，托珠单抗主要用于治疗成年和2岁及以上儿童患者由嵌合抗原受体（chimeric antigen receptor，CAR）T细胞引起的重度或危及生命的CRS。

托珠单抗用于RA推荐的起始剂量为8mg/kg，每4周静脉滴注1次，可与MTX或其他DMARDs联用。若出现肝酶异常、中性粒细胞计数降低、血小板计数降低时，可将托珠单抗的剂量减至4mg/kg。用于SoJIA时，推荐每2周静脉滴注1次，患者体重<30kg，按照12mg/kg给药；若体重≥30kg，按照8mg/kg给药。用于CRS患者时，若首次给药后未出现临床改善，最多可再给予3次托珠单抗，连续给药的时间间隔不得少于8小时。对于体重≥30kg的患者，治疗CRS的推荐剂量为8mg/kg；对于体重<30kg的患者，推荐剂量为12mg/kg。

许多安全性问题与阻断主要的调节性细胞因子有关，比如托珠单抗治疗过程中的不良反应可归纳为一般的免疫调节作用（如感染和严重感染）、IL-6相关反应（如肝酶升高、血脂异常、中性粒细胞减少、血小板计数减低、恶性肿瘤、脱髓鞘改变、胃肠道穿孔等）、药物相关反应（如输液反应）。其中，感染的发生率与其他生物制剂相似，氨基转移酶出现暂时性升高并不意味着肝功能降低或严重不良事件，血脂水平升高也并未增加心血管事件。

（三）白介素17拮抗剂

IL-17是一种参与正常炎症和免疫反应的天然细胞因子，其包括A~F 6个亚基，其中，现有研究已经明确IL-17A在PSO、银屑病关节炎（psoriatic arthritis，PsA）和AS的发病机制中具有关键作用。在上述疾病患者血液中及 PSO 患者的受累皮肤中,已经发现产生 IL-17A 的淋巴细胞和固有免疫细胞数量增加,以及 IL-17A 水平升高。与 PSO 患者的非病损皮肤相比,病损皮肤内的 IL-17A 表达高度上调。而且,在 PsA 患者的滑液中检测到更多数量的 IL-17 生成细胞。在 AS 患者小关节的软骨下骨髓中,IL-17 生成细胞的数量也显著增多。IL-17A 还会促进组织炎症、中性粒细胞浸润、骨和组织破坏,以及包括血管生成和纤维化在内的组织重塑等;因此,拮抗 IL-17A 可以实现对于风湿免疫病的治疗和缓解。

1. 司库奇尤单抗(secukinumab) 司库奇尤单抗是一种全人源 IgG1 单克隆抗体,能够选择性结合 IL-17A,并抑制其与 IL-17 受体的相互作用,减少 IL-17A 介导的对自身免疫和炎性疾病的作用的影响,俗称"苏金单抗"。

司库奇尤单抗在中国获批的适应证包括:符合系统治疗或光疗指征的中度至重度 PSO 的成年患者,以及常规治疗效果欠佳的 AS 的成年患者。治疗 AS 的推荐剂量为每次 150mg,在第 0、1、2、3 和 4 周皮下注射初始给药,随后维持该剂量每 4 周给药 1 次。而治疗银屑病的推荐剂量为每次 300mg;同时,对于体重低于 60kg 的银屑病患者,给药剂量可以考虑 150mg。

多项临床研究和真实世界数据均显示,司库奇尤单抗具有良好的安全性,注射部位反应发生率低,5 年期间抗药物抗体发生率及炎症性肠病发生率均小于 1%。有增加感染的风险,最常见是上呼吸道感染(如鼻咽炎、鼻炎),但一般多为轻中度。

2. 依奇珠单抗(ixekizumab) 依奇珠单抗是由中国仓鼠卵巢细胞(简称"CHO 细胞")生产的重组人源化单克隆抗体,保留了 1.8% 的鼠源,即保留来自鼠源的捕捉抗原功能必须的 6 个 CDR 环,从而达到比较强效的亲和力,可以高亲和力、特异性结合 IL-17A/A 和 IL-17A/F,阻断 IL-17A 在疾病中的异常表达。

依奇珠单抗适用于治疗中重度 PSO 成年患者。推荐剂量为在第 0 周皮下注射 160mg,之后分别在第 2、4、6、8、10 和 12 周各注射 80mg,然后维持剂量为每 4 周 1 次 80mg 皮下注射。65 岁以上(包括 65 岁)老年患者无须调整剂量。

前期研究显示,依奇珠单抗长期用药安全性良好,最常见的不良反应是注射部位反应和上呼吸道感染(鼻咽炎最为常见)。

二、针对细胞途径的单克隆抗体

(一) 抑制 B 细胞途径的单克隆抗体

B 细胞来源于骨髓干细胞,并获得具有独特可变区的抗体受体。在从骨髓腔经血液迁移至淋巴组织的滤泡生发中心及记忆区的过程中,B 细胞经过一系列成熟和活化步骤,最终成为成熟的浆细胞回到骨髓。在风湿免疫病中,B 细胞会产生针对自身抗原的病理性自身抗体,参与疾病的致病机制。在 20 世纪 90 年代后期,Edwards 等就提出 B 细胞消耗策略用以移除这些自身免疫性 B 细胞克隆并阻断抗体产生。

1. 贝利尤单抗(belimumab) B 细胞活化因子(B cell activation factor,BAF)〔又称"B 淋巴细胞刺激因子"(BLyS)〕和增殖诱导配体(a proliferation-inducing ligand,APRIL)在调节 B 细胞成熟、增殖、功能和存活等方面发挥重要作用。BLyS 与 3 种不同的 B 细胞受体结合,即跨膜激活物、钙调节物、亲环蛋白配体相互作用物(transmembrane activator and calcium modulator and cyclophilin ligand interactor,TACI)、B 细胞成熟抗原(B cell maturation antigen,BCMA)和 BAF 受体,而 APRIL 通过 TACI 和 BCMA 两条途径起作用。贝利尤单抗(belimumab)是首个作用于 BLyS 的一种重组的完全人源化 IgG2λ 单克隆抗体,可与可溶性 BLyS 高亲和力结合并抑制其活性。与常规治疗联合,适用于在常规治疗基础上仍具有高疾病活动(例如抗 ds-DNA 抗体阳性及低补体、SELENA-SLEDAI 评分 ≥ 8 分)的活动性、自身抗体阳性的 SLE 成年患者及 5 岁以上儿童。

贝利尤单抗通过静脉注射给药,推荐的给药方案为 10mg/kg,前 3 次每 2 周给药 1 次,随后每 4 周给药 1 次。应持续评估患者的病情,如果治疗 6 个月后疾病控制无改善,要考虑终止该药物治疗。因为没有充足的循证医学依据,目前不推荐在重度活动性中枢神经系统狼疮、重度活动性狼疮肾炎、HIV、乙型肝炎病毒或丙型肝炎病毒感染、低丙球蛋白血症(IgG<4 000mg/L)或 IgA 缺乏(IgA<100mg/L)以及重要器官移植或造血干细胞 / 细胞 / 骨髓移植或肾移植史中使用。长期随访数据显示,贝利尤单抗耐受性良好,最常见的不良反应为病毒性上呼吸道感染、支气管炎和腹泻,未明显增加严重感染的风险,但临床可发生输注反应,因此对该活性物质过敏者禁用。

2. 泰它西普(telitacicept) 泰它西普为融合蛋白类药物,是重组人 B 细胞 TACI 胞外区融合 IgG1 Fc,泰它西普同时靶向 BLyS 和 APRIL。BLyS 和 APRIL 是 B 淋巴细胞分化成熟的关键因子,其过度表达是 SLE 等多种 B 淋巴细胞相关的自身免疫疾病的重要原因,抑制 BLyS/APRIL 可以有效地降低机体免疫反应,达到治疗的目的。泰它西普与常规治疗联合,适用于在常规治疗基础上仍具有高疾病活动(例如抗 ds-DNA 抗体阳性及低补体、SELENA-SLEDAI 评分 ≥ 8 分)、自身抗体阳性的 SLE 成年患者。

泰它西普为皮下给药,注射部位为腹部,推荐剂量为 160mg/ 次,每周 1 次。若需减量,可将给药剂量下调为 80mg/ 次。轻中度肾功能损害患者无须调整剂量,目前尚无重度肾功能损害及肝功能损害患者数据,因此不推荐重度肾损害和肝损害患者使用泰它西普。若在使用中出现以下情况,建议及时停药观察:谷丙转氨酶(ALT)≥ 3 倍正常参考值上限且胆红素 ≥ 2 倍正常参考值上限;ALT ≥ 8 倍正常参考值上限;ALT ≥ 5 倍正常参考值上限且 <8 倍正常参考值上限,持续时间 ≥ 2 周;ALT ≥ 3 倍正常参考值上限,如果伴有肝炎或过敏反应症状的出现或加重,如乏力、恶心、呕吐、上腹痛、发热、皮疹或嗜酸性粒细胞增多等;严重感染;连续 2 次中性粒细胞计数 <1 000/mm^3;连续 2 次血小板计数 <50 000/mm^3;连续 2 次血红蛋白 ≤80g/L。基于既往的临床试验,泰它西普发生率 ≥5% 的不良反应是上呼吸道感染、泌尿系感染、注射部位反应、带状疱疹、支气管炎、球蛋白降低、腹泻和咳嗽。因尚未开展相应的临床研究,截至目前,泰它西普不推荐用于以下情况,包括重度活动性中枢神经系统狼疮(规范)、重度活动性狼疮肾炎、人类免疫缺陷病毒、乙型肝炎病毒或丙型肝炎病毒感染、低丙种球蛋白血症(IgG<4 000mg/L)或 IgA 缺乏(IgA<100mg/L)、重要器官移植或造血干细胞 / 细胞 / 骨髓移植或肾移植史。

3. 利妥昔单抗(rituximab) 利妥昔单抗是一种人鼠嵌合型单克隆抗体,它可以特异地与 B 淋巴细胞表面的 CD20 抗原结合,从而诱导 B 淋巴细胞的凋亡,导致 B 细胞失去分泌抗体的能力,从而达到对于 B 淋巴细胞活化类疾病如 SLE 的治疗。在《2020 中国系统性红斑狼疮诊疗指南》推荐意见 8.6 中指出,对出现血小板减少症或自身免疫性溶血性贫血的患者,建议使用激素或静脉注射免疫球蛋白治疗,治疗效果不佳者可加用免疫抑制剂治疗;上述治疗均无效者,或出现危及生命的血液系统受累者,可考虑使用利妥昔单抗治疗。

利妥昔单抗治疗难治性重症 SLE 的推荐剂量为 375mg/m², 每周 1 次, 共 4 周;或 1 000mg,2 周后重复 1 次。血栓性血小板减少性紫癜、坏死性肉芽肿性血管炎和显微镜下多血管炎的推荐剂量均为 375mg/m², 每周 1 次, 共 4 周。每次静脉滴注前应预先使用解热镇痛药物和 / 或抗组胺药,还应预先使用糖皮质激素,尤其是所使用的治疗方案不包括糖皮质激素,以降低输液反应的发生频率及严重程度。常见的不良反应主要是感染(如细菌、病毒感染等)、中性粒细胞减少、白细胞减少、血管性水肿、恶心、皮肤瘙痒或皮疹、IgG 水平降低等。要注意监测治疗中可能出现的致命性输液反应、严重的皮肤黏膜反应、乙型肝炎病毒再激活和进行性多灶性白质脑病。

(二)抑制 T 细胞途径的单克隆抗体

T 细胞活化是 RA 发病机制中的关键机制,而成功活化 T 细胞需要多种信号。一种信号来自抗原与抗原提呈细胞表面主要组织相容性复合体(major histocompatibility complex, MHC)分子结合后所提呈给特异的 T 细胞受体(T cell receptor,TCR)的过程中。如果缺少进一步的信号刺激,T 细胞将不会反应并通过凋亡被清除。抗原提呈细胞上的 B7 家族成员 (CD80 或 CD86)与 T 细胞上的 CD28 之间的相互作用提供了重要的共刺激信号。共刺激是诱导适应性免疫反应的重要步骤。T 细胞活化后会表达细胞毒性 T 淋巴细胞相关蛋白 4 (cytotoxic T-lymphocyte-associated protein 4,CTLA-4),干扰 B7-CD28 相互作用,使 T 细胞恢复静止状态。

阿巴西普(abatacept)是一种全人源化的融合蛋白,是由人源 CTLA-4 细胞外功能区与经过修饰的人源 IgG1 Fc 片段(铰链区 -CH₂-CH₃ 结构域)组成。阿巴西普是选择性 T 细胞共刺激调节剂,通过与抗原提呈细胞表面 CD80 和 CD86 结合,阻止这些分子与其配体即 T 细胞表面的 CD28 结合,抑制 T 细胞的有效活化。该药与 MTX 合用,适用于对 DMARDs (包括 MTX)疗效不佳的成人中重度活动性类风湿关节炎。对于患有 RA 的成人,建议用量为皮下注射给药 125mg,每周 1 次。

阿巴西普临床试验中的安全性评价表明,阿巴西普的不良事件和严重不良事件发生率与安慰剂相当。长期阿巴西普的治疗安全性可靠,不良事件和严重不良事件的总体发生率能够保持稳定。最常见的不良反应(阿巴西普组患者中的发生率 ≥10%)是头痛、上呼吸道感染、鼻咽炎和恶心。

三、JAK 抑制剂

JAK/ 信号转导与转录激活子(Janus-activated kinase-signal transducer and activator of transcription,JAK/STAT)途径是近年来新发现的一条重要的细胞内信号转导通路,广泛参与细胞增殖、分化、凋亡以及免疫调节等过程。JAK 是一类胞质内非受体型可溶性酪氨酸蛋白激酶。目前发现有 4 个家族成员,分别为 JAK1、JAK2、TYK2、JAK3。前三者广泛存在于各种组织和细胞内,而 JAK3 仅存在于骨髓和淋巴系统。RA 滑膜组织中如 IL-6、IL-15、IFN、GM-CSF 等细胞因子表达显著升高,而这些细胞因子均通过 JAK/STAT 信号转导通路发挥作用,阻断 JAK 则可以控制炎症、抑制免疫反应,达到对疾病良好的治疗效果。

1. 托法替布(tofacitinib) 托法替布作为第一代 JAK 抑制剂,主要通过与 JAK1、JAK3 的腺苷三磷酸(adenosine triphosphate,ATP)结合位点相作用,抑制激酶磷酸化,阻断 JAK 途径,直接或间接抑制 IL-1、IL-6、TNF-α 等细胞因子的产生。托法替布目前用于 MTX 疗效不足或对其无法耐受的中度至重度活动性 RA 成年患者,可与 MTX 或其他 DMARDs 联合使用,但不建议与生物 DMARDs 类药物或强效免疫抑制剂(如硫唑嘌呤和环孢素)联用。成年患者用量为 5mg,每天 2 次,口服;若存在中重度肾功能损伤或者中度肝功能损伤(不建议重度肝功能损伤患者使用),建议 5mg,每天 1 次,口服。当出现血红蛋白水平低于 80g/L 或降低超过 20g/L 的情况,建议中断给药,直至血红蛋白恢复正常。若重复检测确认淋巴细胞计数低于 500/mm^2,建议停药。

托法替布总体安全性较高,在 Ⅱ 期、Ⅲ 期的研究中,最常见的不良事件是上呼吸道感染、头痛、鼻咽炎和腹泻;与安慰剂组相比,托法替布组的不良事件发生率除了带状疱疹发病率增加外,均与生物 DMARDs 相似。带状疱疹感染的总发病率随着时间的推移是稳定的,并且大多数病例被认为不严重。临床试验中,结核、恶性肿瘤风险、淋巴瘤发病率和总体死亡率与 TNF-α 拮抗剂和非生物 DMARDs 的报道一致。血红蛋白鲜有显著降低,小于 1% 的患者出现淋巴细胞减少,肝氨基转移酶升高有报道,但很少超过正常值上限的 3 倍,停止托法替布治疗后,实验室指标通常可以恢复正常。

2. 巴瑞替尼(baricitinib) 巴瑞替尼是选择性 JAK1 和 JAK2 抑制剂,目前适用于对一种或多种 DMARDs 疗效不佳或不耐受的中重度活动性类风湿关节炎成年患者,可以与 MTX 或其他非生物 DMARDs 联合使用。推荐剂量为 2mg、1 次 /d 口服,若经 3 个月治疗效果仍不佳者或 TNF-α 拮抗剂疗效不佳者,可考虑 4mg、1 次 /d。餐时或空腹均可,可以在 1 天中的任何时候服药。

巴瑞替尼不推荐在淋巴细胞绝对计数低于 0.5×10^9/L、中性粒细胞绝对计数低于 1×10^9/L 或血红蛋白值低于 80g/L 的患者中起始治疗。但若患者上述数值改善且高于限值,则可以考虑开始起始治疗。巴瑞替尼在轻中度肝损害患者中无须调整剂量,但不推荐在重度肝损害或肌酐清除率 <30ml/min 的患者中使用。临床试验中,巴瑞替尼最常见的不良反应是上呼吸道感染、头痛、腹泻、鼻腔和咽部炎症。最常见的严重感染为带状疱疹和蜂窝织炎,长期临床观察严重感染的发生率保持稳定,年总体发生率为 3.2%。

风湿病的靶向药物为风湿免疫病的治疗开拓了新的篇章,使用这类药物前需做好感染(如结核、肝炎等)和肿瘤的筛查,用药期间也需注意随访药物可能出现的不良反应,以保证持续用药的安全性。这里仅描述了在我国有疾病使用适应证的药物种类,相信随着更多靶点基因、分子的发现以及疾病发病机制的逐渐明晰,会有更多、更好的药物应用于临床,为风湿病患者的康复带来希望。

执　笔:吴　歆

审　校:徐沪济

撰写组成员:戚务芳　王志强

7 成人斯蒂尔病诊疗规范

【诊疗要点】

- 成人斯蒂尔病（adult-onset Still disease, AOSD）是一种少见且病因不明的全身性自身炎症性疾病，以发热、皮疹、关节炎、咽痛、白细胞升高等为主要表现。
- AOSD 目前无特异性诊断方法，最常用的是 Yamaguchi 诊断标准，需排除感染、肿瘤及其他风湿性疾病。AOSD 可应用 Pouchot 系统性评分进行疾病活动度评估。
- AOSD 的治疗目前主要为经验性建议。轻症者可单用非甾体抗炎药，疗效不佳者可改为泼尼松联合传统合成 DMARDs。难治性或合并严重并发症的 AOSD，可酌情增加激素剂量或改为地塞米松，联合使用两种传统合成 DMARDs，或酌情联合生物制剂或靶向合成 DMARDs。
- AOSD 的病情、病程多样，多数患者预后良好。少数严重者出现持续发热，血常规 2~3 系下降，纤维蛋白原下降或甘油三酯升高时，要警惕噬血细胞综合征的发生，临床应尽早识别。

成人斯蒂尔病（adult-onset Still disease, AOSD）是一种少见的、病因不明的全身性自身炎症性疾病，以发热、皮疹、关节炎或关节痛、咽痛、肝脾及淋巴结肿大、外周血白细胞总数及中性粒细胞比例增高等为主要表现。AOSD 全球发病率为(0.16~0.4)/10 万，20~40 岁发病率最高，约占 70%，女性发病率稍高于男性。AOSD 是临床上发热待查疾病的重要病种之一，其临床特征具有非特异性，容易造成误诊和漏诊。

在我国，AOSD 规范化诊疗的普及依然欠缺。中华医学会风湿病学分会查阅了 AOSD 领域最新进展，在借鉴国内外诊治经验的基础上，制定了本规范，旨在规范 AOSD 的诊断，减少误诊和漏诊；并对 AOSD 的治疗原则、方案予以建议，以减少不可逆损伤的发生，改善患者预后。

一、临床表现

1. 发热　是 AOSD 最常见的临床表现，见于 84.7%~100% 的患者，典型的表现呈弛张热型，通常傍晚或夜间体温开始上升，迅速达到或超过 39℃，伴或不伴寒战，部分患者未经退热处理次日体温可自行降至正常。发热持续时间大于 1 周,热退后患者活动自如。发热可以是 AOSD 早期唯一的临床症状,当遇到不明原因发热 ≥ 3 周的患者时,要考虑到 AOSD 这一疾病的可能。

2. 关节炎或关节痛　关节痛或关节炎是 AOSD 第二常见症状,见于超过 2/3 的患者,可为多关节或单关节炎,与发热有一定相关性,发热时加重,热退后缓解。可以累及任意关节,膝、腕关节最常累及。部分患者可表现为双侧对称性的多关节炎,与类风湿关节炎相似。关节液中可见白细胞计数增多($>2 \times 10^9/L$),其中 40%~95% 为中性粒细胞。关节滑膜活检呈非特异性滑膜炎。随着疾病的进展,约 1/3 的患者会出现关节破坏。双侧腕关节强直,而无掌指关节或近端指间关节的结构性损伤,高度支持 AOSD 的诊断。

3. 皮疹　是 AOSD 的另一个主要表现,见于 51.8%~87.1% 的患者。典型的皮疹呈三文鱼样斑疹或斑丘疹,有时皮疹形态多变,可呈荨麻疹样皮疹。皮疹主要分布于近端肢体或躯干,也可见于面部。AOSD 皮疹的特征常为一过性,与发热相伴随,热退后皮疹消失。AOSD 亦可见持续性非典型的皮疹,表现为色素样丘疹、固定性线性荨麻疹和斑块性荨麻疹等,与典型的皮疹相比,非典型性皮疹患者常具有较高的铁蛋白水平,容易合并严重的系统性并发症,并对糖皮质激素治疗抵抗。

4. 肌痛　56.2%~83.9% 患者有肌肉疼痛主诉,常不伴有肌酶升高、肌电图改变。

5. 咽痛　多数患者在疾病早期有咽痛,有时存在于整个病程中,发热时咽痛出现或加重,热退后缓解。查体可见咽部充血,咽后壁淋巴滤泡增生。咽拭子培养阴性。

6. 脾及淋巴结肿大　可见脾大和弥漫性对称性的淋巴结肿大,淋巴结活检多为反应性增生或慢性非特异性炎症,也可为坏死性淋巴结炎。淋巴结肿大需要通过活检排除恶性淋巴瘤。

7. 肝脏受累　81.3% 的 AOSD 患者可表现出肝大或肝功能异常。临床表现异质性大,从轻度的肝酶升高到危及生命的暴发性肝衰竭。肝脏病理无特异性改变,因此对肝功能异常的患者进行肝脏活检并非必需。多数患者的肝脏损伤经过治疗,2 个月内可完全恢复。值得注意的是,肝功能异常可能与非甾体抗炎药(NSAIDs)治疗相关,要注意鉴别。

8. 心肺受累　心肺累及远不如皮肤关节常见,主要累及浆膜(心包炎、胸膜炎)、肺实质(机化性肺炎、浸润性肺部疾病、肺泡损伤、淀粉样变)等,也可合并肺动脉高压。

9. 并发症　巨噬细胞活化综合征(macrophage-activation syndrome,MAS)是 AOSD 的一种严重且危及生命的并发症,发生率为 12%~15%。当 AOSD 患者出现持续性发热,血常规 2~3 系下降,纤维蛋白原下降或甘油三酯升高时,要警惕 MAS 的发生。当 MAS 发生时,首先要明确其发生是由于 AOSD 的剧烈炎症反应,还是由于治疗过程中应用免疫抑制剂等继发感染所致,其中病毒的重新激活是最常见的原因。AOSD 其他的并发症相对少见,包括血栓性微血管病、弥散性血管内凝血、暴发性肝衰竭、急性呼吸窘迫综合征等。

二、辅助检查

1. 常规实验室检查　包括血、尿、粪常规,肝、肾功能,血脂,红细胞沉降率(ESR),C 反应蛋白(CRP),凝血功能,血清铁蛋白,炎症因子(包括白介素 2 受体等),淋巴细胞亚群等。活动期 AOSD 患者外周血白细胞计数升高($>10 \times 10^9/L$)且中性粒细胞比例升高($>80\%$),

中性粒细胞比例升高的诊断价值高于白细胞总数。ESR 增快和 CRP 增加与 AOSD 活动度密切相关。血清铁蛋白水平在 AOSD 患者中显著增高,高于正常高值 5 倍以上对 AOSD 诊断具有重要的提示作用,其敏感度为 100%,特异度为 60%。铁蛋白水平的增高与 AOSD 的活动有关,且通常认为是评估疾病活动及预测 MAS 风险的标志。此外,肝功能异常也很常见,肝酶轻、中、重度升高均可发生。细胞因子 IL-1β、IL-6、IL-18 在 AOSD 患者血清中表达升高,并被作为 AOSD 活动的生物标志物。

2. 行病毒系列(巨细胞病毒、EB 病毒、单纯疱疹病毒等)、传染病相关检查(乙型肝炎、丙型肝炎、梅毒、艾滋病)、结核相关检查、咽拭子、血培养、降钙素原、真菌葡聚糖、寄生虫等检查,以排除感染性疾病导致的发热。

3. 行自身抗体、免疫球蛋白、补体、抗中性粒细胞胞质抗体(antineutrophil cytoplasmic antibody,ANCA)、类风湿因子、抗环瓜氨酸多肽(CCP)抗体等检查,与自身免疫病相鉴别。大多数 AOSD 患者类风湿因子和抗核抗体阴性,仅少数患者可呈低滴度阳性。

4. 行骨髓穿刺、免疫固定电泳、肿瘤标志物、淋巴结或皮疹活检、正电子发射计算机断层扫描(PET/CT)等检查,与血液系统疾病或其他实体肿瘤相鉴别。90% 的活动性 AOSD 患者 PET/CT 中可见骨髓、脾脏、淋巴结中 ^{18}F-FDG 的摄取增加。PET/CT 的应用有助于鉴别实体肿瘤、淋巴瘤或大血管炎等疾病,协助 AOSD 的诊断。

三、AOSD 的诊断

1. 诊断标准　AOSD 无特异性诊断方法,临床诊断标准有 Yamaguchi 标准、Fautrel 标准、Cush 标准等,目前最常用的诊断标准是 Yamaguchi 标准(表 7-1),这个标准应用的前提需要排除感染、肿瘤及其他风湿性疾病。Yamaguchi 标准的灵敏度为 96.3%,特异度为 98.2%。

表 7-1　成人斯蒂尔病诊断的日本标准(Yamaguchi 标准)

主要标准
1. 发热 ≥ 39℃并持续 1 周以上
2. 关节痛持续 2 周以上
3. 典型皮疹
4. 白细胞 ≥ 10 × 10^9/L 且中性粒细胞 > 80%

次要标准
1. 咽炎或咽痛
2. 淋巴结和 / 或脾大
3. 肝功能异常
4. 类风湿因子和抗核抗体阴性

排除标准
1. 感染性疾病(尤其是败血症和 EB 病毒感染)
2. 恶性肿瘤(尤其是淋巴瘤)
3. 其他风湿性疾病(尤其是系统性血管炎)

诊断
　否定排除标准后,符合 5 条标准或以上(其中至少 2 条主要标准)即可诊断为 AOSD

2. 鉴别诊断　在临床工作中,AOSD 患者常以发热待查为主诉,需与感染、肿瘤及其他系统性疾病相鉴别。感染性疾病包括细菌、病毒、寄生虫感染等;肿瘤性疾病中常需与血液系统肿瘤相鉴别,如淋巴瘤、血管免疫母细胞性淋巴结病、卡斯尔曼病(Castleman disease)及骨髓增殖性疾病,同时也要注意排除实体肿瘤。其他系统性疾病包括自身免疫性疾病,如系统性红斑狼疮、炎症性肌病、血管炎等;自身炎症性疾病,如遗传性自身炎症性综合征(包括家族性地中海热、肿瘤坏死因子受体相关周期综合征等);其他,如中性粒细胞皮肤病、反应性关节炎、Kikuchi-Fujimoto 病、药物相关的超敏反应等。

四、AOSD 的疾病活动度评估

目前,临床常应用由 Pouchot 等提出的系统性评分,对 AOSD 患者进行疾病的活动度评估。该评分共 12 项:发热、典型皮疹、胸膜炎、肺炎、心包炎、肝大或肝功能异常检查、脾大、淋巴结肿大、白细胞增多 $>15 \times 10^9/L$、咽痛、肌痛、腹痛。每项 1 分,总计 12 分。在诊断时,系统评分 $\geqslant 7$ 分的 AOSD 患者具有较高的 AOSD 相关死亡风险,预后较差。

五、临床分型

AOSD 临床病程可分为单发型、多发型及慢性型。单发型占患者总数的 19%~44%,指病程超过 2 个月但不到 1 年(平均病程 9 个月),可以为自限性,或随时间推移可达到无药物缓解。多发型占患者的 10%~41%,指在应用免疫抑制剂治疗的情况下或停药后达到数月(>2 个月)或数年的缓解时,疾病再次发作;在多数病例中,全身症状和关节受累共存。慢性型患者常存在持续性炎症,导致慢性关节侵蚀和全身症状反复发作,症状持续时间超过 1 年;这一类型的病例在早期研究报道为 35%~67%,但随着靶向治疗的应用,慢性型患者明显减少,约占 22.7%。

此外,有学者提出根据 AOSD 患者发病时的主要临床表现将其分为系统型和关节炎型,系统型以发热及全身系统性症状为主要表现;另一种前期以关节炎为主要临床表现,系统症状较轻微,这种类型常逐渐演变为慢性关节炎型。

六、AOSD 的治疗

目前,对 AOSD 患者的治疗证据主要来自较小样本的回顾性系列病例报道,而并非来自前瞻性、双盲、随机试验,因此 AOSD 的治疗推荐仍然是经验性建议。轻症者可单独采用非甾体抗炎药,疗效不佳者可改为糖皮质激素联合 DMARDs,生物制剂的出现为难治性病例提供了更多的治疗选择。

(一)非甾体抗炎药

作为本病治疗的基础用药,在急性发热期可首先使用,但约 80% 的 AOSD 患者使用非甾体抗炎药未能控制症状,约 20% 患者可发生不良事件。由于风险/收益比率不佳,非甾体抗炎药主要作为诊断过程中使用糖皮质激素之前的一种支持性治疗,发挥抗炎、控制体温、缓解关节疼痛的作用。使用期间定期复查肝肾功能,注意药物不良反应。

(二)糖皮质激素

糖皮质激素是治疗 AOSD 的一线用药,在 65% 的患者中可以改善临床症状。推荐糖皮质激素的起始剂量为泼尼松 0.5~1mg/(kg·d),糖皮质激素作用迅速,常在数小时或数天后起效。一般起始治疗 2~4 周后,当症状和炎症标志物恢复正常时,开始逐渐减量。部分患者对常规剂量的糖皮质激素反应不佳或合并严重并发症时,可考虑给予甲泼尼龙 500~1 000mg/d,连续用药 3 天,必要时 1~3 周后重复给药。研究表明,连续 3 天、1mg/(kg·d)的泼尼松治疗,体温仍未降至正常,提示预后不佳。此外,对每天单剂泼尼松治疗应答不佳的患者,可以考虑每天多次给药,或者改为地塞米松,常可以达到临床缓解。应用糖皮质激素注意高血压、高血糖、高血脂、水钠潴留、感染、胃肠道风险、骨质疏松等不良反应。

(三)改善病情抗风湿药

对于应用糖皮质激素治疗效果不佳或者虽有效但减量后复发的患者,应尽早使用改善病情抗风湿药(disease modifying antirheumatic drugs,DMARDs)。甲氨蝶呤(MTX)是 AOSD 患者中使用最多的 DMARD,MTX 每周 1 次,每次 7.5~15mg,可减少激素依赖型 AOSD 患者的糖皮质激素用量。该药常见的不良反应有胃肠道反应、肝功能损害、骨髓抑制、脱发等。环孢素(cyclosporine A)3~5mg/(kg·d)口服,维持剂量为 2~3mg/(kg·d),特别是对于合并肝功能异常和/或发生噬血细胞综合征的患者,环孢素更有利于早期控制症状。该药常见不良反应有高血压、肾功能损害、神经系统损害、齿龈增生、多毛等。其他一些免疫抑制剂(如来氟米特、他克莫司、羟氯喹等)也可酌情应用。

(四)生物制剂

AOSD 患者常伴有 TNF-α、IL-1β、IL-6、IL-18 等炎症因子的增高,这些炎症因子参与了疾病的发生和发展。越来越多的研究提示,针对 IL-1、IL-6、TNF-α 和潜在的 IL-18 细胞因子的拮抗剂可有效控制炎症反应,改善 AOSD 的症状。

1. 肿瘤坏死因子拮抗剂　肿瘤坏死因子(tumor necrosis factor,TNF)拮抗剂包括依那西普(etanercept)、英夫利西单抗(infliximab)和阿达木单抗(adalimumab)。TNF 拮抗剂更适用于慢性关节炎型患者。在改善系统性症状和关节炎症状方面,英夫利西单抗可能比依那西普更有效。TNF 拮抗剂的不良反应包括注射部位反应、皮疹、不明原因的疾病反复、感染、暴发性肝炎等。

2. IL-6 拮抗剂　托珠单抗(tocilizumab)是一种人源化抗 IL-6 受体抗体。托珠单抗可用于难治性 AOSD 的治疗,有效地控制发热、皮疹、关节疼痛等临床症状。托珠单抗对于慢性关节炎型患者显示了更好的疗效,但同时也可以改善伴随的全身症状。托珠单抗的应用过程中,要注意感染、血脂升高、白细胞减少、肝酶升高等不良反应。

3. IL-1 拮抗剂　目前有 3 种 IL-1 拮抗剂,包括阿那白滞素(anakinra)、卡纳单抗(canakinumab)和利纳西普(rilonacept)。

(1)阿那白滞素:阿那白滞素是一种重组的 IL-1 拮抗剂,100mg/d 皮下注射。阿那白滞素在系统型 AOSD 患者中获得较好的疗效,大多数接受阿那白滞素治疗的患者全身症状和关节炎症状均有明显且持续的改善,有助于实现激素减量或停用。但其半衰期短,停药后容易复发。阿那白滞素需要每天注射,常见不良反应为注射局部疼痛。

(2)卡纳单抗:卡纳单抗是一种全人源抗 IL-1β 单克隆抗体,是第一个批准用于 AOSD 治疗的生物制剂,半衰期较阿那白滞素长,每 8 周给药 1 次。虽然卡纳单抗治疗 AOSD 的研究有限,但大多数患者的系统性症状和关节炎改善迅速,并且可以持续数月至数年,通常可以实现激素逐渐减量。特别是对使用其他 IL-1 拮抗剂治疗失败的难治性 AOSD 患者,卡纳单抗具有较好的疗效。

(3)利纳西普:利纳西普是一种可溶性 IL-1 捕获融合蛋白,每周给药 1 次。小样本的研究提示,其可以治疗难治性 AOSD,但临床研究有限。

4. JAK 抑制剂　JAK 抑制剂包括托法替布(tofacitinib)和巴瑞替尼(baricitinib)。托法替布是一种 JAK1/3 抑制剂,5mg,每天 2 次口服。小样本的病例报道提示,托法替布在难治性 AOSD 中显示了较好的疗效,有助于疾病缓解和激素减量,尤其适用于多关节炎的患者。巴瑞替尼是一种 JAK1/2 抑制剂,2mg,每天 2 次口服,已有病例报道提示,巴瑞替尼对难治且激素依赖的 AOSD 有效,但其疗效有待更多的临床数据证明。JAK 抑制剂的应用过程中需注意肝酶升高、血脂升高、贫血等不良反应。

(五)静脉注射免疫球蛋白(IVIG)

对于复杂和激素依赖的 AOSD 病例,可加用 IVIG 治疗。IVIG 对 AOSD 的病程和预后无影响,对于激素减量的作用仍有待进一步明确。但在危及生命的并发症(如 MAS)发生时,IVIG 体现出明显的优势,剂量为 $200\sim400mg/(kg\cdot d)$,连续 $3\sim5$ 天,必要时 4 周后重复给予。此外,每月输注 IVIG 有助于妊娠期 AOSD 的治疗。

(六)难治或合并严重并发症 AOSD 的治疗

对于常规剂量激素治疗反应不佳或合并严重并发症(如暴发性肝衰竭、MAS)的 AOSD 患者,治疗时泼尼松通常需要增至大于 $1mg/(kg\cdot d)$ 或改为地塞米松 $10mg/(m^2\cdot d)$,联合使用两种传统合成 DMARDs(如甲氨蝶呤和环孢素 A);或者联合使用一种传统合成 DMARDs(如甲氨蝶呤、环孢素 A)和一种生物制剂 DMARDs(如依那西普、托珠单抗)或靶向合成 DMARDs(如托法替布);或者联合依托泊苷,可参照噬血细胞性淋巴组织细胞增生症(HLH)-2004 的治疗方案。此外,IVIG 亦可以考虑应用。

七、预后

AOSD 的病情、病程多样,临床异质性大,多数患者预后良好。少部分患者一次发作后不再发作,有自限性倾向。多数患者缓解后反复发作。还有少部分慢性持续活动的患者,全身症状的反复发作,激素减量困难,或逐渐出现软骨和骨质破坏,进展为慢性关节炎。

执　笔:朱小霞　苏禹同
审　校:杨程德
撰写组成员:李　芹　王　悦　赵　令

8 骨关节炎诊疗规范

【诊疗要点】

- 骨关节炎(osteoarthritis,OA)是最常见的关节炎,是老年人致残的首要原因。OA 发病率逐年增高。
- OA 不只是"关节软骨磨损"导致的疾病,而是一种累及全关节的疾病,导致受累关节疼痛、僵硬、肿胀和功能障碍。
- OA 最常受累的关节部位包括膝关节、手的远端指间关节、近端指间关节和第一腕掌关节、髋关节等。
- OA 临床诊断主要依赖典型临床表现和关节 X 线检查,无特异性实验室检查。
- 目前还没有公认的阻止 OA 疾病进展的药物。患者教育、体重管理、运动锻炼及物理治疗等是 OA 的核心治疗措施。非甾体抗炎药是 OA 药物治疗的一线用药。

一、概述

骨关节炎(osteoarthritis,OA)是最常见的关节炎,是老年人致残的首要原因。OA 的发生与多种因素有关。主要的风险因素包括遗传易感性、女性、年龄增长、肥胖或超重、关节力线紊乱、代谢综合征、创伤等。根据对 OA 分类因素的分析和专家讨论,结合发病风险等相关的证据支持,我国学者将 OA 分为 5 种类型:负荷为主型、结构为主型、炎症为主型、代谢为主型和系统因素型。

据估计全球有 3.02 亿人罹患 OA,但 OA 在全球范围内被严重忽视,对 OA 的认识和规范化诊疗的普及严重欠缺。长期以来,OA 被认为是一种"关节软骨磨损"导致的疾病,但近年来已逐步认识到 OA 是一种累及全关节的疾病,可表现为软骨退化、骨改建、骨赘形成和滑膜炎,还可累及关节周围肌腱、肌肉、韧带甚至脂肪垫,导致受累关节疼痛、僵硬、肿胀和功能障碍。由于全球人口老龄化进程加速、日益严重的肥胖症以及越来越多的关节损伤,OA 的患病率必将越来越高,已然成为一种严重的疾病,不仅给患者造成身体功能、生活质量和社会参与度的下降,还给社会带来巨大经济负担。中华医学会风湿病学分会在借鉴国内外诊治经验和共识、指南的基础上，制定了本诊疗规范，旨在规范骨关节炎的诊断、治疗，以减少误诊和误治，改善预后。

二、临床表现

OA 大多起病隐匿，进展缓慢，主要症状是受累关节疼痛、僵硬和活动受限。晚期可出现关节畸形。

关节痛是 OA 最常见的症状，也是患者就医的主要原因。疾病早期疼痛通常在关节活动时加重，休息后缓解，可以伴有短暂的、一般不超过 30 分钟的关节僵硬感。早期表现通常为由机械性刺激引起的锐痛，可能会限制高冲撞性活动，对功能产生较轻的影响。逐渐疼痛变得更持久，并开始影响日常活动。可能会出现关节胶化现象。进一步进展可出现持续性钝痛或隐痛，伴间断性发作且不可预见的强烈疼痛，导致功能严重受限。部分患者疼痛严重而持续，并伴有感觉异常，常伴发焦虑和抑郁状态。OA 的疼痛机制比较复杂，由于关节软骨无神经支配，疼痛主要由关节其他结构如滑膜、骨膜、软骨下骨及关节周围的肌肉韧带等受累引起，主要为伤害感受性疼痛，但部分患者可出现疼痛的外周敏化和中枢敏化，呈现神经病理性疼痛的特点。

其他常见的症状包括关节肿胀、骨擦感、关节绞锁、不稳定、打软，关节活动受限，肌无力和平衡性差等，晚期出现关节畸形。

OA 好发于膝关节、髋关节、远端指间关节、近端指间关节、第一腕掌关节、第一跖趾关节以及下颈椎和下腰椎的关节突关节，较少累及肘关节、腕关节、盂肱关节和踝关节。如果累及肘关节、肩关节（尤其是肩锁关节）和掌指关节，大多是由需要过度使用上肢的职业所致。这些关节的症状与其他关节的 OA 症状相似，但更常见单侧受累。

（1）膝 OA：膝关节是 OA 的好发部位之一，是 50 岁以上成人中最常见导致下肢功能障碍的原因。膝 OA 占 OA 造成的疾病负担的 85%，因此膝 OA 是临床上最受关注、研究最多的。膝 OA 通常累及双侧，但其中一侧的病情可能更严重。髌股关节和 / 或内侧胫股关节最常受累，孤立性的外侧胫股关节 OA 相对少见。膝 OA 早期以疼痛和僵硬为主，单侧或双侧交替，多发生于上下楼时。体格检查可见关节肿胀、压痛、骨摩擦感以及膝内翻畸形等。随着病情进展，可出现行走时失平衡，下蹲、下楼无力，不能持重、活动受限、关节挛曲。因关节内存在游离体或漂浮的关节软骨碎片，还可出现关节活动时的"绞锁现象"。少数患者关节周围出现失用性肌肉萎缩。胫股关节内侧间室 OA 的疼痛多位于膝关节前内侧或更广泛的内侧区域，髌股关节 OA 的疼痛多位于前侧。髌股关节 OA 的疼痛可因久坐，从矮椅子上起身，以及上下楼梯或斜坡（向下往往比向上更疼痛）而加重。除非合并腘窝囊肿，膝关节 OA 通常不会造成膝关节后侧疼痛。

（2）手 OA：多见于中、老年女性。手关节是 OA 最常累及的关节，症状可呈间歇性，累及部位按发生率递减顺序包括远端指间关节、拇指基底部、近端指间关节，以及第二和第三掌指关节。手 OA 分为三种亚型，包括指间关节的结节性 OA、拇指基底部 OA 和侵蚀性 OA。结节性 OA 特征性表现为指间关节伸面内、外侧骨性肥大结节，最常位于远端指间关节，称为赫伯登结节（Heberden node），位于近端指间关节者称为布夏尔结节（Bouchard node），疼痛可有可无，常有遗传倾向。近端指间关节及远端指间关节水平样弯曲可形成"蛇样"畸形。拇指基底部 OA 即第一腕掌关节和 / 或舟骨、大多角骨和小多角骨的 OA,通常累及较年长的绝经后女性。患者存在局部鱼际肌、桡侧腕或拇指基底深部疼痛,并在关节活动时加剧。涉及夹捏的动作通常引起最严重疼痛。拇指基底部可能有桡侧半脱位及内收,从而造成"方形手"畸形。与指间关节 OA 不同,拇指基底部 OA 有时会引起持续性症状和功能障碍。侵蚀性 OA 是一种特殊类型的 OA,常出现进展较迅速的骨质破坏。表现为亚急性或隐匿发作的疼痛、僵硬、软组织肿胀,有时还会出现感觉异常,累及多个指间关节。与结节性手部 OA 相比,侵蚀性手部 OA 的疼痛、压痛与炎症更明显,持续时间更长。侵蚀性 OA 只累及指间关节(远端指间关节比近端指间关节更常受累),通常不累及拇指基底和掌指关节。指间关节侧向不稳是一个不常见但很典型的表现。掌指关节 OA 主要侵犯第二和第三掌指关节,最常导致不伴滑膜炎征象的骨性肥大。相对孤立的掌指关节 OA 有时见于从事过需要大量手部动作职业的老年男性。

(3)髋 OA:多见于老年人。85 岁以上人群约 25% 患有症状性髋 OA。与其他种族相比,亚裔的患病率较低。主要症状为隐匿发生的位于腹股沟前部深层疼痛,但也可累及大腿前内侧或上外侧,偶尔累及臀部,多为单侧发病。体格检查可见不同程度的活动受限和跛行。髋 OA 的典型终末期畸形是外旋、内收和固定性屈曲。部分患者尤其是年龄较大的成年女性,髋 OA 可迅速进展,即关节疼痛亚急性发作并在数月后就进展为关节破坏和不稳。这种快速进展的破坏性关节病可能与碱性焦磷酸钙晶体有关。

(4)足 OA:以第一跖趾关节最常见。通常双侧发病,会导致站立和行走时(尤其是步态中的脚趾蹬离地面期)出现蹞趾局部疼痛。第一跖趾关节骨性增大是一个常见表现。蹞趾外翻畸形、蹞趾僵直和交叉趾是常见的畸形。常并发蹞趾囊炎。症状可因穿过紧的鞋子而加重。跗骨关节也可累及。OA 还常累及足中段的距舟关节,以及足后段的距下关节和胫距关节。OA 是老年人足部疼痛的一个重要原因,疼痛的足部疾病是限制活动、运动障碍、平衡不良和跌倒风险的主要因素。原发性的踝关节 OA 并不常见,大多继发于创伤。

三、辅助检查

1. OA 无特异的实验室检查 类风湿因子、抗环瓜氨酸肽抗体和抗核抗体谱一般为阴性,多用于鉴别诊断。红细胞沉降率、C 反应蛋白大多正常或轻度升高。

2. 影像学检查 包括受累关节 X 线、关节超声、关节磁共振。

(1)X 线:受累 X 线检查对症状典型的患者并非必需,但对本病诊断仍十分重要。早期软骨病变无明显的异常 X 线表现。典型 X 线表现为受累关节间隙狭窄,软骨下骨质硬化、囊性变,关节边缘唇状或刺状骨赘形成。晚期关节间隙可完全消失,关节面变形,可伴关节半脱位和畸形,但少见骨性强直。若软骨或骨赘碎片脱落,可在关节腔内形成游离体,又称为"关节鼠",如含骨质或钙化成分,可为 X 线片所发现。

(2)关节超声:可识别软骨破坏、滑膜炎、关节积液及骨赘。早期表现为软骨表面轮廓不清,内部回声增强,后期软骨变薄、厚薄不均甚至消失。关节面软骨磨损后可变成膜状,并可脱离形成关节内游离体,可在关节内移动。合并滑膜炎时,可出现关节腔积液、滑膜增生,多普勒超声可以判断滑膜血流情况,从而评估炎症的程度。骨赘表现为自骨表面突出的高回声,常出现在骨端边缘,部分后方伴声影。骨侵蚀表现为软骨下骨囊性变,导致骨皮质表面不光滑,连续性中断。附着点炎表现为附着处肌腱增厚、回声异常,还可见附着处钙化,附着处骨赘、骨侵蚀等表现。膝关节积液或滑膜增生严重时,关节内压力增加,可伴发腘窝囊肿。

(3)关节磁共振:大多数症状典型的 OA 患者可能无须行关节磁共振检查。但 MRI 具有较高的软组织分辨率、多序列、多层面成像等优点,是唯一能够直接显示关节软骨的成像方法,对早期 OA 的诊断具有重要意义。可在出现明显 X 线表现之前的较早阶段识别出OA,除了显示软骨损伤形态学及生理学的改变外,MRI 对关节整体的评估包括关节软骨、半月板、关节内韧带、滑膜、滑囊结构、骨质、骨髓等病变具有一定的可靠性、特异性,以显示 OA 的进展及分级。因此,MRI 在 OA 临床、研究领域及未来 OA 的临床诊断标准中,可能占据越来越重要的地位。已有学者提出 MRI 早期骨关节炎的定义。

四、病情评估

对 OA 的评估应包括每位患者的 OA 易感因素、疼痛情况、伴发疾病和治疗风险的评估,需进行完整的病史询问和详细的体格检查,确定 OA 对功能、生活质量、情绪、社会参与和关系、职业、休闲活动和睡眠的影响,并确定相关的并存疾病。对疼痛的评估,可选择视觉模拟评分法(visual analogue scale,VAS)对 OA 疼痛进行评分与分级,1~3 分为轻度疼痛,4~6分为中度疼痛,7~10 分为重度疼痛。伴发疾病评估主要包括代谢综合征、心脑血管疾病风险及精神疾病(如抑郁症和焦虑症)。治疗风险主要评估胃肠道、心血管和肾脏风险。此外,还应确定患者对疾病知识的了解、对既往治疗经过的参与,以及对治疗的期望和偏好。结合总体评估结果,制订个体化治疗计划。

五、诊断

OA 一般依据关节活动时疼痛、短暂的晨僵及关节功能障碍等症状,骨擦感、关节压痛、骨性肥大等体征和 X 线检查,排除其他炎性关节病后可诊断。甚至在有典型临床表现的高危年龄组中,不需要 X 线和 / 或实验室检查也可获得诊断。1986—1995 年 ACR 发布了膝、髋、手 OA 的分类标准(表 8-1~ 表 8-3),对 OA 的诊断具有较高的灵敏度和特异度,可结合患者的具体情况进行参考,亦可参考 2010 年 EULAR 提出的膝 OA 诊断的 10 条推荐。临床上更需要早期 OA 分类标准来识别疾病早期阶段的患者,以便早期治疗。但目前还没有公认的早期 OA 的诊断标准。

表 8-1　ACR 手 OA 分类标准(1990 年)

临床标准:具有手疼痛、酸痛和晨僵并具备以下 4 项中至少 3 项可诊断手 OA
(1)10 个指定关节中骨性肥大 ≥ 2 个
(2)远端指间关节骨性肥大 ≥ 2 个
(3)掌指关节肿胀少于 3 个
(4)10 个指定的指关节中关节畸形 ≥ 1 个

注:10 个指定关节是指双侧第 2、3 指远端指间关节和近端指间关节及第 1 腕掌关节。

表 8-2　ACR 膝 OA 分类标准（1986 年）

1. 临床标准　具有膝痛并具备以下 6 项中至少 3 项可诊断膝 OA
(1) 年龄 ≥ 50 岁
(2) 晨僵 <30 分钟
(3) 骨摩擦感
(4) 骨压痛
(5) 骨性肥大
(6) 膝触之不热

2. 临床加放射学标准　具有膝痛和 X 线示骨赘并具备以下 3 项中至少 1 项可诊断膝 OA
(1) 年龄 ≥ 40 岁
(2) 晨僵 <30 分钟
(3) 骨摩擦感

表 8-3　ACR 髋 OA 分类标准（1991 年）

临床加放射学标准：具有髋痛并具备以下 3 项中至少 2 项可诊断髋 OA
(1) ESR ≤ 20mm/h
(2) X 线示股骨头和 / 或髋臼骨赘
(3) X 线示髋关节间隙狭窄（上部、轴向和 / 或内侧）

六、治疗方案及原则

目前尚没有已知的手段可以干预 OA 的自然病程。治疗的目的是缓解关节疼痛，改善关节功能，预防或减缓关节的结构变化，提高患者生活质量。应尽可能根据患者的临床亚型及综合病情评估的结果制订个体化治疗方案，治疗包括一般治疗、药物治疗和手术治疗。

1. 一般治疗　包括患者教育、体重管理、运动锻炼、物理治疗及辅助器具等，这些治疗措施是 OA 治疗的核心措施。

(1) 患者教育：是优化 OA 管理十分重要、不可或缺的手段。对每一位患者要询问易患因素，考虑可能的病因，以便针对导致疼痛的可改变的因素进行管理，如是否存在关节力线不良、肌肉无力、超重或肥胖以及合并焦虑、抑郁情绪等。OA 患者应减少长久的站位、跪位和蹲位，以及上下楼梯等不良姿势或运动。还应与患者详细讨论现有的治疗选择及其获益及风险。医师对患者生活方式的改变的意义和重要性往往强调不足，导致患者治疗依从性差。应使治疗以患者为中心，并鼓励患者主动参与自身疾病的管理。

(2) 体重管理：体重管理是髋、膝 OA 的核心治疗方案。负重活动时髋、膝关节会承受较大的负荷，保持理想的体重对保护关节结构和改善症状十分重要。体重指数（body mass index，BMI）每增加 $5kg/m^2$，膝关节 OA 的风险增加 35%。同时研究表明，体重变化的百分比与关节症状改善具有量效关系，体重减少 10% 以上时症状改善更明显，而且只需减轻体重一项，即可减轻 25%~50% 膝 OA 症状。体重管理是一项系统工程，肥胖的患者减重方法建议为限制膳食热量联合体育锻炼。需要注意的是，限制热量可能导致去脂体重减轻和肌力减弱，尤其是老年人，因此应同时进行力量训练。

（3）运动锻炼：运动是 OA 治疗的基石。OA 患者无论年龄、并发症、疼痛严重程度还是功能障碍程度，均应将运动锻炼作为核心治疗方案。运动可以增强肌肉力量，更好地保护关节；软骨没有血液供应，需要通过运动挤压从关节液获得营养，长期不运动的人关节软骨更容易退变；运动对全身器官如心、脑、肺等都有益处。因此，提升 OA 患者的运动功能是 OA 防治的关键，意义重大。但临床上常见"OA 患者运动会导致关节磨损加重，一旦罹患 OA，就不能运动"的误区。众多研究亦证实，运动能有效治疗 OA。另外，运动本身就是体重管理的一项重要措施。关于何种运动方式、强度、持续时间和频率最佳，目前尚无有力证据。在临床实践中，通常根据患者的具体表现，个性化制订运动处方。建议进行低强度有氧运动（如步行、骑自行车或固定脚踏车、太极拳、八段锦、低冲撞的有氧舞蹈等），采用正确、合理的有氧运动方式可以改善关节功能，缓解疼痛。进行关节周围肌肉力量训练，既可改善关节稳定性，又可促进局部血液循环，还应注重关节活动度及平衡（本体感觉）的训练。常用方法包括股四头肌等长收缩训练、直腿抬高加强股四头肌训练、臀部肌肉训练、静蹲训练和抗阻力训练。关节功能训练主要指膝关节在非负重位的屈伸活动，以保持关节最大活动度。对患者的锻炼建议应该侧重于患者的偏好及可获得性和可负担性。运动处方的重大挑战是长期的依从性。

（4）物理治疗及辅助器具：物理治疗主要通过促进局部血液循环、减轻炎症反应，达到减轻关节疼痛的目的。常用方法包括水疗、冷疗、热疗、按摩、针灸、脉冲超声疗法和干扰电流电刺激疗法等，可能有效。患者必要时应在医师指导下选择合适的行动辅助器具，如手杖、拐杖、助行器、关节支具等。推荐使用夹板来治疗拇指基底部 OA，选择平底、厚实、柔软、宽松的鞋具辅助行走。外侧胫股关节 OA 伴膝外翻的患者可使用内侧楔形鞋垫改善疼痛。

2. 药物治疗　　OA 大多累及老年人，常有共存疾病，如果尝试非药物干预措施后没有获得满意的疼痛缓解，可同时或在之后给予药物治疗。

（1）缓解疼痛的药物：非甾体抗炎药（nonsteroidal antiinflammatory drugs，NSAIDs）既有止痛作用，又有抗炎作用，是最常用的一类控制 OA 症状的药物。外用 NSAIDs 的全身吸收少，不良反应小。因此，对于病变仅限于膝关节或同时累及手部的轻度 OA 患者，考虑到关节的位置较表浅，建议外用 NSAIDs。在外用药物剂型选择方面，外用软膏只有 10%~20% 的药物能透过皮肤进入体内，而经皮贴剂可以通过添加促渗剂的方式提高生物利用度，患者依从性也更好。也可局部使用辣椒碱，辣椒碱是一种从红辣椒中提取的物质，它可能通过下调疼痛感觉神经元上的辣椒素受体活性以及消耗 P 物质来缓解疼痛。最常见的不良反应为局部烧灼感，发生率超过 50%。外用药物无法缓解的患者可以口服 NSAIDs。应使用最低有效剂量，短疗程，药物种类及剂量的选择应个体化。常用的 NSAIDs 包括非选择性 NSAIDs 和环氧合酶 2（cyclooxygenase-2，COX-2）选择性抑制剂。表 8-4 列举了常用 NSAIDs。NSAIDs 主要不良反应有胃肠道反应、肝肾功能损害，可增加心血管不良事件发生的风险等。高胃肠道风险的患者尽量选用 COX-2 选择性抑制剂，如存在高心血管疾病风险和 / 或肾功能不全，慎用 NSAIDs。对乙酰氨基酚因疗效甚微，不良反应多，尤其是潜在肝损害的风险，已不推荐作为 OA 止痛的首选药物。NSAIDs 不能充分缓解疼痛或有用药禁忌时，可考虑用弱阿片类药物如曲马多等，这类药物耐受性较好而成瘾性小。强阿片类药物仅短期用于等待关节置换的重度疼痛患者。长期使用可能成瘾，尤其是老年患者应尽可能避免使用。对部分伴有神经病理性疼痛特点的患者，可给予抗抑郁药物如度洛西汀等。

表 8-4 常用非甾体抗炎药的用法与用量

药物	半衰期 /h	起效时间 /h	分类	常用推荐剂量
依托考昔	约 22	1	COX-2 选择性抑制剂	60mg,1 次 /d
艾瑞昔布	约 20	2	COX-2 选择性抑制剂	100mg,2 次 /d
塞来昔布	8~12	2~3	COX-2 选择性抑制剂	200mg,1 次 /d
双氯芬酸	约 2	1/3~1	非选择性 COX 抑制剂	50mg,3 次 /d
醋氯芬酸	约 4	1.5~3	非选择性 COX 抑制剂	100mg,2 次 /d
布洛芬	1.8~3.5	1~2	非选择性 COX 抑制剂	200mg,3 次 /d
吲哚美辛	约 2	1/2~2	非选择性 COX 抑制剂	50mg,3 次 /d
酮洛芬	1.5~2.5	0.5~2	非选择性 COX 抑制剂	50mg,3 次 /d
萘普生	10~18	2~4	非选择性 COX 抑制剂	250mg,3 次 /d
洛索洛芬	1~1.5	0.5	非选择性 COX 抑制剂	60mg,3 次 /d
美洛昔康	约 20	4.9~6	非选择性 COX 抑制剂	7.5mg,2 次 /d
吡罗昔康	30~60	3~5	非选择性 COX 抑制剂	10mg,2 次 /d

关节腔注射糖皮质激素。对于急性发作的剧烈疼痛、夜间痛、关节积液的严重病例,关节内注射激素能迅速缓解疼痛症状,疗效持续数周至数月,长期多次应用有加速关节软骨量丢失的风险,因此同一关节不应反复注射,注射间隔时间不应短于 3 个月。OA 属中医的"骨痹"范畴,中医的辨证治疗具有一定的效果。壮骨关节胶囊、祛风止痛胶囊、骨龙胶囊和仙灵骨葆胶囊等中成药可以减轻膝 OA 患者的疼痛,改善关节功能。

(2)改善骨关节炎病情药物(disease modifying osteoarthritis drugs,DMORDs):十分遗憾的是,目前尚未有公认的保护关节软骨、延缓 OA 进展的理想药物。临床上常用的药物如硫酸氨基葡萄糖、硫酸软骨素、双醋瑞因和关节内注射透明质酸等,循证医学证据不一致,可能有一定的作用。硫酸氨基葡萄糖和硫酸软骨素作为关节的营养补充剂,对轻中度 OA 患者可能有缓解疼痛和改善功能的作用。剂量更大或纯度更高的结晶型硫酸氨基葡萄糖(1 500mg/d)或软骨素(800mg/d)与安慰剂相比其缓解症状的作用较小,但差异具有统计学意义。双醋瑞因是 IL-1 拮抗剂,能有效地减轻疼痛,改善关节功能,还有研究认为其可能具有结构调节作用。对于轻中度 OA 患者,关节腔注射透明质酸,每次 2~3ml,每周 1 次,连续 3~5 次,称为黏弹性物补充疗法,可减轻疼痛,减少渗出,增加滑液黏弹性,抑制软骨基质分解,诱导内源性透明质酸生成,激活软骨组织自身修复过程等。用于早、中期的轻度软骨损伤病例,或可较长时间地缓解症状和改善功能。但关节腔内注射透明质酸对 OA 患者的治疗效果亦存在争议。

3. 手术治疗 全关节置换术是保守治疗无效或疼痛严重影响生活质量的终末期 OA 患者成熟且有效的治疗方法,能显著缓解疼痛和改善功能。主要针对膝 OA 和髋 OA。绝大多数置换成功的关节,可满足日常工作和生活需要;95% 假体可使用 10 年以上。获得关节置换术良好疗效的前提条件是:正确掌握人工关节置换的适应证,选择最适时机,使用最适人工关节,术者有丰富的经验,以及取得患者与家属的信任与配合。术后早期预防并发症至关重要。常见的术后并发症有假肢脱位、松动、继发感染、血管神经损伤、深静脉栓塞、假体周围骨折等。对于有神经病理性疼痛特点的膝 OA 患者,可能术后也不能很好地缓解疼痛。文献报道,高达 20% 的患者表明术后出现不满意和 / 或持续症状。

已较广泛用于治疗 OA,但通常不被指南推荐使用的手术操作还包括关节腔灌洗、关节镜下关节清理术、磨削性关节成形术和滑膜切除术。伴有绞锁症状的膝 OA 可采用关节镜清理术治疗。对于这些手术操作,需要更多的循证医学证据证实其有效性和安全性。其他保膝手术操作包括自体软骨细胞移植、关节表面置换、截骨术和单间室置换术等。

七、预后

大多数 OA 进展缓慢,预后良好。在美国,OA 是导致 50 岁以上男性工作能力丧失的第二位原因(仅次于缺血性心脏病),也是中年以上人群丧失劳动能力、生活不能自理的主要原因。我国尚无大规模的流行病学调查数据。

执　笔:赵彦萍　林志国
审　校:张志毅
撰写组成员:林书典　夏丽萍　王　辉

9 痛风诊疗规范

【诊疗要点】

- 痛风的病理生理基础是高尿酸血症,痛风性关节炎常于夜间发作,起病急骤,疼痛进行性加剧,12 小时左右达到高峰,症状多于数天或 2 周内自行缓解。除关节损害外,长期高尿酸血症还可引起肾脏病变及心脑血管损害。
- 美国风湿病学会 1977 年痛风分类标准、2015 年美国风湿病学会和欧洲抗风湿病联盟共同制定的痛风分类标准是目前被广泛认可的分类诊断标准。
- 降尿酸药物需个体化选择,目前国内常用的降尿酸药物包括抑制尿酸合成(别嘌醇和非布司他)和促进尿酸排泄(苯溴马隆)两类。
- 痛风和高尿酸血症的治疗重在慢性病管理,维持血尿酸长程达标是痛风药物降尿酸治疗的主要原则之一。
- *HLA-B*5801* 基因阳性与别嘌醇严重不良反应相关,有条件的情况下,建议在使用别嘌醇前检测 *HLA-B*5801* 基因。

痛风是一种单钠尿酸盐(MSU)沉积在关节所致的晶体相关性关节病,与嘌呤代谢中尿酸生成过多和 / 或尿酸排泄减少所致的高尿酸血症直接相关。除关节损害外,痛风患者还可伴发肾脏病变及其他代谢综合征的表现,如高脂血症、高血压、糖尿病、冠心病等。

痛风属于全球性疾病,不同国家、地区的患病率有所差异。欧洲的患病率为 0.9%~2.5%,美国的患病率也逐年增长,从 1988—1994 年的 2.64% 升至 2007—2010 年的 3.76%。我国尚缺乏全国范围的流行病学调查资料,根据不同时期、不同地区报道,目前我国痛风的患病率为 1%~3%,并呈逐年上升趋势。男性多见,女性大多出现在绝经期后,国家风湿病数据中心网络注册及随访研究的阶段数据显示,男:女为 15:1,平均年龄为 48.28 岁,近年来逐步年轻化,青少年患者也不罕见。

一、临床表现

(一) 病程

传统的痛风自然病程分为无症状高尿酸血症期、急性发作期、发作间歇期和慢性痛风石病变期。在 2018 年欧洲抗风湿病联盟更新的痛风诊断循证专家建议中,将痛风的病程分为临床前期(无症状高尿酸血症及无症状 MSU 晶体沉积)和临床期(即痛风期,分为痛风性关节炎急性发作期及发作间歇期、慢性痛风石病变期)。

1. 急性发作期　典型痛风常于夜间发作,起病急骤,疼痛进行性加剧,12 小时左右达到高峰。疼痛呈撕裂样、刀割样或咬噬样,难以忍受。受累关节及周围软组织红肿,皮温升高,触痛明显。症状多于数天或 2 周内自行缓解。多数患者发病前无先驱症状,部分患者发病前有疲乏、周身不适及关节局部刺痛等先兆。首次发作多为单关节受累,50% 以上发生于第一跖趾关节。痛风好发于下肢,如足背、足跟、踝、膝关节,指、肘、腕关节也可受累。随着病程进展,反复发作的患者受累关节逐渐增多,少数可影响骶髂关节、肩关节或脊柱关节,也可累及关节周围滑囊、肌腱、腱鞘等部位,且发作的症状和体征渐趋不典型。部分严重的患者发作时可伴有全身症状,如发热、寒战、乏力、心悸等。发作前多有诱发因素,多为饮酒、高嘌呤饮食、受冷和剧烈运动。

2. 发作间歇期　急性关节炎发作缓解后一般无明显后遗症状,偶有炎症区蜕皮、皮肤色素沉着。二次发作的间隔时间无定论,多数患者在初次发作后 1~2 年内复发,随着病情的进展,发作频率逐渐增加,发作持续时间延长,无症状的间隙期缩短,甚至部分患者发作后症状不能完全缓解,关节肿痛持续存在。

3. 慢性痛风石病变期　皮下痛风石和慢性痛风石关节炎是长期血尿酸显著升高未受控制的结果,两者经常同时存在。皮下痛风石常见的发生部位为耳郭、反复发作关节的周围以及鹰嘴、跟腱、髌骨滑囊等处,外观为皮下隆起的大小不一的黄白色赘生物,破溃后排出白色粉状或糊状物,不易愈合。慢性痛风石关节炎为关节内沉积大量 MSU 晶体导致痛风石形成,表现为持续关节肿痛、压痛、畸形和功能障碍,可造成关节骨质破坏、关节周围组织纤维化、继发退行性变等。

(二) 并发症和伴发疾病

1. 肾脏病变　痛风的发病过程中,尿酸盐也可沉积在泌尿系统,导致急性或慢性尿酸盐肾病、尿酸性尿路结石。

(1) 急性尿酸性肾病:由于血和尿中尿酸水平急剧上升,大量尿酸沉积并堵塞于肾小管、集合管等处,造成急性尿路梗阻。临床表现为急性少尿、无尿,急性肾衰竭,尿中可见大量尿酸结晶。这种情况在原发性痛风中少见,多由恶性肿瘤放化疗(即肿瘤溶解综合征)等原因引起。

(2) 慢性尿酸盐肾病:又称痛风性肾病,为持续高尿酸血症时尿酸钠结晶沉积在远端集合管和肾间质,特别是肾髓质和乳头区,从而激活局部肾素 - 血管紧张素 - 醛固酮系统,损伤内皮细胞,进而引起肾小球高压力、慢性炎症反应、间质纤维化等病理改变,导致慢性尿酸盐肾病。临床表现为由于尿浓缩功能下降导致夜尿增多,晚期因肾小球滤过功能下降出现肾功能不全的表现,如高血压、水肿、贫血等。

(3)尿酸性尿路结石:尿中尿酸浓度过饱和时在泌尿系统沉积并形成结石,有痛风病史的高尿酸血症患者中肾结石发生率为 20%~25%,可出现在痛风关节炎之前。结石造成尿路梗阻时可引起肾绞痛、血尿和排尿困难,严重者继发泌尿系感染、肾盂扩张积水等。

2. 代谢综合征　痛风患者往往伴有体内代谢异常,易并发肥胖症、高血压、高脂血症、2 型糖尿病等。

3. 心血管疾病　高尿酸血症是心血管疾病的独立危险因素,同时与许多传统的心血管危险因素相互作用,参与心血管疾病的发生、发展及转归。研究显示,血尿酸水平每升高 60μmol/L,女性心血管病病死率和缺血性心脏病病死率增加 26% 和 30%,男性增加 9% 和 17%。高尿酸血症是女性全因死亡和冠心病死亡的独立危险因素,高尿酸血症对男性和女性冠心病的发生及预后影响不同,对女性的影响更大,可能与雌激素水平有关。

4. 神经系统疾病　血尿酸水平和神经系统疾病关系复杂,高尿酸血症促进了缺血性卒中的发生,并与预后不良相关;但生理浓度的血尿酸水平对神经系统同时有一定的保护作用,血尿酸水平过低则有可能增加神经退行性疾病发生的风险。

二、辅助检查

(一)常规化验

包括血尿常规、肝肾功能、血糖、血脂、红细胞沉降率、C 反应蛋白和泌尿系超声检查等。痛风急性发作期,多数患者有红细胞沉降率和 C 反应蛋白升高。慢性尿酸盐肾病时,尿常规可显示低比重尿、小分子蛋白尿、白细胞尿、轻度血尿及管型尿。此外,应根据患者的器官受累情况,进行其他相应的辅助检查。

(二)血尿酸测定

正常嘌呤饮食状态下,非同日两次空腹检测,血尿酸>420μmol/L(7mg/dl)时,诊断为高尿酸血症。由于血尿酸受多种因素影响会有波动,应多次测定。

(三)尿尿酸测定

检测 24 小时尿液中尿酸总量。在正常饮食情况下,24 小时尿尿酸排泄量小于 800mg 为肾脏尿酸排泄减少,但该项检查目前不作为常规检查。

(四)HLA-B*5801 基因检测

HLA-B*5801 基因阳性与别嘌醇严重不良反应,如 Steven-Johnson 综合征或中毒性表皮坏死松解症等重症药疹密切相关。我国(不包含台湾省)人群中 HLA-B*5801 基因阳性率为 11.51%;以华南地区最高,可达 20.19%。在有条件的地区,应用别嘌醇前应进行基因检测,以减少严重药物不良反应的发生。

(五) 影像学检查

1. 关节 X 线片　可见由于 MSU 晶体沉积造成的关节软骨下骨质破坏,表现为偏心性圆形或卵圆形囊性变,甚至呈虫噬样、穿凿样缺损,骨缺损边缘可呈"悬挂边缘征"。晚期可出现关节间隙明显变窄甚至消失,形成纤维性强直,也可出现关节半脱位或脱位,甚至病理性骨折。

2. 超声　对疑诊痛风性关节炎或慢性痛风石关节炎患者的诊断更有意义。最重要的 4 种超声征象是痛风石、软骨表面的双轨征(double contour,DC)、聚集物(即关节积液内聚集的点状高回声,后方不伴声影,又称为暴风雪征)和骨侵蚀,其中双轨征是尿酸沉积在关节内特异性很高的表现,其诊断痛风性关节炎的灵敏度为 78%,特异度为 97%。

3. 双能 CT　双能 CT(DECT)能特异性识别尿酸盐结晶,诊断痛风的灵敏度为 84%(81%~87%),特异度为 93%(93%~96%)。对早期或无痛风石的患者双能 CT 的灵敏度要低一些,同时也有假阳性的情况。

(六) 关节腔穿刺 / 痛风石抽吸物 MSU 结晶检查

偏振光显微镜下表现为 2~20μm 负性双折光的针状或杆状 MSU 晶体。但需注意,部分患者即使是痛风发作期,该检查也可阴性。

三、痛风分类标准

痛风诊断广泛被认可的是美国风湿病学会 1977 年痛风分类标准、2015 美国风湿病学会和欧洲抗风湿病联盟共同制定的痛风分类标准(表 9-1,表 9-2)。2018 年欧洲抗风湿病联盟推荐三步诊断痛风:①第一步,关节滑液或痛风石抽吸物中发现 MSU 晶体。②如果第一步不可行,第二步,通过临床诊断(建立在存在高尿酸血症和痛风相关临床特征的基础上),满足下列特征时考虑临床诊断(高度怀疑但非特异性表现):足部(特别是第一跖趾关节)或踝关节单关节受累,之前类似的急性关节炎发作史,快速开始的剧烈疼痛和肿胀(24 小时内达峰),皮肤发红,男性并存在相关的心血管疾病和高尿酸血症。③第三步,当痛风的临床诊断不确定且不能证实 MSU 晶体时,建议寻找晶体沉积的影像学证据,特别是超声或双能 CT。

表 9-1　1977 年美国风湿病学会痛风分类标准

1. 关节液中有特异性尿酸盐结晶
2. 化学方法或偏振光显微镜证实痛风石中含尿酸盐结晶
3. 符合下述标准中的 6 条或 6 条以上
(1)急性关节炎发作>1 次
(2)炎症反应在 1 天内达高峰
(3)单关节炎发作
(4)可见关节发红

续表

(5)第一跖趾关节疼痛或肿胀

(6)单侧第一跖趾关节受累

(7)单侧跗骨关节受累

(8)可疑痛风石

(9)高尿酸血症

(10)不对称关节内肿胀(X 线片证实)

(11)无骨侵蚀的骨皮质下囊肿(X 线片证实)

(12)关节炎发作时关节液微生物培养阴性

注:满足以上 1、2 或 3 中任何一个条件,即可诊断为痛风。

表 9-2　2015 年美国风湿病学会 / 欧洲抗风湿病联盟痛风分类标准

第一步　纳入标准(只在符合本条件情况下,方采用下列评分体系):至少 1 次外周关节或滑囊发作性肿胀、疼痛或压痛

第二步　充分标准(如果具备,可直接分类为痛风而无须下列其他"要素"):有症状关节或滑囊(即在滑液中)或痛风石中存在单钠尿酸盐晶体

第三步　标准(不符合充分标准的情况下使用,≥8 分可诊断痛风):

项目	分类	评分
临床		
症状发作曾累及的关节 / 滑囊 [a]	踝关节或中足(作为单关节或寡关节的一部分发作而未累及第一跖趾关节)	1
	累及第一跖趾关节(作为单关节或寡关节发作的一部分)	2
关节炎发作特点(包括以往的发作)		
受累关节发红(患者自诉或医师观察到)	符合左栏 1 个特点	1
受累关节不能忍受触摸、按压	符合左栏 2 个特点	2
受累关节严重影响行走或无法活动	符合左栏 3 个特点	3
发作或者曾经发作的时序特征(无论是否进行抗炎治疗,符合下列 2 项或 2 项以上为一次典型发作)		
疼痛达峰<24 小时	一次典型的发作	1
症状缓解 ≤ 14 天	反复典型症状发作	2
发作间期完全缓解(恢复至基线水平)		
痛风石的临床证据		
皮下粉笔灰样结节,表面皮肤薄,常伴有表面血管覆盖,位于典型的部位如关节、耳郭、鹰嘴滑囊、指腹、肌腱(如跟腱)	存在	4

续表

项目	分类	评分
实验室检查		
血尿酸水平:通过尿酸氧化酶方法测定		
理想情况下,应在患者未接受降尿酸治疗和症状发作4周后(即在发作期间)进行测定;如果可行,在上述情况下进行复测。以最高的数值为准	<240μmol/L(<4mg/dl)	−4
	240~<360μmol/L(4~<6mg/dl)	0
	360~<480μmol/L(6~<8mg/dl)	2
	480~<600μmol/L(8~<10mg/dl)	3
	≥600μmol/L(≥10mg/dl)	4
有(曾有)症状的关节或滑囊进行滑液分析(应由有经验的检查者进行检测)	未做检测	0
	单钠尿酸盐阴性	−2
影像学特征		
(曾)有症状的关节或滑囊处尿酸盐晶体的影像学证据:超声显示双轨征[b],或双能CT证实尿酸盐沉积[c]	无影像学证据(两种检查方法)或未做检查	0
	存在(任一方式)	4
痛风相关关节破坏的影像学证据:手和/或足在传统影像学表现有至少一处骨侵蚀[d]	无影像学证据或未做检查	0
	存在	4

注:[a] 症状发作是指包括外周关节(或滑囊)的肿胀,疼痛和/或压痛在内的有症状的时期。[b] 双轨征,透明软骨表面的不规则回声增强,且与超声探头角度无关(注意:假阳性的双轨征可能出现在软骨表面,但改变超声探头角度时该征象会消失)。[c] 在关节或关节周围的位置存在颜色标记的尿酸盐。使用双能CT扫描获取影像,在80kV和140kV扫描能量下获取数据,使用痛风特异性软件应用双物质分解算法分析颜色标记的尿酸盐。阳性结果定义为在关节或关节周围的位置存在颜色标记的尿酸盐。需排除甲床、亚毫米波、皮肤、运动、射束硬化和血管伪影造成的假阳性。[d] 侵蚀定义为骨皮质的破坏伴边界硬化和边缘悬挂突出,不包括远端指间关节侵蚀性改变和鸥翼样表现。

　　美国风湿病学会1977年痛风分类标准、2015年美国风湿病学会和欧洲抗风湿病联盟共同制定的痛风分类标准,均将关节穿刺液镜检发现MSU作为诊断"金标准"。基于此,对疑诊痛风的炎性关节炎患者,均推荐在关节液或可疑痛风石抽吸物中寻找MSU结晶。虽然高尿酸血症是痛风的基础,但并非高尿酸血症的患者均会出现痛风,无关节炎症状的单纯高尿酸血症并不能诊断痛风。此外,痛风发作期间血尿酸有可能会正常,不能以此除外痛风的诊断。

四、治疗方案及原则

(一)非药物治疗

　　痛风非药物治疗的总体原则是生活方式的管理,首先是饮食控制、减少饮酒、运动、肥胖者减轻体重等;其次是控制痛风相关伴发病及危险因素,如高脂血症、高血压、高血糖、肥胖和吸烟。饮食方面需限制高嘌呤的动物性食品,如动物内脏、贝壳类食物和沙丁鱼等,减少中等嘌呤食品的摄入。除了酒类外,含有果葡糖浆(high fructose corn syrup,HFCS)的饮料也会导致血尿酸水平升高,应限制饮用。需强调的是,饮食控制不能代替降尿酸药物治疗。

(二)降尿酸药物治疗

1. 降尿酸治疗的指征　痛风性关节炎发作≥2次,或痛风性关节炎发作1次且同时合并以下任何一项:年龄<40岁、血尿酸>480μmol/L、有痛风石或关节腔尿酸盐沉积证据、尿酸性肾石症或肾功能损害[估算肾小球滤过率(eGFR)<90ml/min]、高血压、糖耐量异常或糖尿病、血脂紊乱、肥胖、冠心病、卒中、心功能不全,在非药物干预无效情况下,开始药物降尿酸治疗。

2020年美国风湿病学会痛风管理指南对药物降尿酸治疗(ULT)的指征按照不同推荐强度给出建议:①强烈推荐,有以下任何一种情况的痛风患者开始行ULT:皮下痛风石≥1个,有证据表明存在痛风引起的任何影像学损害,或痛风频繁发作(≥2次/年);②有条件推荐:对曾经发作>1次,但发作不频繁(<2次/年)的痛风患者开始ULT;对首次出现痛风发作的患者,有条件反对起始ULT;对于首次痛风发作且合并中重度慢性肾脏病(chronic kidney disease,CKD)(CKD 3期及3期以上)、血尿酸>540μmol/L或尿路结石的患者,有条件推荐起始ULT;无症状高尿酸血症患者(血尿酸>420μmol/L,无痛风发作或皮下痛风石),有条件反对起始ULT。

2. 降尿酸治疗的时机　因血尿酸波动可导致痛风急性发作,既往大多数痛风指南均不建议在痛风急性发作期开始时使用降尿酸药物,须在抗炎、镇痛治疗2周后再酌情使用。也有部分指南提出,在足量抗炎、镇痛药应用下,允许在痛风急性期进行降尿酸治疗,但该建议的依据来自小样本的随机对照研究,推荐级别弱,尚未被国内外学者普遍接受。如果在稳定的降尿酸治疗过程中出现痛风急性发作,则无须停用降尿酸药物,可同时进行抗炎、镇痛治疗。

3. 降尿酸治疗的目标和疗程　痛风患者降尿酸治疗目标为血尿酸<360μmol/L,并长期维持;若患者已出现痛风石、慢性痛风性关节炎或痛风性关节炎频繁发作,降尿酸治疗目标为血尿酸<300μmol/L,直至痛风石完全溶解且关节炎频繁发作症状改善,可将治疗目标改为血尿酸<360μmol/L,并长期维持。因人体中尿酸有其重要的生理功能,血尿酸过低,可能增加阿尔茨海默病、帕金森病等神经退行性疾病的风险。因此,建议降尿酸治疗时,血尿酸不低于180μmol/L。

4. 降尿酸治疗　降尿酸药物的选择需个体化。目前国内常用的降尿酸药物包括抑制尿酸合成(别嘌醇和非布司他)和促进尿酸排泄(苯溴马隆)两类。别嘌醇和非布司他均是通过抑制黄嘌呤氧化酶活性,减少尿酸合成,从而降低血尿酸水平;而苯溴马隆则通过抑制肾小管尿酸转运蛋白1,抑制肾小管尿酸重吸收而促进尿酸排泄,降低血尿酸水平。

(1)别嘌醇:作为一线治疗选择。成人初始剂量为50~100mg/d,每4周左右监测血尿酸水平1次,未达标患者每次可递增50~100mg,最大剂量为600mg/d,分3次服用。肾功能不全患者需谨慎,起始剂量每日不超过1.5mg/eGFR,缓慢增加剂量,严密监测皮肤改变及肾功能。eGFR 15~45ml/min者推荐剂量为50~100mg/d;eGFR<15ml/min者禁用。由于 *HLA-B*5801* 基因阳性是别嘌醇严重药疹发生的危险因素,建议如条件允许,治疗前进行

HLA-B*5801 基因检测。

（2）非布司他：初始剂量为 20~40mg/d，每 4 周左右评估血尿酸，不达标者可逐渐递增剂量，最大剂量为 80mg/d。轻中度肾功能不全（eGFR ≥ 30ml/min）者无须调整剂量，重度肾功能不全（eGFR<30ml/min）者慎用。基于非布司他和别嘌醇用于合并心血管疾病痛风患者中的心血管安全性（CARES）研究，非布司他可能造成合并心血管疾病的痛风患者的死亡风险增加，虽然目前尚无定论，但对有心血管疾病病史或新发心血管疾病者，需谨慎使用并随访监测，警惕心血管事件的发生。

（3）苯溴马隆：成人起始剂量为 25~50mg/d，每 4 周左右监测血尿酸水平，若不达标，可逐渐递增剂量，最大剂量 100mg/d。可用于轻中度肾功能异常或肾移植患者，eGFR 20~60ml/min 者推荐剂量不超过 50mg/d；eGFR<20ml/min 或尿酸性肾石症患者禁用。对使用促尿酸排泄药物是否需要碱化尿液仍有争议，2020 年美国风湿病学会《痛风管理指南》不建议合并碱化尿液治疗，国内专家建议视个体情况而定，若患者合并尿酸性肾结石和 / 或尿 pH 小于 5，依然建议给予适当碱化尿液治疗，并且需要监测尿 pH。

（4）其他降尿酸药物：对难治性痛风，其他药物疗效不佳或存在禁忌证，血液系统恶性肿瘤或放化疗所致的急性血尿酸显著升高，可考虑使用尿酸氧化酶，包括拉布立海（rasburicase）和普瑞凯希（pegloticase），不建议将其作为一线用药。新型降尿酸药物 RDEA594（lesinurad），通过抑制肾小管尿酸转运蛋白 1 和有机酸转运子发挥作用，用于单一足量使用黄嘌呤氧化酶抑制剂仍不能达标的痛风患者，可与黄嘌呤氧化酶抑制剂联合使用。目前该药尚未在国内上市。

（三）急性期治疗

急性期治疗原则是快速控制关节炎症和疼痛。急性期应卧床休息，抬高患肢，最好在发作 24 小时内开始应用控制急性炎症的药物。一线治疗药物有秋水仙碱和非甾体抗炎药，当存在治疗禁忌或治疗效果不佳时，也可考虑短期应用糖皮质激素。若单药治疗效果不佳，可选择上述药物联合治疗，但不推荐非甾体抗炎药与糖皮质激素联用，因其有共同的胃肠道反应。对上述药物不耐受或有禁忌时，国外也有应用白介素 1（IL-1）拮抗剂作为二线痛风急性发作期的治疗。目前无证据支持弱阿片类、阿片类止痛药物对痛风急性发作有效。

1. 秋水仙碱　建议应用低剂量秋水仙碱，首剂 1mg，1 小时后追加 0.5mg，12 小时后按照 0.5mg，1~3 次 /d。最宜在痛风急性发作 12 小时内开始用药，超过 36 小时疗效明显下降。当 eGFR 30~60ml/min 时，秋水仙碱最大剂量为 0.5mg/d；eGFR 15~30ml/min 时，秋水仙碱最大剂量为 0.5mg/2d；eGFR<15ml/min 或透析患者禁用。该药可能造成胃肠道不良反应，如腹泻、腹痛、恶心、呕吐，同时可能出现肝、肾损害及骨髓抑制，应定期监测肝肾功能及血常规。使用强效 P 糖蛋白和 / 或 CYP3A4 抑制剂（如环孢素或克拉霉素）的患者禁用秋水仙碱。

2. 非甾体抗炎药　痛风急性发作应尽早应用足量非甾体抗炎药的速效剂型，主要包括非特异性环氧合酶（COX）抑制剂和特异性 COX-2 抑制剂。非特异性 COX 抑制剂需注意消化道溃疡、出血、穿孔等胃肠道风险；特异性 COX-2 抑制剂的胃肠道风险较非特异性 COX 抑制剂降低 50% 左右，但活动性消化道出血、穿孔仍是用药禁忌。此外，非甾体抗炎药也可出现肾损害，注意监测肾功能；肾功能异常的患者应充分水化，并监测肾功能，

eGFR＜30ml/min 且未行透析的患者不宜使用。特异性 COX-2 抑制剂还可能增加心血管事件发生的风险,高风险人群应用须谨慎。常用非甾体抗炎药见表 9-3。

表 9-3 常用非甾体抗炎药的用法与用量

药物	半衰期 /h	起效时间 /h	COX-2 的选择性	常用推荐剂量
依托考昔	约 22	1	特异性 COX-2 抑制剂	60~120mg,1 次 /d
艾瑞昔布	约 20	2	特异性 COX-2 抑制剂	100mg,2 次 /d
塞来昔布	8~12	2~3	特异性 COX-2 抑制剂	200mg,2 次 /d
双氯芬酸	约 2	1/3~1	非特异性 COX 抑制剂	50mg,3 次 /d
醋氯芬酸	约 4	1.5~3	非特异性 COX 抑制剂	100mg,2 次 /d
布洛芬	1.8~3.5	1~2	非特异性 COX 抑制剂	200mg,3 次 /d
吲哚美辛	约 2	1/2~2	非特异性 COX 抑制剂	50mg,3 次 /d
酮洛芬	1.5~2.5	0.5~2	非特异性 COX 抑制剂	50mg,3 次 /d
萘普生	10~18	2~4	非特异性 COX 抑制剂	250mg,3 次 /d
洛索洛芬	1~1.5	0.5	非特异性 COX-2 抑制剂	60mg,3 次 /d
美洛昔康	约 20	4.9~6	非特异性 COX-2 抑制剂	7.5mg,2 次 /d
吡罗昔康	30~60	3~5	非特异性 COX-2 抑制剂	10mg,2 次 /d

注:COX,环氧合酶。

3. 糖皮质激素 主要用于急性痛风发作伴有全身症状,或秋水仙碱和非甾体抗炎药无效或使用禁忌,或肾功能不全的患者。一般推荐泼尼松 0.5mg/(kg·d)连续用药 5~10 天停药,或用药 2~5 天后逐渐减量,总疗程为 7~10 天,不宜长期使用。若痛风急性发作累及大关节时,或口服治疗效果差,可给予关节腔内或肌内注射糖皮质激素,如复方倍他米松和曲安奈德,但需排除关节感染,并避免短期内反复注射。应用糖皮质激素需注意高血压、高血糖、高血脂、水钠潴留、感染、胃肠道风险、骨质疏松等不良反应。

（四）痛风急性发作预防治疗

降尿酸治疗期间易导致反复出现急性发作症状,可给予预防治疗。在初始降尿酸治疗的 3~6 个月,口服小剂量秋水仙碱 0.5mg,1~2 次 /d。当秋水仙碱无效或存在用药禁忌时,考虑低剂量非甾体抗炎药作为预防性治疗。上述两药使用存在禁忌或疗效不佳时,也可应用小剂量泼尼松(5~10mg/d)预防发作,但应注意糖皮质激素长期应用的不良反应。

（五）其他治疗

1. 慢性尿酸盐肾病 一旦确诊即开始非药物治疗,疗效不佳者根据尿酸水平及合并症开始药物治疗。出现肾功能损害（G2 期及以上）、尿酸性肾石症患者血尿酸超过 480μmol/L 即开始降尿酸治疗,治疗目标值<360μmol/L。注意避免使用有可能损害肾脏的药物。

2. 尿酸性肾结石 直径小于 0.5~1.0cm,且未导致尿路梗阻、感染或疼痛等症状的患者,可考虑一般疗法,增加液体摄入、限制高嘌呤饮食及适当运动,同时可以给予碱化尿液治疗,维持尿 pH 在 6.2~6.9;若直径大于 1.0cm 和 / 或出现尿路梗阻、感染或疼痛等症状,可酌情采用排石疗法、体外冲击波碎石和 / 或手术治疗。

3. 痛风石 经积极治疗,血尿酸降至 300μmol/L 以下维持 6 个月以上,部分痛风石可逐渐溶解、缩小。对于痛风石较大,压迫神经或痛风石破溃,经久不愈者可考虑手术治疗,但患者术后仍须接受规范化综合治疗。

五、预后

本病预后相对良好,如果及早诊断并进行规范治疗,大多数患者可正常工作生活。慢性期病变有一定的可逆性,长期规范达标治疗可使痛风石缩小或消失,关节症状和功能改善,相关肾病也可减轻。伴发高血压、糖尿病、其他肾病及心血管疾病者预后欠佳。

执 笔:徐 东 朱小霞 邹和建

审 校:赵 岩

撰写组成员:林 禾

10 系统性硬化症诊疗规范

【诊疗要点】

- 系统性硬化症（systemic sclerosis，SSc）是一类以皮肤纤维化为主要特征的多脏器受累的自身免疫性结缔组织病，根据皮肤受累范围及临床特点，可将 SSc 分为四型，即局限皮肤型 SSc、弥漫皮肤型 SSc、重叠综合征及无皮肤硬化型 SSc，而 CREST 综合征为局限皮肤型 SSc 的亚型之一。
- 皮肤增厚、变硬为 SSc 的突出表现，常伴有雷诺现象、指端溃疡等，也可导致肺、心血管、肾脏、消化道等多脏器受累。
- 自身抗体检测在 SSc 的早期诊断、临床分型及预后判断中发挥重要作用，其中抗拓扑异构酶 I（Scl-70）抗体、抗着丝点蛋白抗体和抗 RNA 聚合酶Ⅲ抗体对 SSc 具有较高特异性。
- SSc 是一种高度异质性疾病，发病机制尚不明确，至今尚无根治方法，可根据靶器官受累情况制订个体化治疗方案，近年来在抗纤维化和血管活性药物领域有所进展。

系统性硬化症（systemic sclerosis，SSc）是一类以皮肤增厚、变硬为突出表现的系统性自身免疫性疾病，2018 年 5 月 SSc 被列入中国第一批罕见病目录。除皮肤受累外，也可影响内脏（肺、心血管、肾脏、消化道等）。SSc 的发病高峰在 45~65 岁，儿童发病相对少见，女性好发，男女比例为 1:(4~6)，而男性患者往往病情较重，更容易表现出弥漫性皮肤病变、指端溃疡和肺动脉高压，预后相对较差。

SSc 发生内脏损害的潜在风险很高，严重威胁患者的生活质量和生存，因此 SSc 的规范化诊疗亟待进一步普及和推广。中华医学会风湿病学分会在借鉴国内外诊治经验和指南的基础上，制定了《系统性硬化症诊疗规范》（以下简称本规范），旨在规范 SSc 的诊断方法和治疗方案，以减少误诊、漏诊和治疗不当。

一、临床分型

根据皮肤累及范围及临床特征，可将 SSc 分为 4 型。

1. 局限皮肤型 SSc（limited cutaneous SSc，lcSSc） 皮肤增厚、变硬通常由肢体末端向近心端发展，如局限在肘、膝以远时，则分类为 lcSSc，伴或不伴有颜面受累。

2. 弥漫皮肤型 SSc（diffuse cutaneous SSc，dcSSc） 皮肤增厚、变硬超过肘、膝并达到其近端，甚至累及到躯干，则称为 dcSSc，伴或不伴有颜面受累。

3. 重叠综合征（overlap syndrome） 弥漫或局限皮肤型 SSc 与其他明确诊断的结缔组织病共存，如类风湿关节炎、炎性肌病或系统性红斑狼疮等。

4. 无皮肤硬化型 SSc（SSc sine scleroderma） 小部分 SSc 患者（<5%）缺乏典型皮肤病变，但有雷诺现象、SSc 特征性的内脏表现和血清学异常。

CREST 综合征为 lcSSc 的亚型之一，表现为钙质沉着（calcinosis）、雷诺现象（Raynaud phenomenon）、食管运动功能障碍（esophageal dysmotility）、指硬化（sclerodactyly）和毛细血管扩张（telangiectasia）。这些特征也可见于其他类型，而且治疗策略上并无特殊，因此近年来国际上越来越少将其作为独立的疾病提出。

二、临床表现

1. 早期症状 SSc 最常见的初期表现是雷诺现象、隐匿性肢端和面部肿胀，并有手指皮肤逐渐增厚。约 70% 患者的首发症状为雷诺现象，约 90% 的患者病程中出现雷诺现象。多关节病同样也是突出的早期症状。胃肠道功能紊乱（胃、食管烧灼感和吞咽困难）或呼吸系统症状等，偶尔也是本病的首发表现。部分患者起病前可有不规则发热、胃纳减退、体重减轻等非特异性表现。

2. 皮肤 SSc 最突出的临床表现是皮肤增厚、变硬。几乎所有病例均会出现皮肤的增厚和硬化，不同患者皮肤受累程度不同。临床上将皮肤病变进展划分为 3 个阶段：①肿胀期：通常持续 6~12 个月，受累部位非可凹性肿胀，还可伴有皮肤发红及皮温升高、瘙痒和疼痛等；②硬化期：通常持续 1~4 年甚至更长，皮肤呈蜡样光泽，紧贴于皮下组织不易捏起；③萎缩期：皮肤纤维化延伸至更深的组织，皮下脂肪组织消失（脂肪萎缩），皮肤萎缩、变薄。不同患者阶段性改变的时长和程度均存在个体差异，不同的发展阶段亦可相互重叠，且与临床分型和抗体类型相关，dcSSc 皮肤进展较 lcSSc 迅速，抗拓扑异构酶 I（即 Scl-70）抗体或抗 RNA 聚合酶Ⅲ抗体阳性患者的皮肤进展较快。早期即出现的广泛或快速进展的皮肤纤维化，往往提示预后不佳。

皮肤纤维化常从指端开始，起初手指发亮、紧绷，手指褶皱消失，汗毛稀疏，逐渐向近端发展，患者可有紧绷束缚的感觉。也可出现面具样面容、口周沟纹、口唇变薄、鼻端变尖、颈前横向厚条纹等。受累皮肤可有色素脱失和色素沉着交替的现象（即胡椒盐征）。

皮肤增厚的范围与程度可采用改良 Rodnan 皮肤评分（modified Rodnan skin score，mRSS）进行评估。评估者对患者全身 17 处区域触诊，每处皮肤厚度以 0 分（正常）到 3 分（重度增厚）计，总分为 51 分。0 分为正常皮肤，皮肤细纹存在且无皮肤增厚；1 分为轻度皮肤增厚，检查者可轻易用两指将皮肤捏起形成皱褶，皮肤细纹也可存在；2 分为中度皮肤增厚，较难将皮肤捏起形成皱褶，皮肤细纹消失；3 分为重度皮肤增厚，无法将皮肤捏起形成皱褶。

约 50% 的患者病程中会出现皮肤溃疡、坏死，常累及指尖、关节伸面及易摩擦部位。凹陷性瘢痕是 SSc 特征性的皮肤病变，有助于该疾病的诊断。毛细血管扩张表现为血管源性红色斑状损害,局部施压可以变白。

3. 骨骼与肌肉　SSc 患者常见的骨骼肌肉病变包括关节痛、炎症性多关节病、肌腱摩擦感、肌痛 / 肌炎、皮下钙化及关节挛缩。早期皮肤肿胀的患者常因受手和腕部软组织炎症和肿胀受压而诊断为腕管综合征,晚期可出现指骨溶解吸收。关节挛缩最常见于近端指间关节和掌指关节,弥漫皮肤型患者可出现大关节挛缩。钙质沉着常见于易创伤区域的皮下组织,如前臂、肘或髌骨伸侧。SSc 早期可有肌痛、肌无力等非特异性症状,晚期可出现肌肉萎缩。5%~10% 的患者可重叠炎性肌病。

4. 肺部　肺部受累是 SSc 常见且严重的内脏损害之一,主要有两种病变类型,即肺间质病变和肺动脉高压,两者约占 SSc 相关死亡原因的 60%。SSc 的其他肺部并发症包括吸入性肺炎、胸膜病变、自发性气胸、药物诱发性肺炎、肺尘埃沉着病(又称尘肺)和肿瘤等。

(1) 肺间质病变(interstitial lung disease,ILD):约 80% 的 SSc 患者可发生 ILD,其中 25%~30% 为进展型 ILD。绝大部分 ILD 出现于早期,但起病隐匿,病初最常见的症状为活动后气促,活动耐量降低,可在起病 5 年内进展为严重的限制性肺病。非特异性间质性肺炎(non-specific interstitial pneumonia,NSIP)是 SSc-ILD 最常见的病理和影像类型,寻常性间质性肺炎(usual interstitial pneumonia,UIP)亦可见。抗拓扑异构酶 I 抗体阳性提示 SSc 出现 ILD 的风险升高,抗着丝点蛋白抗体阳性提示 SSc 出现 ILD 的风险下降,dcSSc 患者发生 ILD 的风险升高,而无皮肤硬化型 SSc 发生 ILD 的风险与局限皮肤型的患者相仿。

(2) 肺动脉高压(pulmonary arterial hypertension,PAH):约 15% 的 SSc 患者可合并 PAH,多由原发病引起,其危险因素包括病程长、抗着丝点蛋白抗体阳性以及毛细血管扩张。PAH 起病隐匿,部分患者可始终无症状,早期可出现劳力性呼吸困难,而胸痛和晕厥少见,早期发现并及时治疗可显著提高生存率。高灵敏度多模式算法 DETECT 可帮助评估及预测 SSc 罹患 PAH 的风险,在这个两阶段算法中纳入了临床表现(毛细血管扩张)、血清学指标(N 端脑钠肽前体、血尿酸)、抗体亚型、肺功能、心电图等评估参数,根据计算得分判断是否需要进一步行超声心动图或右心导管检查,旨在早期预测 PAH。

5. 心脏　SSc 患者常伴有心脏受累,大多数呈隐匿性进展,一旦患者出现明显的临床症状时,常提示预后不良。SSc 可以累及心脏各个部位,导致心肌缺血、循环障碍、心律失常、心包积液以及瓣膜异常,原发于 SSc 的典型表现为心肌纤维化和心肌炎。近年来心脏磁共振成像在 SSc 中的诊断价值逐渐被认识,尤其是延迟钆剂增强可作为特征性改变,提示局灶性或弥漫性心肌纤维化。

6. 肾脏　硬皮病肾危象(scleroderma renal crisis,SRC)是 SSc 患者特征性的肾损害表现,发生率为 2%~15%,虽罕见但致死率高,临床典型特征包括突发高血压(或血压较基线明显升高)、血肌酐进行性上升和少尿,50% 的患者可出现微血管病性溶血性贫血,通常伴随头痛、乏力、高血压性视网膜病变、脑病、肺水肿和心功能不全等。好发于早期 dcSSc 患者,尤其是快速进展阶段,通常出现在起病的 3~5 年内。根据临床表现可分为血压增高型(90%)和血压正常型(10%),按照病理生理也可将 SRC 分类为狭义 SRC 和血栓性微血管病相关性 SRC。预测 SRC 发生的危险因素包括:抗 RNA 聚合酶Ⅲ抗体阳性、肌腱摩擦和滑膜炎。糖皮质激素(泼尼松等效剂量>7.5mg/d)的应用可明显增加 SRC 的风险,并呈剂量依赖性,若同时联合使用钙调磷酸酶抑制剂等有潜在肾毒性的药物,SRC 发生风险更高。

7. 消化系统　消化道的任何部位均可受累,70%~90% 的患者有食管累及,主要是由固有肌层和黏膜下层的神经病变和肌肉纤维化所致,以食管下 1/3 段为著,可导致胃食管反流病(gastroesophageal reflux disease,GERD),典型临床表现包括:吞咽困难、胃食管反流、恶心、呕吐、进食困难,伴消瘦。消化道内镜和 pH 测定有助于诊断,食管测压是诊断食管动力障碍的"金标准"。目前越来越多的研究认为,GERD 带来的胃酸反流可能促进 ILD 的进展。类似的神经肌肉病变也可出现于胃肠道其他部位,如假性肠梗阻、直肠脱垂等,由于清除能力受损,可导致小肠细菌生长过度。

胃窦血管扩张症(gastric antral vascular ectasia,GAVE)也是 SSc 特征性的消化道表现,发生率为 5.7%~14%。GAVE 在胃镜下具有特征性表现:扩张的血管呈红色条纹状沿黏膜皱襞顶部向幽门集中,因其外观类似西瓜皮上的条纹,故也称"西瓜胃"。临床主要表现为长期消化道隐性出血,严重者可有黑便和呕血,部分患者有恶性贫血。

最常见的 SSc 肝脏病变是合并原发性胆汁性胆管炎(primary biliary cholangitis,PBC),发生率为 2%~18%,主要见于 lcSSc 患者,抗着丝点蛋白抗体阳性率高,肝脏穿刺活检有助于明确诊断。

8. 其他　SSc 患者还可出现内分泌系统的病变,常合并自身免疫性甲状腺炎,血清中甲状腺相关抗体可为阳性。神经系统也可累及,例如 dcSSc 患者早期即可出现正中神经受压、腕管综合征。中枢神经系统受累少见,但也可出现孤立或多发单神经炎(包括脑神经),这常与某些特异的抗体相关,如抗 U1RNP 抗体。SSc 患者还可出现对称性周围神经病变,可能与合并血管炎、胃肠道病变导致的营养不良等有关。另外,SSc 患者的精神、心理异常也日渐受到关注。

三、辅助检查

1. 常规实验室检查　红细胞沉降率可正常或轻度增快。贫血可由消化道溃疡、吸收不良、肾脏受累所致。可有轻度血清白蛋白降低和球蛋白增高,可有多克隆高丙种球蛋白血症和冷球蛋白血症。

2. 免疫学检查　自身抗体检测有助于判断 SSc 患者临床表型和预后,超过 90% 的 SSc 患者抗核抗体阳性。60%~80% 的 SSc 患者标志性抗体阳性,包括抗拓扑异构酶 I(topoisomerase I/Scl-70)抗体、抗着丝点蛋白(centromere protein,CENP)抗体和抗 RNA 聚合酶Ⅲ抗体。

抗拓扑异构酶 I 抗体的阳性率为 9.4%~42%,最常见的是 IgG 亚型,特异性高,尤其与 dcSSc 密切相关,提示不良预后,与病死率增高、肺间质病变高度相关。另有报道,抗拓扑异构酶 I 抗体与骨骼肌和心肌受累、指端溃疡、手指挛缩畸形等相关。抗 CENP 抗体在 SSc 中的检出率为 20%~40%,抗 CENP 抗体与 lcSSc 密切相关,尤其是 CREST 综合征,而严重的肺间质病变和肾危象少见。约 20% 的抗 CENP 抗体阳性患者合并 PAH。抗 RNA 聚合酶Ⅲ抗体在 SSc 中的阳性率约为 20%,对 SSc 高度特异。抗 RNA 聚合酶Ⅲ抗体与 dcSSc、快速进展的皮肤病变、胃窦血管扩张、肾危象、伴发肿瘤等相关。

抗 U3RNP(fibrillarin)抗体的阳性率约 8%,多见于男性患者,与弥漫性皮肤受累相关。抗纤维蛋白 Th/To 抗体的阳性率约 5%,与局限性皮肤受累及 PAH 相关。抗 PM/Scl 抗体的阳性率约 1%,见于 lcSSc 和重叠综合征(炎性肌病)。约 30% 的患者类风湿因子阳性。

3. 皮肤病理　受累皮肤活检的组织病理可见网状真皮致密胶原纤维增多、表皮变薄、皮突消失，以及皮肤附属器萎缩。真皮和皮下组织内可见 T 细胞、巨噬细胞等淋巴细胞聚集。多数患者具有特征性临床表现，皮肤活检并非必需。

4. 甲襞微循环检测　甲襞微循环检测下的 SSc 模式被定义为：甲襞毛细血管密度明显减少（≤3 根 /mm），且具有异常形态（即晚期出现的异常新生毛细血管）；或存在巨大管袢，即管袢均匀增宽，袢径超过 50μm 的毛细血管，这对 SSc 的早期诊断和预后判断具有重要意义。此外，可根据毛细血管密度、袢径、异常形态和甲襞出血的情况，进行早期、活动期和晚期的划分。

5. 其他辅助检查　X 线检查示两肺纹理增强，也可见网状或结节状致密影，以肺底为著，或有小的囊状改变；X 线还可显示双手指端骨质吸收，软组织中的钙质沉积，关节 B 超、磁共振等可用于评估关节受累情况。怀疑累及肌肉时，可考虑肌肉磁共振或肌电图检查。SSc 患者在基线时应进行胸部高分辨率 CT（high resolution CT，HRCT）和肺功能以筛查 ILD，并在随访中定期复查。钡餐检查可显示食管和胃肠道的蠕动减弱或消失，食管下端狭窄、近端增宽，亦可见小肠蠕动减少、近端小肠扩张，结肠袋可呈球形改变。消化道内镜、核素扫描、胶囊内镜等也可考虑用于评估 SSc 的消化道累及。

四、诊断

2013 年美国风湿病学会（American College of Rheumatology，ACR）/ 欧洲抗风湿病联盟（European League Against Rheumatism，EULAR）提出了 SSc 分类标准（表 10-1），其灵敏度和特异度分别为 91% 和 92%。

表 10-1　2013 年 ACR/EULAR 制定的系统性硬化症分类标准

项目	子项目	权重
双手手指皮肤增厚并延伸至掌指关节近端（充分条件）		9
手指皮肤增厚（按高分值的项目计算）	手指肿胀	2
	手指硬化（掌指关节和近端指间关节之间的部分）	4
指尖病变（按高分值的项目计算）	指尖溃疡	2
	指尖凹陷性瘢痕	3
毛细血管扩张		2
甲襞毛细血管异常		2
肺动脉高压和 / 或肺间质病变（最高 2 分）	肺动脉高压	2
	肺间质病变	2
雷诺现象		3
SSc 相关的自身抗体（最高 3 分）	抗着丝点蛋白抗体	3
	抗拓扑异构酶 I 抗体（抗 Scl-70 抗体）	
	抗 RNA 聚合酶Ⅲ抗体	

诊断要求：

（1）1 个充分条件：即双手手指皮肤增厚并延伸至邻近的掌指关节近端。满足此充分条件，即可直接分类为 SSc。

（2）2 个排他性标准：即皮肤增厚但不累及手指的患者，或临床表现能被 SSc 样疾病解释的患者，例如肾源性系统性纤维化、泛发型硬斑病、嗜酸性筋膜炎、糖尿病性硬肿病、硬化性黏液水肿、红斑性肢痛症、卟啉症、硬化性苔藓、移植物抗宿主病、糖尿病相关的手关节病变，这两类患者均不适用于该标准。

（3）同一条目下选取最高分值：故总分值最高为 19 分，≥9 分即可归类为 SSc。

极早期系统性硬化症：2011 年欧洲硬皮病试验和研究联盟（European Scleroderma Trials and Research group，EUSTAR）提出了极早期系统性硬化症（very early diagnosis of systemic sclerosis，VEDOSS）分类标准。一旦患者出现雷诺现象、手指肿胀及抗核抗体阳性三联征，建议进一步转诊至风湿专科就诊，尽快完善甲襞微循环、SSc 相关抗体及内脏病变的筛查。

五、SSc 相关复合疾病活动指数

目前主要有欧洲硬皮病研究小组（European Scleroderma Study Group，EScSG）活动指数、EUSTAR 活动指数和 SSc 综合应答指数（Combined Response Index for Systemic Sclerosis，CRISS）、scleroderma skin PRO（SSPRO）等，这些疾病活动指数可用于指导临床实践。

六、鉴别诊断

1. 局灶性硬皮病　与 SSc 对应的是局灶性硬皮病（localized scleroderma，LS），又称为硬斑病（morphea），后者是一种引起皮肤纤维化的非系统性的皮肤病变，通常无结构性血管损害和内脏累及。局灶性硬皮病可分为五种亚型：局限型硬斑病、泛发型硬斑病、线状硬斑病、深部硬斑病及混合型硬斑病。

2. 其他皮肤纤维化疾病　临床上可表现为皮肤变硬和组织纤维化的许多疾病易与 SSc 混淆。诊断 SSc 前，需排除成人硬肿病、硬化性黏液水肿、嗜酸性筋膜炎、慢性移植物抗宿主病、肾源性系统性纤维化、硬化萎缩性苔藓和僵硬皮肤综合征等 SSc 类似疾病。

七、治疗

SSc 是一种高度异质的系统性自身免疫病，其发病机制尚不明确，至今尚无根治的方法。

（一）综合治疗

SSc 患者需戒烟，避免紧张情绪，注意保暖，以减少雷诺现象的发作。充分保湿，使用抗组胺药等治疗瘙痒，指端溃疡或皮下钙化发生破溃的患者需注意创面防护，避免继发皮肤软组织感染。严重的毛细血管扩张可行激光治疗。合并肺动脉高压的女性患者需要严格避孕,对肺部受累出现低氧血症的患者行氧疗。病情稳定期的患者可进行适度运动,对于关节挛缩和指骨溶解缩短的患者,康复锻炼尤为重要。均衡营养,优质蛋白质饮食,增强抗感染免疫力。

（二）脏器受累相关治疗

1. 皮肤病变

（1）甲氨蝶呤推荐用于治疗早期 dcSSc 的皮肤病变,常用剂量为 10~20mg/周。吗替麦考酚酯也可用于严重的皮肤受累患者,推荐剂量为 2~3g/d,亚洲人使用剂量偏小,一般不超过 2g/d,根据患者的耐受性调整剂量。环磷酰胺对 SSc 的皮肤损害有一定疗效,但较少用于治疗单纯皮肤受累的 SSc 患者。

（2）糖皮质激素对延缓皮肤纤维化进展效果不显著。对控制早期炎性症状可能有效,临床上通常用于皮肤病变的早期（肿胀期）,以及合并关节炎、腱鞘炎或肌炎的患者。可选择小到中剂量的糖皮质激素,例如泼尼松 10~30mg/d,好转后减停。已发展到皮肤硬化萎缩期的患者,不推荐应用。

（3）其他治疗:对于严重且难治的钙质沉着,可考虑外科干预。临床上也常采用积雪苷、雷公藤、丹参等中医药制剂,中西医结合治疗目前在国内应用广泛。

2. 肺间质病变　SSc-ILD 患者治疗方案的制订应当综合考量多种因素。对于亚临床、稳定期或轻症的 SSc-ILD 患者,可予以非药物干预,密切观察及随访,当出现呼吸道症状加重、肺功能下降或影像学进展时,可考虑启动药物治疗。终末期 SSc-ILD 患者可考虑肺移植。

（1）糖皮质激素对肺纤维化无明确效果,对伴有炎症浸润者可能有一定作用,但不推荐单独使用。吗替麦考酚酯和环磷酰胺是治疗 SSc-ILD 的优选方法,常用剂量:吗替麦考酚酯 2~3g/d;环磷酰胺多采用静脉冲击,0.5~1.0g/m²,每月 1 次,缓解后改为吗替麦考酚酯（1~2g/d）或硫唑嘌呤（50~100mg/d）维持。对于严重的或进展的 SSc-ILD 患者,若吗替麦考酚酯和环磷酰胺效果不佳或不能耐受,也可考虑 IL-6 拮抗剂（托珠单抗）或抗 CD20（利妥昔）单抗治疗。

（2）抗纤维化药物尼达尼布可与吗替麦考酚酯等免疫抑制剂联合应用,作为 SSc-ILD 起始和升级治疗的方案。吡非尼酮已被批准用于治疗特发性肺纤维化的患者,也可考虑联合应用于 SSc-ILD。

尼达尼布是一种小分子的酪氨酸激酶抑制剂,可同时阻断血小板源性生长因子受体、血管内皮生长因子受体、成纤维细胞生长因子受体和转化生长因子受体等介导的信号通路,从而发挥抗纤维化作用。目前已获中国国家药品监督管理局用于治疗 SSc-ILD 的批准。常用剂量为 100~150mg/次、2 次/d,常见不良反应有胃肠道反应和肝功能异常。

吡非尼酮是一种含改良苯基吡啶的口服小分子活性药物,目前认为主要通过阻断转化生长因子等相关信号抑制了成纤维细胞的增殖和细胞外基质的合成。同时,还可能发挥抗炎和抗氧化作用。推荐初始剂量为 200mg/次、3 次/d,耐受后可酌情递增剂量至 300~600mg/次、3 次/d,稳定期的维持剂量也可考虑 100~200mg/次、3 次/d。不良反应如胃肠道反应、光过敏、肝功能异常等。

3. 心脏受累　目前关于治疗 SSc 心脏受累的循证证据有限。若诊断为心肌纤维化,可考虑系统性使用免疫抑制剂，目前仅有应用吗替麦考酚酯、环磷酰胺和托珠单抗治疗的病例报道，环磷酰胺可能有潜在的心脏毒性（呈剂量依赖关系），需谨慎使用。一旦进展至心力衰竭，建议予以积极的抗心力衰竭治疗，必要时可植入心脏起搏器或心律转复除颤器。

4. **胃肠道疾病**　推荐使用质子泵抑制剂和组胺 H_2 受体拮抗剂治疗胃食管反流。可使用促胃动力药物，改善 SSc 相关的胃肠动力失调的症状。严重的体重减轻或肠内营养效果不佳的患者可考虑行肠外营养。可使用止泻药（如洛哌丁胺）或泻药分别治疗患者的腹泻及便秘。

5. **血管病变**

(1) 雷诺现象：应注意保暖，避免情绪波动、吸烟等诱发因素。当雷诺现象较严重和反复发作影响患者生活时，钙通道阻滞剂可作为一线治疗用药。临床上常使用硝苯地平 10mg/ 次、3 次 /d，其他剂型也可采用，药物不良反应有低血压、头晕、头痛和外周水肿，也考虑使用血管紧张素 II 受体阻断剂，如氯沙坦 50mg/ 次、1 次 /d。效果不佳者可采用 5 型磷酸二酯酶（phosphodiesterase，PDE）抑制剂（西地那非、他达那非），推荐的起始剂量为西地那非 20mg/ 次、3 次 /d，他达那非 10~20mg/ 次、1 次 /d，不可与硝酸盐类药物合用，有心血管疾病的患者慎用。静脉注射前列环素类似物可作为二线药物，用于严重的雷诺患者。氟西汀适用于不能耐受血管活性药物的患者，起始剂量为 20mg/ 次、1 次 /d。

(2) 指端溃疡：应在局部对症处理的同时，积极进行系统性治疗。指端溃疡一线用药包括 PDE-5 抑制剂、前列腺素类和内皮素受体拮抗剂（endothelin receptor antagonist，ERA）波生坦。西地那非可显著改善指端溃疡症状，推荐剂量为 20mg/ 次、3 次 /d；波生坦可预防指端溃疡的发作，推荐剂量为 62.5~125mg/ 次、2 次 /d，波生坦的主要不良反应是肝功能异常、水肿和贫血。必要时予以镇痛对症治疗，出现伤口感染时应酌情予抗感染药物、清创措施。对于病情严重、顽固的病例，可考虑手指（手掌）交感神经切除术。

(3) 肺动脉高压：ERA 类（波生坦、安立生坦和马昔腾坦）、PDE-5 抑制剂（西地那非、他达那非）以及可溶性鸟苷酸环化酶刺激剂（利奥西呱）均可用于治疗 SSc-PAH，前列环素类似物（依前列醇、伊洛前列素、曲前列素）和前列环素受体（IP 受体）激动剂司来帕格可考虑用于治疗严重的 SSc-PAH。对于高危患者，建议联合治疗方案，如 ERA 类联合 PDE-5 抑制剂或利奥西呱，司来帕格联合 PDE-5 抑制剂或 ERA 类，但利奥西呱不得与 PDE-5 抑制剂联用。此外，可选用利尿剂及氧疗等对症支持治疗。华法林等抗凝类药物仅用于治疗有明确血栓者，不推荐常规使用。具体药物剂量可参照"25　结缔组织病相关肺动脉高压诊疗规范"。

(4) 硬皮病肾危象：应早期识别 SRC，及时给予血管紧张素转换酶抑制剂（angiotensin-converting enzyme inhibitor，ACEI）治疗。通常采用半衰期较短的卡托普利以便调整剂量，起始剂量为 12.5~25mg/ 次、1 次 /8h，逐渐增加至最大可耐受剂量，目标是在 24 小时内将收缩压降低 20mmHg，舒张压降低 10mmHg，72 小时内降至正常，密切监测血压，避免低血压发生，后期可改为半衰期较长的依那普利等长期维持，对于顽固性高血压可联合其他降压药如钙通道阻滞剂及利尿剂，β 受体阻滞剂可能会加重 SSc 的雷诺现象，故避免使用。对于血栓性微血管病相关性 SRC，可考虑采用治疗性的血浆置换。有报道 ACEI 类药物联合 ERA 类药物如波生坦 62.5~125mg/ 次、2 次 /d，对 SRC 患者显示出一定疗效。进入终末期肾病的患者需要透析治疗，对于肾功能无好转可能的患者，可行肾移植。糖皮质激素与 SRC 风险增加相关，ACEI 无预防 SRC 的作用。诊断存疑时，可行肾穿刺活检，以排除合并血管炎等少见情况。

八、预后

SSc 一般呈慢性经过，出现内脏并发症者预后较差，目前导致 SSc 患者死亡的主要原因是肺间质病变和肺动脉高压。最近的数据显示，SSc 的 5 年生存率超过 80%，但一些亚型的预后仍较差，如进展性的肺动脉高压 2 年生存率低于 50%；合并肾危象时病死率较高，1 年死亡率达 30%。SSc 病变仅限于皮肤（无内脏受累）的患者预后较好。

执　笔:邹和建　梁敏锐　朱小霞
审　校:赵东宝
撰写组成员:戴生明　王晓冰

11 未分化结缔组织病、混合性结缔组织病诊疗规范

【诊疗要点】

- 未分化结缔组织病(undifferentiated connective tissue disease,UCTD)通常指患者出现某些结缔组织病(connective tissue disease,CTD)相关的症状和体征,同时有自身免疫病的血清学证据,但不符合任一确定CTD的分类标准。
- 根据病程将UCTD分为早期(病程少于3年)和稳定期(病程超过3年)。早期UCTD可能是某种确定CTD的早期阶段,而稳定期UCTD是一种独立的疾病。
- MCTD可出现SLE、RA、SSc和炎性肌病的重叠表现。各种重叠表现很少同时发生,而是在数月或数年间序贯出现。
- UCTD或MCTD患者常有雷诺现象。如无雷诺现象,诊断MCTD时需谨慎。
- UCTD和MCTD的规范化诊断和治疗更新慢于其他确定的CTD。治疗均缺乏对照研究证据或指南推荐,目前主要按照构成疾病的具体临床表现而采用相应的常规治疗措施。

一、未分化结缔组织病

未分化结缔组织病(undifferentiated connective tissue disease,UCTD)通常指患者出现某些结缔组织病(connective tissue disease,CTD)相关的症状和体征,尤其是雷诺现象、关节痛、肌痛、食管功能失调,同时有自身免疫病的血清学证据如抗核抗体(anti-nuclear antibodies,ANA)阳性,但不符合任一确定CTD的分类标准,因此UCTD曾被认为是CTD的疾病早期阶段。然而,前瞻性研究发现仅30%的UCTD患者在3~5年后最终会进展为某种确定的CTD。若UCTD患者在出现症状12个月内未进展为某一确定CTD,大多10年后仍保持未分化状态,故目前多认为稳定期UCTD可能是CTD分类中一种独立的疾病。

(一)临床表现

UCTD患者常见的症状有关节肿痛、雷诺现象、皮肤黏膜损害(如面部红斑、眼干、口干、

光过敏、口腔溃疡、双手指肿胀)等,其他临床表现还包括浆膜炎、血液系统改变(包括贫血、白细胞减少和血小板减少等)、肺间质纤维化、心脏病变等。然而,非常早期的 UCTD 可能症状不明显,或仅有非特异性的临床表现,如乏力、低热、淋巴结肿大等。从 CTD 的发展进程来看,患者往往是先出现血清自身抗体阳性,再出现临床症状。近年,随着我国全面实行二孩政策,部分轻症患者由于不良妊娠事件尤其是复发性流产,而被检出 ANA 等自身抗体阳性而首次确诊 UCTD。然而,复发性流产是否属于 UCTD 相关的临床表现目前尚无定论。曾提出 UCTD 分类标准的 Mosca 认为,复发性流产伴 ANA 阳性更偏向归为 APS 疾病谱中。此外,妊娠可能导致 UCTD 疾病恶化或进展,临床应进行严密监测。

近年有观点认为,可根据病程将 UCTD 分为早期(病程少于 3 年)和稳定期(病程超过 3 年)。

1. 早期 UCTD　对于早期 UCTD 患者,未分化状态指的是"不完整""非典型"或"轻微"的疾病表现,很可能在短时间内,有时甚至在症状出现数年后进展为明确的 CTD。在 UCTD 进展为 CTD 的患者中,系统性红斑狼疮(SLE)是最常见的诊断(占 20%~60%)。进展可能发生在 UCTD 症状出现后的第 1 个 1~5 年内,但亦有一些进展发生在 5 年后。因此,对于症状初发的早期 UCTD 患者,临床应随访监测。

一些特定的临床表现组合能预示 UCTD 进展为某种确定 CTD 的可能。例如,多关节炎伴抗 U1RNP 抗体阳性易发展为 MCTD,口眼干燥合并抗 SSA/SSB 抗体阳性易发展为干燥综合征,雷诺现象合并核仁型 ANA 阳性易发展为系统性硬化症(SSc),多关节炎合并高滴度的类风湿因子易发展为类风湿关节炎(RA),发热或浆膜炎合并均质型 ANA 阳性或抗 dsDNA 抗体阳性易发展为 SLE。

2. 稳定期 UCTD　经过长期的争论,目前已普遍接受稳定期 UCTD 是一种独立的疾病。一项对 665 例 UCTD 患者的 5 年随访研究显示,仅 34 例进展为确诊的 CTD,而 95% 的患者仍为 UCTD。1999 年 Mosca 等曾初步推荐的稳定期 UCTD 分类标准为:至少一个 CTD 的临床表现,ANA 阳性,以及病程至少 3 年。尽管各项队列研究在病例定义和观察期上存在差异,但最常见的临床表现仍为雷诺现象(6.3%~58.8%)、关节痛(37%~69%)/ 关节炎(15.2%~33%)、皮疹(光过敏 17%~40.5%,颊部红斑 3%~25.3%)和轻度血细胞减少(白细胞减少 10%~25%,贫血 12%~30.4%,血小板减少 5.1%~11.3%),而血清学表现往往是单一特异性的 ANA 阳性,多见抗 SSA 抗体或抗 RNP 抗体。

危及生命的情况和严重器官受累(如肾脏或神经系统表现)仅偶见报道,但可出现中重度间质性肺炎。高达 88% 的特发性非特异性间质性肺炎患者符合 UCTD 的标准。随着时间的推移,上述临床症状稳定,仅需低强度的治疗。

(二)诊断

目前 UCTD 尚无统一的诊断标准,临床多采用 1999 年 Mosca 等提出的 UCTD 初步分类标准:提示 CTD 的症状和体征,同时伴 ANA 阳性(2 次不同时间检测 ANA ≥ 1 : 80),但不符合任一确定 CTD 的分类标准。

其后,Mosca 等又指出该分类标准的局限性,包括不能诊断非常早期的 UCTD,也不能排除确定的 CTD 不完全形式,因此在 2005 年又提出了补充的 UCTD 排除标准:①临床排除标准:蝶形红斑、亚急性皮肤红斑狼疮、盘状狼疮、皮肤硬化、向阳性皮疹、Gottron 疹、侵蚀性关节炎；②实验室排除标准：抗 dsDNA 抗体、抗 Sm 抗体、抗核糖体 P 蛋白抗体、抗 Scl-70 抗体、抗着丝点抗体、抗 SSB/La 抗体、抗 Jo-1 抗体、抗 Mi2 抗体等出现 1 种或以上阳性。这些临床表现和自身抗体对确定的 CTD 有较高的特异性，故该排除标准仍需大样本的队列研究来确认。临床上 UCTD 与确定的 CTD 早期阶段有时很难明确界定。在 CTD 的早期阶段，可能有 1 个或 2 个可疑的临床表现和实验室检查结果，但常难以确诊。此时，UCTD 可能是最恰当的诊断。

（三）鉴别诊断

考虑 UCTD 时，需注意排除骨关节炎、滑囊炎 / 肌腱炎、肌筋膜疼痛和纤维肌痛，并且需与其他可能导致持续性关节炎、发作性关节炎、肌肉疼痛 / 无力、雷诺现象的疾病进行鉴别。当临床出现雷诺现象、近节指端硬化、间质性肺病、食管动力减退、三叉神经病变、手肿胀等表现，针对 U1 RNP、U2 RNP、U3 RNP、U4 RNP、U5 RNP、核仁纤维蛋白、SRP、PM-Scl、RNA 聚合酶、Ku、Th 等抗原的自身抗体阳性，则考虑潜在的 CTD，需随访及给予相应的治疗。

值得注意的是，近年随着 SSc、SLE 等分类标准越来越注重早期诊断的灵敏度，很多既往归类于 UCTD 的患者可能会被重新分类至 SSc 或 SLE。加上具有自身免疫特征的间质性肺炎（interstitial pneumonia with autoimmune features，IPAF）等新概念的出现，诊断 UCTD 的患者将会有所减少。

（四）治疗

UCTD 治疗尚不清楚，缺乏随机对照临床研究证据或指南推荐，常按照构成疾病的具体临床表现而采用相应的治疗措施（见表 11-2）。由于早期 UCTD 有可能在症状出现后的第 1 个 1~5 年内进展为某一确定的 CTD，故应定期重新评价诊断和调整治疗策略。

二、混合性结缔组织病

混合性结缔组织病（mixed connective tissue disease，MCTD）通常指患者出现手肿胀、滑膜炎、肌炎、雷诺现象、肢端硬化等一种或多种临床表现，伴血清高滴度斑点型 ANA 和高滴度抗 U1RNP 抗体阳性，而抗 Sm 抗体阴性。MCTD 可出现 SLE、RA、SSc 和炎性肌病的重叠表现。各种重叠表现很少同时发生，而是在数月或数年间序贯出现。MCTD 的概念于1972 年由 Sharp 等首先提出。由于部分患者在疾病发展过程中常转变为某种特定的 CTD，如 SSc、SLE、RA、多发性肌炎（polymyositis，PM）、皮肌炎（dermatomyositis，DM），MCTD 是一个独立的疾病抑或 SSc 或 SLE 的一个亚型一直存在争议。到 2014 年，MCTD 作为独立疾病的概念得到确立，有数据显示，抗 U1RNP 抗体具有重要的致病作用，特别是在雷诺现象、食管运动障碍及肺动脉高压方面。

MCTD 病因及发病机制尚不明确，目前认为可能是免疫学和遗传学相关因素参与发病。免疫学机制包括异常活化的 B 细胞产生高滴度抗 U1RNP 抗体及抗 U1-70k 抗体。U1-70k 是早期主要的免疫原，外周血中存在抗 U1-70k 反应性 T 细胞及 T 细胞的异常活化，U1-70k 抗原的凋亡修饰及针对修饰抗原的自身免疫均参与 MCTD 的发病。抗 U1RNP 抗体可与内皮细胞结合并引起内皮细胞活化和破坏,从而导致雷诺现象等血管性疾病;还可以形成免疫复合物,激活补体并诱发肌炎、关节炎等。遗传学机制包括 MCTD 患者的疾病与 HLA-DR4 和 HLA-DR154-61 显著相关,未发现与 SLE(HLA-DR3)或 SSc(HLA-DR5)相关的 MHC 单倍型。目前尚无我国 MCTD 确切流行病学资料,但 MCTD 并非少见。

（一）临床表现

患者可表现出组成本疾病的各种 CTD(SLE、SSc、PM/DM 或 RA)临床症状,这些症状可同时也可相继出现,不同的患者临床表现亦不尽相同。该病常见的早期症状包括双手肿胀、关节痛、雷诺现象、肌痛和发热等。急性起病的 MCTD 较少见,表现包括 PM、急性关节炎、无菌性脑膜炎、指(趾)坏疽、高热、急性腹痛和三叉神经病。若患者出现手或手指肿胀、高滴度斑点型 ANA 时,应认真随诊。UCTD 患者若出现高滴度抗 U1RNP 抗体,预示未来可能进展为 MCTD。

1. 体温　不明原因发热可能是 MCTD 最显著的临床表现和首发症状。

2. 关节　关节疼痛和僵硬几乎是所有患者的早期症状之一。60% 患者最终发展成典型的关节炎。常伴有与 RA 相似的关节畸形,如尺侧偏斜、天鹅颈和纽扣花畸形。放射学检查缺乏严重的骨侵蚀性病变,呈 Jaccoud 关节表现,但有些患者也可见关节边缘侵蚀和关节破坏。50%~70% 的患者类风湿因子阳性。

3. 皮肤/黏膜　大多数 MCTD 患者在病程中出现皮肤/黏膜病变。雷诺现象是 MCTD 最常见和最早期的表现之一,常伴手指肿胀或全手肿胀。有些患者表现为狼疮样皮疹,尤其是面颊红斑和盘状红斑。黏膜损害包括颊黏膜溃疡、复合性口生殖器溃疡、青斑血管炎、皮下结节和鼻中隔穿孔。

4. 肌肉　肌痛是 MCTD 常见的症状,但大多数患者无明确的肌无力、肌电图异常或肌酶的改变。MCTD 相关的炎性肌病在组织学方面与特发性炎性肌病相似,兼有累及血管的 DM 和细胞介导的 PM 的病变特点。大多数 MCTD 患者的肌炎往往在全身疾病活动的情况下急性发作,这些患者对短疗程大剂量糖皮质激素治疗反应良好。而轻症炎性肌病者常隐匿起病,对糖皮质激素治疗的反应较差。一些伴 PM 的 MCTD 患者可出现高热。

5. 心脏　心脏全层均可受累。20% 的患者出现心电图异常,最常见的改变是右心室肥厚、右心房扩大和心室传导阻滞。10%~30% 的患者出现心包炎,是心脏受累最常见的临床表现,少见心脏压塞。心肌受累日益受到重视,一些患者的心肌受累是继发于肺动脉高压,而肺动脉高压在早期阶段常无症状。对存在劳力性呼吸困难的患者,应注意筛查肺动脉高压。多普勒超声估测右心室收缩压能检测到亚临床的肺动脉高压,确定诊断需要通过右心导管显示休息时平均肺动脉压>25mmHg。肺动脉高压的发生与 SSc 样甲襞毛细血管改变、抗内皮细胞抗体、抗心磷脂抗体和抗 U1RNP 抗体相关。

6. 肺　75% 的患者有肺部受累,早期大多数患者没有症状。30%~50% 的患者可发生以干咳、活动后呼吸气促、胸痛为早期表现的弥漫性实质性肺疾病。HRCT 是诊断弥漫性实质性肺疾病最灵敏的检查方法。CT 最常见的早期征象是小叶间隔增厚、周边和下肺叶为主的磨玻璃样改变。25% 未经治疗的弥漫性实质性肺疾病患者在 4 年后可发展为严重的肺间质纤维化。肺动脉高压是 MCTD 最严重的肺部并发症。SSc 患者的肺动脉高压常继发于肺间质纤维化,而 MCTD 患者的肺动脉高压通常由肺动脉内膜增生和中膜肥厚所致。

7. 肾　25% 的患者有肾脏损害。高滴度抗 U1RNP 抗体对弥漫性肾小球肾炎的进展有相对保护作用。弥漫性增殖性肾小球肾炎或肾实质、间质病变在 MCTD 罕见,通常为膜性肾病,虽少数可引起肾病综合征,但大多数患者无症状。目前已逐渐认识到,MCTD 患者可发生肾血管性高血压危象类似于 SSc 的肾危象。

8. 消化系统　胃肠道受累见于 60%~80% 的患者。表现为上消化道运动异常,食管上段和下段括约肌压力降低,食管远端 2/3 蠕动减弱,进食后发噎和吞咽困难,并可有腹腔出血、胆道出血、十二指肠出血、巨结肠、胰腺炎、腹腔积液、蛋白丢失性肠病、原发性胆汁性胆管炎、自身免疫性肝炎、吸收不良综合征等。MCTD 的腹痛可能由肠蠕动减退、浆膜炎、肠系膜血管炎、结肠穿孔或胰腺炎等所致。

9. 神经系统　中枢神经系统病变并不是 MCTD 显著的临床特征。最常见的是三叉神经病变。头痛是常见症状,多为血管源性,与典型的偏头痛类似。部分患者出现脑膜刺激征,脑脊液检查显示无菌性脑膜炎。MCTD 的无菌性脑膜炎也可能是一种对非甾体抗炎药(NSAIDs)尤其是舒林酸和布洛芬的超敏反应。感音性耳聋见于近 50% 的 MCTD 患者。其他神经系统受累包括多发性周围神经病变、脑栓塞、脑出血、横贯性脊髓炎、马尾综合征、视神经受累、进行性多灶性脑白质病等。相比 SLE,MCTD 患者极少出现明显的精神病和抽搐表现。

10. 血管　雷诺现象几乎是所有患者的一个早期临床特征。中小血管内膜轻度增生和中层肥厚是 MCTD 特征性的血管病变,亦是并发肺动脉高压和肾危象的特征性病理改变。血管造影显示 MCTD 患者中等大小血管闭塞的发生率高,且大多数患者的甲襞毛细血管显微镜检查异常,表现为毛细血管扩张和缺失,与 SSc 相似。抗内皮细胞抗体和抗心磷脂抗体已证实与 MCTD 发生内皮功能障碍及动脉粥样硬化有关。

11. 血液系统　75% 的患者有贫血。60% 的患者 Coomb's 试验阳性,但溶血性贫血并不常见。75% 的患者可有以淋巴细胞系为主的白细胞减少,并与疾病活动有关。血小板减少、血栓性血小板减少性紫癜、红细胞发育不全相对少见。低补体血症可见于部分病例。50% 的患者类风湿因子阳性,特别是同时伴抗 RA33 者,常与严重的关节炎相关。抗心磷脂抗体或狼疮抗凝物阳性均有报道,但与 SLE 不同,它们不依赖于 β_2 糖蛋白,且倾向于与血小板减少相关,与血栓性事件无关。

(二) 诊断

对有雷诺现象、关节痛或关节炎、肌痛、手肿胀的患者,若有高滴度斑点型 ANA 和高滴度抗 U1RNP 抗体阳性,要考虑 MCTD 的可能,高滴度抗 U1RNP 是诊断 MCTD 必不可少的条件。目前暂无 MCTD 的美国风湿病学会(American College of Rheumatology,ACR)诊断标准,较为常用的是 Alarcon-Segovia 标准和 Kahn 标准。其中前者的灵敏度和特异度分别为 62.5% 和 86.2%,若将"肌痛"改为"肌炎",则灵敏度可提高至 81.3%。部分患者起病时倾向 MCTD 的诊断,进一步发展的临床表现可能更符合 SLE 或 RA;在长期随诊中,仍有 50% 以上的患者符合 MCTD 的诊断标准。

1. Alarcon-Segovia 标准

(1)血清学标准：抗 U1RNP 抗体滴度 ≥ 1∶1 600。

(2)临床标准：①手肿胀；②滑膜炎；③肌炎；④雷诺现象；⑤肢端硬化。

若血清学标准伴有 3 条或 3 条以上的临床标准，其中必须包括滑膜炎或肌炎，则可诊断为 MCTD。

2. Kahn 标准

(1)血清学标准：高滴度抗 U1RNP 抗体，斑点型 ANA 滴度 ≥ 1∶1 200。

(2)临床标准：①手肿胀；②滑膜炎；③肌炎；④雷诺现象。

若血清学标准伴有雷诺现象和 3 条临床标准中的至少 2 条，则可诊断为 MCTD。

(三) 鉴别诊断

MCTD 首先应与 SLE、SSc、PM、DM、RA、干燥综合征 6 种疾病鉴别。MCTD 患者存在高滴度斑点型 ANA 和抗 U1RNP，并有雷诺现象、关节炎或肌炎、手肿胀，且又不能诊断为某一明确的 CTD，可与典型的特定 CTD 相鉴别（表 11-1）。此外，MCTD 可能在某一时期以 SLE 样症状为主要表现，在另一时期又以 SSc 或 PM/DM、RA 样症状为主要表现，或最终转为某一特定的 CTD。因此，即使对已确诊的 MCTD 患者，仍要密切观察病情发展。MCTD 还应与 UCTD、SSc 重叠综合征、肌炎重叠综合征等相鉴别。

表 11-1 MCTD 与 SLE、RA、SSc、PM 的鉴别要点

系统受累	临床表现	SLE	RA	SSc	PM	MCTD
关节	关节痛（非特异性）	3+	4+	3+	1+	4+
	侵蚀性关节炎	±	4+	1+	±	2+
	炎性关节炎	1+	4+	1+	±	3+
皮肤/黏膜	蝶形红斑	3+	–	–	–	1+
	口腔溃疡	2+	–	±	–	1+
	指端硬化	±	–	4+	–	1+
	非肢端皮肤增厚	–	–	3+	–	–
	手指肿胀	1+	–	±	–	2+
	CREST 综合征	–	–	3+	–	±
肺	肺动脉高压	2+	±	1+	1+	3+
	肺间质纤维化	1+	±	3+	2+	2+
	胸膜炎	3+	1+	1+	–	2+
心脏	心包炎	3+	1+	1+	–	3+
	心室传导阻滞	2+	1+	2+	–	1+
	心肌炎	2+	±	1+	–	2+

续表

系统受累	临床表现	SLE	RA	SSc	PM	MCTD
神经	癫痫/精神病	3+	–	–	–	–
	无菌性脑膜炎	3+	±	–	–	3+
	外周神经病	2+	2+	±	–	2+
	感音性耳聋	1+	±	–	–	2+
	横贯性脊髓炎	3+	1+	–	–	2+
	三叉神经病	1+	±	2+	–	3+
血管	雷诺现象	2+	–	4+	1+	4+
	炎性血管炎	2+	2+	1+	1+	1+
	非炎症性血管病变	1+	–	4+	1+	3+
	肾血管性高血压	1+	–	3+	–	3+
肾	膜性肾小球肾炎	3+	–	–	–	2+
	弥漫增殖性肾小球肾炎	4+	–	–	–	1+
肌肉	肌痛（非特异性）	3+	±	1+	4+	4+
	炎性肌病	1+	1+	1+	4+	3+
胃肠道	食管运动功能障碍	1+	±	4+	1+	3+
	细菌过度生长性吸收不良	2+	±	3+	±	1+
	结肠假性憩室	±	±	3+	–	2+

资料来源：FIRESTEIN G S，BUDD R C，GABRIEL S E，et al.Kelley and Firestein's textbook of rheumatology［M］.10th ed.Philadelphia，PA：Elsevier，2017：1507.

（四）治疗

目前尚缺乏随机对照临床研究证据或指南推荐，对 MCTD 的治疗推荐仍基于 SLE、RA、PM/DM 和 SSc 的传统治疗方法，按照构成疾病的具体临床表现而采用相应的治疗措施（表 11-2）。多数症状是间歇性的，且对糖皮质激素治疗有效，如无菌性脑膜炎、肌炎、胸膜炎、心包炎和心肌炎。糖皮质激素常需与其他药物联合使用，包括甲氨蝶呤、环孢素 A、硫唑嘌呤和吗替麦考酚酯。另外，肾病综合征、雷诺现象、畸形性关节病、肢端硬化和周围神经病通常对糖皮质激素耐药。肺纤维化病变对糖皮质激素和免疫抑制剂不敏感，但严重患者也可用环磷酰胺治疗。对糖皮质激素治疗无效的血小板减少、难治性肌炎或溶血性贫血患者，可以考虑静脉注射免疫球蛋白（IVIG）和/或利妥昔单抗。利妥昔单抗对于一些重症难治性抗合成酶抗体综合征患者有效。对于难治性 MCTD 患者，可考虑血浆置换结合上述药物治疗。

伴有心脏分支或束支传导阻滞的患者慎用抗疟药。有别于 SLE，尚无证据支持抗疟药

(常用羟氯喹)可作为 MCTD 的基础免疫调节治疗。肿瘤坏死因子拮抗剂在 MCTD 中的应用尚有争议。与 SLE 相似,有报道依那西普可加重 MCTD。

表 11-2　MCTD 管理建议

受累系统	症状	治疗
非特异性	乏力、关节痛、肌痛	NSAIDs,抗疟药,小剂量泼尼松(<10mg/d)
	血管性头痛	试用普萘洛尔和/或阿司匹林隔日 1 次,350mg 对症使用曲坦类药物(如舒马曲坦、依来曲坦)
血液	自身免疫性贫血/血小板减少	大剂量激素(泼尼松,约 80mg/d)并逐渐递减。难治性病例考虑达那唑、IVIG 和免疫抑制剂
	血栓性血小板减少性紫癜	及时输注新鲜冷冻血浆;可能需行血浆置换并输注去除血小板的红细胞;难治性病例考虑切脾
血管	雷诺现象	保暖,避免指外伤,避免使用 β 受体阻滞剂,禁烟,应用二氢吡啶类钙通道阻滞剂(如硝苯地平)、α 交感神经阻断剂(如哌唑嗪),重度难治性病例可考虑给予外用硝酸盐制剂、内皮素受体拮抗剂(如波生坦)、PEG5 抑制剂(如他达拉非)或前列腺素类似物(如伊洛前列素)
	急性起病的指端坏疽	局部交感神经化学切除(受累手指基底部利多卡因浸润),抗凝剂,外用硝酸酯类;考虑住院应用动脉内前列环素;开始内皮素受体拮抗剂治疗
关节	关节炎	NSAIDs,抗疟药,甲氨蝶呤
肺	无症状性肺动脉高压	试用激素和环磷酰胺,小剂量阿司匹林和 ACEI;考虑内皮素受体拮抗剂(口服波生坦)
	有症状的肺动脉高压	静脉前列环素,ACEI,抗凝剂,内皮素受体拮抗剂(口服波生坦);试用西地那非;心肺移植
	胸膜炎	NSAIDs 或短期泼尼松(约 20mg/d)
神经	三叉神经病	对麻木无有效治疗措施;疼痛试用抗癫痫药(如加巴喷丁)或三环类抗抑郁药(如去甲替林)
	无菌性脑膜炎	停用 NSAIDs[∞],给予短程大剂量泼尼松约 60mg/d
肾	膜性肾小球肾病	轻度:无须治疗 进展性蛋白尿:试用 ACEI;试用小剂量阿司匹林加双嘧达莫 重度:试用泼尼松 15~60mg/d 加环磷酰胺每月 1 次或每日应用苯丁酸氮芥
	肾病综合征	单用激素有效率低。小剂量阿司匹林联合双嘧达莫预防血栓并发症;ACEI 减少尿蛋白丢失;试用泼尼松 15~60mg/d 加环磷酰胺每月 1 次或每日应用苯丁酸氮芥;可能需要透析或移植
	硬皮病样肾危象	ACEI
心脏	心肌炎	试用激素和环磷酰胺[#];避免用地高辛[§]
	心包炎	NSAIDs 或短期泼尼松(约 20mg/d);心脏压塞需经皮或外科引流
	不完全心脏传导阻滞	避免氯喹[‰]

续表

受累系统	症状	治疗
胃肠道	吞咽困难	轻度：无须治疗 伴反流：质子泵抑制剂；考虑胃底折叠术（又称"尼森手术"） 重度：单用钙通道阻滞剂或联合抗胆碱能药物
	肠动力障碍	促动力剂如甲氧氯普胺和红霉素 小肠细菌过度生长：四环素、红霉素治疗
	烧灼感/消化不良	床头抬高，禁烟，减轻体重，避免摄入咖啡因；H₂ 受体拮抗剂，H⁺ 质子泵抑制剂；试用甲氧氯普胺；难治病例要考虑幽门螺杆菌感染
肌肉	肌炎	急性起病、重症：泼尼松 60~100mg/d 慢性、病情较轻：泼尼松 10~30mg/d* 难治病例考虑甲氨蝶呤和/或 IVIG
骨	骨质疏松	补充钙/维生素 D，雌激素替代或雷洛昔芬；二膦酸盐 ᵃ，鼻吸降钙素；PTH 类似物如特立帕肽

注：ᵃ 舒林酸和布洛芬与过敏性无菌性脑膜炎相关；# 大剂量有心脏毒性；§ 诱发室性心律失常；﹪ 诱发完全性心脏传导阻滞；* 警惕激素性肌病、无菌性骨坏死和进行性骨质疏松；& 食管受累较严重时不能使用。ACEI，血管紧张素转换酶抑制剂；IVIG，静脉注射免疫球蛋白；NSAIDs，非甾体抗炎药；PTH，甲状旁腺激素；RBC，红细胞。

资料来源：FIRESTEIN G S，BUDD R C，GABRIEL S E，et al.Kelley and Firestein's textbook of rheumatology［M］.10th ed.Philadelphia，PA：Elsevier，2017：1507.

（五）预后

具有高滴度抗 U1RNP 抗体的 MCTD 患者，较少发生严重肾脏疾病和危及生命的神经系统损害，故 MCTD 的预后优于 SLE，但重要脏器受累者预后差。Hajas 等报道了 1979—2011 年对 280 名 MCTD 患者的随访结果，共 22 例死亡：9 例死于肺动脉高压，7 例死于心血管事件，3 例死于血栓性血小板减少性紫癜，3 例死于感染。抗内皮细胞抗体和抗心磷脂抗体与死亡率增加有关。因此，进展型肺动脉高压、心脏并发症、合并感染是 MCTD 患者死亡的主要原因。患者需常规定期评估肺动脉压力等，及早发现病情，因为早期干预是有效治疗和改善预后的关键。总之，大多数患者预后相对良好，但重要器官的受累程度最终决定该疾病的病死率和致残率。

附：重叠综合征

CTD 患者可根据症状、体征、血清自身抗体、其他辅助检查及病理学表现，并结合相应的分类标准，归类（诊断）为 SLE、SSc、PM、DM、RA、干燥综合征 6 种典型疾病。然而，临床实际情况似乎更为复杂，各种 CTD 之间可有不同程度的重叠。若同时符合两种或多种 CTD 的分类标准，称为重叠综合征。

在上述 6 种典型的 CTD 中，SSc、DM、PM 相对少见，患病率低于 10/10 万。越来越多的证据表明，SSc 重叠综合征和肌炎重叠综合征较单纯的 SSc、DM、PM 更为常见，而能明确界定的狼疮重叠综合征较少见，除外重叠 RA（又称 Rhupus）或重叠干燥综合征。

1. SSc 重叠综合征　SSc 常重叠一种或多种 CTD,多见于无皮肤硬化型或局限皮肤型(如 CREST 综合征或不完全性 CREST 综合征)。SSc 重叠综合征患者的预后通常好于单纯 SSc 患者。SSc 重叠综合征常与特定的自身抗体相关。

(1)约 33% 的 SSc 患者类风湿因子阳性,35% 的患者有明显的滑膜炎,SSc 重叠侵蚀性关节炎与抗环瓜氨酸多肽抗体、抗 RA-33 抗体阳性有关。

(2)抗 PM-Scl 抗体与 SSc 重叠肌炎相关。欧洲一项 114 例 SSc 重叠综合征患者的回顾性研究,抗 PM-Scl 抗体的阳性率为 95%,且 80% 为重叠炎性肌病。抗 PM-Scl 抗体与核仁 PM-Scl 大分子复合物上的几种蛋白发生反应,其中两个主要表位是 PM-Scl-75 和 PM-Scl-100。针对 PM-1α(PM-Scl-100 的主要成分)的抗体与发病年龄小、炎性肌病、钙质沉积、炎性关节炎及重叠表现呈正相关,而与弥漫性实质性肺疾病、胃肠道受累呈负相关。

(3)CREST 综合征常与原发性胆汁性胆管炎重叠,并可能与抗线粒体抗体(AMA)有关。值得注意的是,约 29% 的原发性胆汁性胆管炎血清可检测到抗着丝点抗体,约 43% 的弥漫皮肤型 SSc 患者血清中可检测到抗 70kDa 和 50kDa 的 AMA。这些结果均提示,SSc 与原发性胆汁性胆管炎存在自身免疫关联。

2. 肌炎重叠综合征　肌炎重叠综合征尤其是与 SSc 的重叠,较典型的 PM 或 DM 更为常见。一项对 100 例法国和加拿大特发性炎性肌病患者的长期随访研究发现,60% 的特发性炎性肌病患者存在重叠综合征,据此提出肌炎重叠综合征的临床定义和自身抗体定义,即符合 Bohan 和 Peter 分类标准中的任一种炎性肌病,同时至少合并一项具有重叠特征的临床表现或自身抗体。

(1)具有重叠特征的临床表现:多关节炎,雷诺现象,指端硬化,掌指关节近端皮肤硬化,指部典型的 SSc 样钙质沉着,食管下段或小肠运动减弱,肺一氧化碳弥散量(DLCO)低于预测值的 70%,胸部 X 线片或 CT 示弥漫性实质性肺疾病,盘状红斑,抗双链 DNA 抗体阳性加低补体血症,1997 年 ACR 关于 SLE 分类标准 11 项中至少 4 项,抗磷脂综合征。

(2)具有重叠特征的自身抗体:抗合成酶(Jo-1、PL-7、PL-12、OJ、EJ、KS)抗体,SSc 相关抗体(SSc 特异性抗体,如着丝点、拓扑异构酶 I、RNA 聚合酶 I 或 III、Th;与 SSc 重叠综合征相关的抗体,如 U1-RNP、U2-RNP、U3-RNP、U5-RNP、PM-Scl、Ku),以及其他自身抗体如信号识别颗粒(SRP)、核孔蛋白。肌炎重叠综合征患者中,抗合成酶抗体和抗核孔蛋白抗体阳性的患者易发展为慢性疾病,而抗 U1RNP、抗 PM-Scl 或抗 Ku 阳性的患者较少进展为慢性疾病。

区别典型的 PM、DM 与肌炎重叠综合征,对于治疗及判断预后具有重要意义。因为 PM 往往为慢性病程,50% 的患者对糖皮质激素初始治疗不敏感;单纯的 DM 并不总是呈现慢性病程,但多数对糖皮质激素初始治疗敏感。而肌炎重叠综合征(常伴有 SSc 表现)几乎对糖皮质激素治疗有效,约 90% 反应率。肌炎重叠综合征可依据自身抗体分亚型:抗合成酶抗体、抗 SRP 抗体和抗核孔蛋白抗体是激素抵抗型肌炎的标志,而抗 U1RNP 抗体、抗 PM-Scl 抗体或抗 Ku 抗体则为激素敏感型肌炎的标志。

3. 狼疮重叠综合征　与 SSc 重叠综合征不同,能明确界定的狼疮重叠综合征较少见。SLE 多表现为特定的脏器损伤(例如,肝炎、睾丸炎和胰腺炎等病例个案报道)。常见的狼疮重叠综合征有两种:

(1)SLE 重叠 RA：通常称为 Rhupus，见于约 10% 的 SLE 患者。临床表现以 SLE 为主，伴有毁损且常为侵蚀性的关节病，而较少有肾受累。SLE 中侵蚀性关节炎与抗环瓜氨酸多肽抗体有关。这种重叠需与非侵蚀性的 Jaccoud 关节病相鉴别，后者以轻度关节痛不伴滑膜炎为特点，X 线片可见明显的尺侧偏斜、天鹅颈畸形及拇指 Z 样畸形。

(2)SLE 重叠干燥综合征：见于 10%~25% SLE 患者，通常为 25 岁及以上的患者。值得注意的是，雷诺现象发生率高，而肾受累、血小板减少和淋巴结病少见。

执　笔：莫颖倩

审　校：戴　冽

撰写组成员：叶　霜　严　青

12 原发性干燥综合征诊疗规范

【诊疗要点】

- 出现不明原因的口干舌燥,龋齿频发,牙齿破损呈片状脱落,或反复出现单侧或双侧腮腺肿大,眼睛干涩,眼泪减少,症状持续 3 个月以上,应考虑干燥综合征可能。
- 干燥综合征常用的分类标准包括 2002 年国际分类标准、2012 年国际临床合作联盟分类标准和 2016 年美国风湿病学会 / 欧洲风湿病联盟(ACR/EULAR)分类标准。2016 年 ACR/EULAR 分类标准的敏感性和特异性均较高,易于操作,目前在临床应用较为广泛。
- 干燥综合征整体预后较好,对于仅有口干、眼干等干燥症状的患者一般多采用人工泪液、毒蕈碱受体激动剂缓解干燥症状,有系统受累的患者需要酌情加用激素和免疫抑制剂治疗。

干燥综合征(Sjögren syndrome,SS)是一种以淋巴细胞增殖和进行性外分泌腺体损伤为特征的慢性炎症性自身免疫病。临床除有唾液腺、泪腺功能受损以外,亦可出现多系统多脏器受累,血清中存在自身抗体和高免疫球蛋白血症。SS 根据是否伴发其他结缔组织疾病,分为继发 SS 及原发 SS(primary SS,pSS),前者常继发于系统性红斑狼疮、类风湿关节炎等。

pSS 属于全球性疾病,在我国人群中的患病率为 0.3%~0.7%,女性多见,男女比例为 1:(9~20),发病年龄多在 40~50 岁,亦可见于儿童。pSS 的确切病因和发病机制尚不清楚,目前多认为是遗传、病毒感染、性激素异常等多种因素造成的免疫功能紊乱。

一、临床表现

本病多隐匿起病,临床表现轻重不一。部分患者仅有口眼干的局部症状,就诊于口腔科、眼科,而部分患者则以系统损害为突出表现。

(一)局部表现

1. 口干 因唾液分泌减少、唾液黏蛋白缺少所致。患者常频繁饮水,进干食时常需水送服,严重者可出现进食困难、片状牙齿脱落及多发猖獗性龋齿。40%~50% 的患者可出现唾液腺肿大,反复发作,通常不伴发热,可与流行性腮腺炎相鉴别。若腺体持续性增大,呈结节感,需警惕恶性病变。

2. 眼干　因泪腺分泌功能低下所致。患者出现眼部干涩、磨砂感、眼部充血症状,严重者可出现干燥性角结膜炎、角膜上皮糜烂、角膜的新生血管化和溃疡形成等并发症,甚至出现角膜穿孔、失明。

(二) 系统表现

约 2/3 的患者可出现系统损害,部分患者伴有乏力、发热的全身症状。

1. 皮肤　pSS 的皮肤损害主要包括皮肤干燥、雷诺现象以及血管炎。约 10% 的 pSS 可出现皮肤血管炎表现,紫癜最常见,还可出现皮肤溃疡、坏疽、凹陷性瘢痕、微梗死、荨麻疹皮损、甲周梗死,无压痛红斑结节等。

2. 肌肉关节　约 50% 的 pSS 可出现关节症状,通常表现为慢性、复发性、对称性关节痛,仅 10% 左右患者出现关节炎,侵蚀性关节炎少见。

pSS 可出现肌肉受累,但出现肌无力症状时需要鉴别是否合并纤维肌痛综合征、激素相关及其他并发疾病所致。血清肌酸激酶、肌电图、肌肉 MRI 有助于 pSS 相关肌炎的确诊。

3. 呼吸系统　pSS 的呼吸系统受累主要表现为气道干燥、肺间质病变,亦可出现毛细支气管炎和支气管扩张,罕见的表现包括淀粉样变、肉芽肿性肺部疾病、假性淋巴瘤、肺动脉高压与胸膜病变。10%~20% 的患者可出现 pSS 相关的肺间质病变,病理类型常表现为非特异性间质性肺炎(nonspecific interstitial pneumonia,NSIP)、普通型间质性肺炎(usual interstitial pneumonia,UIP)和淋巴细胞性间质性肺炎(lymphocytic interstitial pneumonia,LIP)。

4. 消化系统　pSS 患者常有胃食管反流病(gastroesophageal reflux disease,GERD)症状,这是由于唾液流量减少,不能自然缓冲反流的酸性胃内容物。此外,NSAIDs 和糖皮质激素的使用会导致患者易发生胃炎和消化性溃疡。部分 GERD 患者表现为喉气管刺激症状。25% 的患者存在肝功能损害,氨基转移酶升高,甚至出现黄疸,偶有肝脾大。pSS 患者血清碱性磷酸酶水平升高时应警惕是否合并原发性胆汁性胆管炎(PBC),两者常合并出现。pSS 可出现胰腺外分泌功能障碍,其病理机制类似于唾液腺受累,主因淋巴细胞浸润导致胰泡萎缩、胰管狭窄等慢性胰腺炎改变。

5. 肾脏　4%~30% 的 pSS 患者可出现肾脏损害,最常见的是小管间质性肾炎,亦可能发生肾小球肾炎及间质性膀胱炎。肾间质病变者临床可表现为肾小管性酸中毒、肾性尿崩、范科尼综合征、肾钙化 / 结石等。有条件者建议行肾脏穿刺。

6. 神经系统　pSS 的神经系统表现多样,周围神经、自主神经和中枢神经系统均可受累。其中,以周围神经病变最为常见,10%~20% 患者可出现周围神经病,多表现为对称性周围感觉神经受累,常发生于存在高球蛋白血症性紫癜的患者,运动神经受累亦可合并出现。自主神经综合征是一种较严重的小纤维神经病,表现为直立性低血压、阿迪瞳孔(Adie pupil)、无汗、心动过速、胃肠功能紊乱等。pSS 的中枢神经系统病变可表现为无症状和症状性脑病变,亦可出现视神经脊髓炎谱系疾病或进展性横贯性脊髓炎的脊髓病变。部分患者有焦虑、抑郁症状。

7. 血液系统　pSS 可引起自身免疫性血细胞减少,其中白细胞减低最常见,其次为免疫性血小板减少症。本病发生淋巴瘤的风险是正常人群的 18.9 倍,最常见的是黏膜相关淋巴组织(mucosa-associated lymphoid tissue,MALT)结外边缘区 B 细胞淋巴瘤。

8. 冷球蛋白血症　pSS 相关冷球蛋白血症与 B 细胞长期活化相关,淋巴瘤发生的风险增高,可出现冷球蛋白相关血管炎、膜增生性肾小球肾炎,预后欠佳。其类型通常为同时存在Ⅱ型、Ⅲ型冷球蛋白的混合型冷球蛋白血症。

二、辅助检查

1. 常规化验　血、尿、便常规,肝肾功能、血糖、电解质、红细胞沉降率、C 反应蛋白、补体等。此外,应依据患者的症状和器官受累情况进行相应的辅助检查,如肺高分辨率 CT 等。

2. 免疫球蛋白测定　多数患者有明显的多克隆高 IgG 血症。

3. SS 患者血清中可检测到多种自身抗体,抗核抗体(ANA)阳性率为 50%~80%,其中抗 SSA 抗体、抗 SSB 抗体阳性率最高,是诊断 SS 较特异的抗体。抗着丝点抗体、抗胞衬蛋白抗体等也常阳性。70%~90% 患者类风湿因子(RF)阳性。

三、口腔科检查项目

1. 唾液流率　在静止状态下一定时间内唾液的分泌量,测定方法有自然 / 非刺激流率和刺激后流率。pSS 时,现多应用自然唾液流率,为自然流率下测得的全部唾液分泌物。方法:测前要求患者静坐 10 分钟,收集患者 10~15 分钟内流出的全部唾液于清洁容器内,测其量。国内经观察后,唾液流率低下定为 ≤ 0.5ml/min。

2. 腮腺造影　腮腺造影是在腮腺导管内注入造影剂(40% 碘油)后进行 X 线检查,观察各级导管的影像。SS 患者各级导管不规则、僵硬,有不同程度的狭窄和扩张,碘液可淤积于末端导管腺体呈点球状,呈现如苹果树样改变或雪花样改变,而主导管不闭塞。由于 pSS 患者腮腺导管狭窄可能导致碘油排空障碍,进一步损伤腮腺功能,故 2012 年和 2016 年的 pSS 分类诊断标准已经不再包括该项检查。

3. 唇腺活检　黏膜的小唾液腺所显示的灶性淋巴细胞数(FLS)是评估 pSS 的特异性指标。

四、唇腺活检标准操作

1. 患者仰卧于牙椅上,局部常规消毒,铺无菌洞巾。

2. 选用盐酸阿替卡因或者 2% 利多卡因进行下唇术区局部浸润麻醉。固定患者下唇,暴露手术部位,选取下唇内侧血管欠丰富处为佳,在黏膜上切开 1 个 0.5~1cm 的水平切口或者梭形切口。切口刚好穿透上皮,唇黏膜的初始切口不超过上皮层,将腺体从周围筋膜中钝性剥离,再用虹膜剪从手术区域切除腺体组织,放入甲醛溶液中固定送检。我们建议至少获得 4 个唾液腺,如果这些 LSGs 很小(<2mm),应该获得 6 个腺体,最小腺体表面积为 8mm^2。

3. 缝合切口 2~3 针,局部消毒,压迫切口。术后可给予患者止痛药,氯己定等漱口水含漱每日三餐后,使用 10 日。建议患者在伤口愈合期间避免辛辣刺激性食物 1 周。1 周后可拆线。

五、唇腺病理诊断

1. 正常唇腺　有少量的浆细胞浸润，无腺泡萎缩。

2. 非特异性慢性唾液腺炎　非特异性慢性唾液腺炎（non-specific chronic sialadenitis，NSCS）有散在或局灶淋巴细胞、巨噬细胞和浆细胞浸润，伴周围腺体萎缩、导管扩张和间质纤维化，管腔有浓厚的黏液。

3. 慢性硬化性唾液腺炎　NSCS 进展为慢性硬化性唾液腺炎（sclerosing chronic sialadenitis，SCS）时，间质纤维化和腺体萎缩会更加显著。

4. 肉芽肿性炎症　见于结节病、结核。

5. 灶性淋巴细胞浸润性唾液腺炎　灶性淋巴细胞浸润性唾液腺炎（focal lymphocytic sialadenitis，FLS）可见腺体中淋巴细胞密集聚集于导管或血管周围，周围腺泡组织正常，少见导管扩张和间质纤维化，浆细胞占少数，导管或血管周围 ≥50 个淋巴细胞聚集为 1 个灶，镜下可见 ≥1 个灶即可诊断为 FLS；部分患者有异位生发中心形成。

FLS 是 SS 典型的唇腺病理表现，SS 唇腺组织出现 FLS 外，也可以出现 NSCS 或 SCS，但唇腺组织出现 NSCS 或 SCS 时不能作为诊断 SS 的证据。

灶性指数（focus score，FS）是指在 FLS 中，4mm² 腺体面积 ≥50 个淋巴细胞为 1 个灶，每 4mm² 的灶的数量即为 FS，FS 的上限值为 12，当浸润腺体的淋巴细胞相互融合，浸润 2 个腺体，则 FS 为 12。

六、干燥综合征的眼科评估流程

所有患者都应该由眼科医师专业人员在正式的眼科检查中评估是否存在干眼症。干眼症眼科评估分为症状评估和客观检查两个部分。

（一）症状评估

评估应包括不适和视觉障碍的症状，以及确定水分生产不足和泪液蒸发损失的影响。常见症状眼部干涩感、烧灼感、异物感、针刺感、眼痒、畏光、眼红、视物模糊、视力波动等，记录上述症状的严重程度、症状出现的时间及持续时间，询问诱因、缓解条件及全身/局部的伴随症状。

（二）客观检查

包括泪液流率（Schirmer 试验）、泪液破裂时间和角结膜染色三个部分，用裂隙灯检查。目的是明确干眼是否存在及严重程度分级，辅助干燥综合征的诊断及帮助确定干眼治疗的方案。应按照以下检查顺序进行，分别是 Schirmer 试验、泪膜破碎时间以及角、结膜染色。

1. 泪液分泌试验　在未经表面麻醉的情况下进行泪液分泌试验（Schirmer 试验），检测泪液分泌情况。

操作流程：在安静和暗光环境下进行，将标准 Schirmer 滤纸在刻度处弯折，轻轻置入被测者颞侧下眼睑的边缘，嘱患者轻轻闭眼，保留滤纸 5 分钟，5 分钟后取出滤纸，测量湿长。

结果判读：阳性标准为 Schirmer ≤ 5mm/5min。

2. 泪膜破碎时间　泪膜破碎时间（tear film breakup time，TFBUT/BUT）是不眨眼情况下泪膜发生破裂的时间，临床上通常以此来反映泪膜的不稳定性。

操作流程：下睑结膜滴入 5~10μl 荧光素钠，2 分钟后，在目镜设置为 10 倍放大和照明设置为"高"的裂隙灯下检查，应用钴蓝色滤光片。嘱患者眨眼 1 次后自然平视睁眼，观察至角膜出现第一个黑斑的时间。测量 3 次，并记录平均值。

结果判读：阳性标准为 BUT ≤ 10 秒。

3. 角、结膜染色　推荐应用角膜荧光素染色联合结膜丽丝胺绿染色，该染色方法较虎红染色有更好的安全性和舒适性。现有的两种评分方法中，OSS 评分较 van Bijsterveld 评分操作性和客观性更好，推荐应用 OSS 评分法。

操作流程：在每只眼睛中滴入荧光素的 4~8 分钟内，使用配备有钴蓝色滤光片的裂隙灯评估角膜染色。在每只未麻醉的眼睛里滴一滴 1% 的丽丝胺绿染料，嘱患者眨几下眼睛后，在 2 分钟内应用配备中性密度滤光片的裂隙灯下放大 10 倍评估染色。点状上皮糜烂将被染色，计算角膜、结膜离散染色"点"的数量。

如图 12-1 所示，该评分中将每侧眼表分为三个部分，即鼻侧结膜、角膜和颞侧结膜，按照着染点的数量分别进行评分。每个区域染色程度 0~3 分。0 分为无染色，1 分为 1~5 个荧光素染色点，2 分为 6~30 个荧光素染色点，3 分为 >30 个荧光素染色点。以下三种情况为附加评分：角膜出现 1 个或多个融合斑块染色，包括线性染色，+1 分；角膜中央直径 4mm 的部分出现染色点，+1 分；如果角膜出现丝状染色，+1 分。每个角膜的最大可能得分是 6 分。

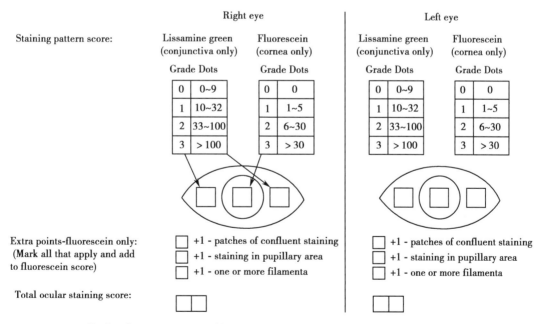

Total ocular staining scores of 3 to 12 per eye assess the range of severity for keratoconjunctivitis sicca.

图 12-1　简化的定量干眼分级方案 OSS 评分系统

结膜染色区域:0 分为无染色(每个区域点状染色<10),1 分为少量散在点状染色(点状染色计数 10~32),2 分为较多点状染色但未融合成片(点状染色计数 33~100,融合区域面积均小于 4mm^2),3 分为出现片状染色(点状染色激素超过 100,多处融合)。每个眼睛芥末染色最大可能得分是 6 分。

结果判读:分值为每只眼睛三个区域分值的总和,每只眼睛最高评分为 12 分,SICCA 研究任何一只眼睛 OSS 评分 ≥3 分为阳性结果,支持干眼的诊断。2016 年干燥综合征 ACR 标准中,要求至少一只眼睛 OSS 评分 ≥5 分计 1 分。

七、干燥综合征分类诊断标准

目前常用的 pSS 分类诊断标准包括:2002 年修订的干燥综合征国际分类标准(美欧共识标准,American and European Consensus Group Classification,AECG 标准)(表 12-1)、2012 年干燥综合征国际临床合作联盟(Sjögren's International Collaborative Clinical Alliance,SICCA)分类诊断标准(表 12-2)和 2016 年美国风湿病学会 / 欧洲风湿病联盟(ACR/EULAR)原发性干燥综合征分类标准(表 12-3)。

表 12-1　2002 年美欧共识标准

Ⅰ.口腔症状:3 项中有 1 项或 1 项以上

　1. 每日感口干持续 3 个月以上

　2. 成年后腮腺反复肿大或持续肿大

　3. 吞咽干性食物需要用水帮助

Ⅱ.眼部症状:3 项中有 1 项或 1 项以上

　1. 每日感到不能忍受的眼干持续 3 个月以上

　2. 有反复的沙子进眼或磨砂感觉

　3. 每日需用人工泪液

Ⅲ.眼部特征:下述检查任 1 项或 1 项以上阳性

　1. Schirmer Ⅰ试验(+)(≤5mm/5min)

　2. 角膜染色(+)(≥4 van Bijsterveld 计分法)

Ⅳ.组织学检查:下唇腺病理示淋巴细胞灶 ≥1(指 4mm^2 组织内至少有 50 个淋巴细胞聚集于唇腺间质者为一个灶)

Ⅴ.唾液腺受损:下述检查任 1 项或 1 项以上阳性

　1. 唾液流率(+)(≤1.5ml/15min)

　2. 腮腺造影(+)

　3. 唾液腺放射性核素检查(+)

Ⅵ.自身抗体:抗 SSA 抗体和 / 或抗 SSB 抗体(+)

上述项目的具体分类

1. 原发性干燥综合征 无任何潜在疾病情况下,按下述两条诊断:

   A. 条目中的 4 条或 4 条以上,但条目Ⅳ(组织学检查)和条目Ⅵ(自身抗体)需至少有 1 条阳性

   B. 条目Ⅲ、Ⅳ、Ⅴ、Ⅵ 4 条中任 3 条阳性

2. 继发性干燥综合征 患者有潜在的疾病(如任一结缔组织病),而符合 Ⅰ 和 Ⅱ 中任 1 条,同时符合Ⅲ、Ⅳ、Ⅴ 中任 2 条

3. 除外头颈面部放疗史、丙型肝炎病毒感染、艾滋病、淋巴瘤、结节病、移植物抗宿主病、抗乙酰胆碱药的应用(如阿托品、莨菪碱、溴丙胺太林、颠茄等)

注:2002 年修订的干燥综合征国际分类诊断标准要求必须具备自身免疫表现,即小唾液腺活检阳性或者血清学抗体阳性,才能诊断为 SS。此外,标准把丙型肝炎病毒感染、艾滋病等列入排除标准,该类患者的干燥症状是上述排除疾病的肝外表现,需要与 pSS 辨别。

表 12-2 2012 年 SICCA 分类诊断标准

具有干燥综合征相关症状和体征患者如能满足以下 3 条标准至少 2 条即可诊断:

1. 血清抗 SSA 和 / 或抗 SSB 抗体(+),或者类风湿因子 RF 阳性同时伴 ANA ≥ 1∶320

2. 干燥性角膜炎,眼染色评分(ocular staining score,OSS)≥ 3 分

3. 唇腺病理活检示局灶性淋巴细胞性唾液腺炎,其灶性指数 ≥ 1 个淋巴细胞灶 /4mm²(4mm² 组织内至少有 50 个淋巴细胞聚集)

注:干燥性角膜炎的诊断,患者目前未每日应用眼药水治疗青光眼和过去 5 年里没有做过角膜手术或者眼睑整容手术。

该标准针对 2002 年国际标准中主观条目(如眼干、口干)其血清学指标、唇腺活检病理和角结膜染色的相关性低,因此提出应用血清学、眼染色及唾液腺检查这 3 个客观标准来评估 SS,满足 3 项中的 2 项即可诊断 SS。

表 12-3 2016 年 ACR/EULAR 原发性干燥综合征分类标准

【入选标准】至少有眼干或口干症状其一的患者,即下列至少一项为阳性:①每日感到不能忍受的眼干,持续 3 个月以上;②眼中反复砂砾感;③每日需用人工泪液 3 次或 3 次以上;④每日感到口干,持续 3 个月以上;⑤吞咽干性食物需要频繁饮水帮助。或在 ESSDAI 疾病活动度评分问卷中出现至少一个系统阳性的可疑 SS 者。

【排除标准】患者出现下列疾病因为可能有重叠的临床表现或干扰诊断试验结果,予以排除:①头颈部放疗史;②活动性丙型肝炎病毒感染;③ AIDS;④结节病;⑤淀粉样变性;⑥移植物抗宿主病;⑦ IgG4 相关疾病。

适用于任何满足上述入选标准并除外排除标准者,且下列 5 项评分总和 ≥ 4 者诊断为 pSS:

1. 唇腺灶性淋巴细胞浸润,并且灶性指数 ≥ 1 个灶 /4mm²,记为 3 分

2. 血清抗 SSA 阳性,记为 3 分

3. 至少单眼 OSS 染色评分 ≥ 5 或 van Bijsterveld 评分 ≥ 4 分,记为 1 分

4. 至少单眼 Schirmer 试验 ≤ 5mm/5min,记为 1 分

5. 未刺激的全唾液流率 ≤ 0.1ml/min(Navazesh 和 Kumar 测定方法),记为 1 分

常规使用胆碱能药物的患者应充分停药后再进行上述 3、4、5 项评估口眼干燥的检查

注:该标准灵敏度和特异度分别为 96% 和 95%,在诊断标准的验证分析和临床试验的入组中均适用。

八、治疗方案及原则

pSS 的治疗需要多学科的合作,不仅是缓解患者口、眼干燥的症状,更重要的是终止或抑制体内发生的免疫异常反应,保护外分泌腺体和脏器的功能。

(一) 一般治疗

患者教育,使患者充分了解本病的治疗原则以及药物的用法及不良反应。应停止吸烟、饮酒,保持口腔清洁,勤漱口,减少龋齿和口腔继发感染的可能,并且某些药物如阿托品、利尿剂、抗高血压药等可以加重口、眼干燥,应尽量避免使用。

(二) 局部症状的治疗

1. 口干燥症　pSS 患者必须接受定期口腔健康监测和护理以预防牙周病。根据唾液腺受损程度制订不同的治疗方案:轻度腺体功能受损使用非药物刺激唾液腺分泌,一线治疗通过咀嚼无糖口香糖结合唾液替代品、润滑剂和/或机械刺激。目前没有强有力的证据证明局部治疗可以缓解口干症状。对于中度至重度腺体功能受损,但具有残余唾液腺功能的患者(通过检测刺激的唾液流率评估残余唾液腺功能),在没有禁忌证的情况下,首选口服毒蕈碱受体激动剂如毛果芸香碱或西维美林。毛果芸香碱 5mg,每日 3 次(每日剂量 15~20mg)可以增加涎液流率。不良反应包括出汗、频繁排尿、肠激惹等。此外,茴三硫片、溴己新片和盐酸氨溴索片等也可以增加外分泌腺的分泌功能。重度腺体功能受损无残留唾液腺分泌功能建议使用人工涎液替代治疗。

2. 眼干燥症　眼干燥的评估通常依赖于三个特征,即泪液功能、泪液成分及眼表改变。与口干燥症相同,干眼症的治疗随着病情的严重程度和对每种治疗的反应不同而变化。预防性措施:如避免减少泪液产生的全身性药物、保持良好的睑缘卫生可以缓解轻微/间歇性症状,当症状仍不能控制时,每天至少使用 2 次人工泪液。一般建议使用含有透明质酸盐或羧甲基纤维素且不含防腐剂的人工泪液,润滑油膏通常只在睡前给药,以免长期使用损害视力。干燥性角结膜炎或难治性或严重眼干燥症局部使用含有环孢素滴眼液和自体血清后处理。激素类滴眼液,应该由眼科专科医师指导短期内使用(不超过 2~4 周)。

(三) 系统症状的治疗

1. 皮肤症状(环状红斑、血管炎)　皮肤的环状红斑局部糖皮质激素是治疗的主要手段,全身使用糖皮质激素主要针对广泛或严重的病变。血管炎多选用全身使用糖皮质激素,激素减量过程中可加用硫唑嘌呤、吗替麦考酚酯和甲氨蝶呤等免疫抑制剂。

2. 间质性肺炎　pSS 患者的间质性肺病严重度通常较轻,不需要治疗。对于 CT 确诊的肺组织<10% 的异常和无呼吸症状时 DLCO>65% 的患者,建议每月进行 1 次评估。病情严重和进展较快的患者可以使用口服或静脉注射糖皮质激素治疗,免疫抑制剂可选择吗替麦考酚酯和硫唑嘌呤,抗纤维化药物吡非尼酮和尼达尼布可考虑使用。另外,局部吸入型糖皮质激素和 β_2 肾上腺素受体激动剂(如沙丁胺醇)可用于肺部受累患者,但其疗效尚未在随机对照试验(RCT)中得到证实。

3. 关节痛 / 关节炎　可用非甾体抗炎药羟氯喹,在少见的情况下,可能需要短程使用小剂量糖皮质激素,以缓解关节剧痛等症状。其他免疫抑制剂可选用甲氨蝶呤、来氟米特、艾拉莫德。

4. 肌肉受累　ESSDAI 评分根据肌无力及血清肌酸激酶水平对 pSS 合并肌肉受累进行分级,pSS 患者低活动性的肌痛,不伴肌无力及肌酸激酶升高时,可使用非甾体抗炎药。而中高度活动性患者糖皮质激素仍作为 pSS 相关性肌炎的一线治疗方法。其他免疫抑制剂通常同时用于高疾病活动的患者,既可以增加疗效,又可以减少糖皮质激素的不良反应。最常用的免疫抑制剂是甲氨蝶呤(初次使用每周 7.5~15mg,最高 25mg/ 周),可与糖皮质激素结合使用。当该疗法无效时,可用硫唑嘌呤、吗替麦考酚酯、他克莫司、环孢素和静脉注射免疫球蛋白(IVIG)等方式替代。此外,利妥昔单抗可以单独使用或与糖皮质激素联合使用。

5. 肾脏受累　补充电解质纠正酸中毒适用大多数患者,可预防危及生命的并发症。糖皮质激素是治疗肾小管间质性肾炎的主要方法。膜增生性肾小球肾炎(MPGN)是一种危及生命的疾病,诱导期以糖皮质激素静脉冲击治疗,随后口服糖皮质激素。达到缓解后,可给予环磷酰胺或硫唑嘌呤维持。其他如血浆置换、利妥昔单抗和吗替麦考酚酯也较少出现不良反应,尽管没有指南指出它们可用于 pSS 的治疗。利妥昔单抗治疗狼疮肾炎的疗效尚存在争议,但其仍运用于一些 pSS 相关性肾炎患者。

6. 神经系统受累　经验性使用大剂量激素冲击治疗,如有必要,可加用免疫抑制剂药物。如 pSS 合并视神经脊髓炎患者,给予单独的全身糖皮质激素治疗(静脉注射甲泼尼龙)或与其他免疫抑制剂联合以诱导缓解,加用吗替麦考酚酯或硫唑嘌呤维持。与视神经脊髓炎相关的自身抗体(即靶向髓鞘少突胶质细胞糖蛋白和水通道蛋白 4 的自身抗体)的存在要求密切随访。根据疾病严重程度选择其他治疗方式,包括血浆交换、利妥昔单抗和口服药物,如硫唑嘌呤、吗替麦考酚酯和甲氨蝶呤。

7. 血液系统受累　血细胞减少,尤其是血小板严重减低,需要给予糖皮质激素治疗,甲泼尼龙冲击治疗(0.5~1g/d)或者作为诱导缓解。对于反复治疗效果不佳者,可大剂量用 IVIG 0.4g/(kg·d),连用 3~5 天,需要时可以重复使用。

8. 冷球蛋白血症　冷球蛋白血症相关的全身症状的治疗取决于病变的严重程度,可使用糖皮质激素(通常在初期使用冲击疗法)、免疫抑制剂(如环磷酰胺)、血浆交换、利妥昔单抗、硫唑嘌呤或吗替麦考酚酯。在全身性血管炎中,血浆置换和利妥昔单抗联合应用可获得良好效果。

9. 其他　对于合并 PBC 的患者,应使用熊去氧胆酸治疗。同时,pSS 常规治疗效果不佳的患者,且有严重的关节炎、严重的血细胞减少、周围神经病变以及相关的淋巴瘤,可考虑使用生物制剂,如抗 CD20(利妥昔单抗)和抗 CD22 抗体进行 B 细胞清除治疗改善病情。

九、预后

总体预后较好,特别是病变局限于唾液腺、泪腺、皮肤黏膜外分泌腺体者。有内脏受累者经恰当治疗后,大多可控制病情。预后不良因素包括进行性肺纤维化、中枢神经病变、肾功能不全、合并恶性淋巴瘤等。

执　笔:张　文　陈　竹　厉小梅

审　校:赵　岩

撰写组成员:高　洁

13 原发性胆汁性胆管炎诊疗规范

【诊疗要点】

- 作为一种主要破坏小胆管上皮细胞的慢性自身免疫性肝病,原发性胆汁性胆管炎(primary biliary cholangitis,PBC)多发于中年女性,起病隐匿,主要表现为乏力、瘙痒和血清 ALP、γ-GT 等生化指标升高,有 AMA/AMA-M2、抗 sp100 抗体、抗 gp210 抗体等自身抗体阳性;抗体阴性者需肝穿刺活组织病理检查协助诊断。

- 13~15mg/(kg·d)熊去氧胆酸(UDCA)是治疗 PBC 的一线选择,如患者对 UDCA 治疗反应欠佳,推荐奥贝胆酸或苯扎贝特,但目前上述药物存在国内获得困难等问题,需与患者提前说明,暂缺少其他明确有效的二线药物;如患者对 UDCA 治疗反应良好,则建议维持用药,不建议停药。

- 对 PBC 患者应长期随诊,进行多方面评估和管理。未合并门静脉高压的 UDCA 治疗反应良好者预后较好,UDCA 治疗反应不佳或合并其他重要脏器受累的结缔组织病等的患者预后可能较差。

原发性胆汁性胆管炎(primary biliary cholangitis,PBC)曾被称为原发性胆汁性肝硬化(primary biliary cirrhosis,PBC),是一种以肝脏为主要靶器官的慢性进展性自身免疫性胆汁淤积性疾病,主要病理改变为肝内小胆管非化脓性炎症,最终导致肝纤维化及肝硬化。PBC 主要发病人群为中老年女性,临床特点包括血清中高滴度抗线粒体抗体(AMA)、胆酶升高及特征性的肝脏病理变化。该病主要由遗传、环境等因素所致,临床表现隐匿,部分患者发现时已出现肝硬化。近年来随着对疾病认识的提高,越来越多早期患者被诊断,这些患者的肝脏病理尚处于小胆管炎症状态,治疗反应相对较好。2015 年,欧洲及美国肝病研究协会通过决议,将原名中的"肝硬化"更改为"胆管炎"。

PBC 是一种全球性疾病,女性患病数约为男性 10 倍。PBC 在我国并非罕见,2010 年我国 PBC 流行病学研究报道患病率为 49.2/10 万,其中,40 岁以上女性的患病率为 155.8/10 万。随着对 PBC 的认识及临床诊断水平的提高,我国 PBC 患病率呈上升趋势。目前,PBC 临床药物治疗仍以熊去氧胆酸(UDCA)为主,对 UDCA 治疗反应欠佳者,二线治疗可选择的有效药物较少,预后较差。

一、临床表现

早期 PBC 患者多数无明显临床症状,部分可有瘙痒、乏力等不适,随着病程进展,可出现皮肤和巩膜黄染、食欲缺乏、恶心等胆汁淤积及门静脉高压相关临床表现,部分合并口干、眼干、骨质疏松及其他自身免疫病相关表现。

(一) 自然病程

PBC 的自然史大致分为四个阶段:

第一阶段为临床前期,此阶段可能仅 AMA 等自身抗体阳性,无血清生物化学指标异常,该阶段通常在 10 年以上。

第二阶段为无症状期,主要表现为生物化学指标异常,无明显临床症状,该阶段为 5~10 年。研究显示,患者从无症状发展为有症状的平均时间为 2~4.2 年,有症状者平均生存期为 7.5 年,无症状者平均生存期为 16 年。

第三阶段为症状期,出现乏力、瘙痒等临床表现,从症状出现至进展为肝硬化的时间为 5~8 年。

第四阶段为失代偿期,出现门静脉高压等肝硬化失代偿表现,生存期可能小于 3 年。

(二) 常见临床表现

1. 乏力　见于 50%~80% 的 PBC 患者,是最常见的症状之一,可发生于任何阶段,影响生活质量。乏力症状的严重程度不一定与疾病分期相关,晚期患者通常症状较重。

2. 瘙痒　发生率为 20%~70%,随着早期无症状患者诊断逐渐增加,发生率有所下降。可表现为局部或全身弥漫性皮肤瘙痒,常在接触衣物、炎热刺激或妊娠时加重,呈周期性,夜间较重;偏晚期患者反而减轻。

3. 腹痛、腹胀等　右上腹痛见于约 17% 的 PBC 患者,主要表现为右上腹轻度胀满、不适感,部分患者有口干、眼干、食欲下降、恶心、呕吐、腹泻、消化不良、体重下降等。

4. 胆汁淤积　可表现为皮肤、巩膜、黏膜等部位黄染,伴粪色变浅。多出现于病程较长或发现时病情较晚期的患者,提示肝内胆管破坏严重,预后不佳。

5. 门静脉高压　随着疾病发展,可出现肝硬化和门静脉高压的一系列并发症,如腹水、脾大、脾功能亢进、食管 - 胃底静脉曲张破裂出血以及肝性脑病等。也有部分患者门静脉高压出现在疾病早期,与肝硬化程度不平行,可能与门静脉内皮损伤、末支静脉闭塞导致的结节再生性增生有关。

(三) 常见并发症

1. 胆汁淤积相关

(1)脂溶性维生素缺乏和脂肪泻:患者胆酸分泌减少可能导致脂类吸收不良,引起脂肪泻,并导致脂溶性维生素 A、D、E 和 K 缺乏,严重时可引发夜盲、骨量减少、神经系统损害和凝血酶原活力降低等。

(2)骨代谢异常:20%~35%PBC 患者可发生代谢性骨病,显著高于年龄、性别相匹配的健康人群,主要表现为骨质疏松和骨软化。其原因除了脂溶性维生素 D 吸收障碍外,还可能与肝功能损伤、护骨因子(osteoprotegerin,OPG)产生减少、对破骨细胞抑制减弱等因素有关。

(3)高脂血症和皮肤黄色瘤:患者常有高脂血症,胆固醇和甘油三酯均可升高,典型表现为高密度脂蛋白胆固醇(HDL-C)升高。血清胆固醇持续升高,可导致皮肤黄色瘤。目前尚无证据表明 PBC 的高脂血症有增加动脉粥样硬化的危险性。

2. 肝外脏器受累　除肝脏受累外,患者还可出现关节痛、肌痛、雷诺现象等非特异性表现,以及肺间质病变、肺动脉高压、心肌损伤、心律失常等心肺受累情况,甚至部分患者可以这些表现为首发表现。还有患者出现肾脏受累,肾穿刺活检病理可见到膜性肾病、膜增生性肾小球肾炎、肾间质炎症等改变。

(四)常见合并疾病

1. 自身免疫病　PBC 常与其他自身免疫病伴发,如干燥综合征(SS)、系统性硬化症(SSc)、系统性红斑狼疮(SLE)、特发性炎性肌病(IIM)、类风湿关节炎(RA)等,其中以 SS 最常见。此外,还包括自身免疫性甲状腺疾病、免疫性血小板减少症、溶血性贫血和克罗恩病(Crohn disease)、溃疡性结肠炎,以及自身免疫性肝炎(AIH)等。

2. 肝脏恶性肿瘤　PBC 患者发生肝细胞癌的风险显著高于健康人群,尤其出现肝硬化的 PBC 患者患肝细胞癌的风险升高了 18 倍。男性、对 UDCA 治疗反应欠佳、肝功能失代偿可能是高危因素。

二、实验室检查、病理检查等辅助检查

1. 生化检查　典型的生化改变为胆管酶即碱性磷酸酶(ALP)、谷氨酰转肽酶(γ-GT/GGT)升高。其中,ALP 特异性更高,多高于正常高限 2 倍以上,见于 95% 以上的 PBC 患者;血清 γ-GT 亦可升高,但易受酒精、药物、肥胖等因素影响。伴或不伴谷丙转氨酶(ALT)和谷草转氨酶(AST)轻至中度升高,如果显著升高,需排查有无合并 AIH 等其他病因。中至重度或晚期 PBC 患者可有胆红素水平升高,以结合胆红素升高为主。部分患者可有总胆汁酸升高。

2. 免疫学检查

(1)免疫球蛋白检测:多数患者血 IgM 升高,可升高 2~10 倍,甚至出现少量寡克隆蛋白,但缺乏诊断特异性。IgM 显著升高者建议行蛋白电泳或免疫蛋白固定电泳检查,除外血液系统疾病。部分患者也有 IgG 轻度升高。

(2)自身抗体检测:血清 AMA 尤其 AMA-M2 亚型是诊断 PBC 的特异性抗体,在 PBC 患者中阳性率超过 90%,但抗体滴度与疾病严重程度及药物应答情况可能不相关。AMA 阳性还可见于其他自身免疫病、肺结核、淋巴瘤等疾病。其他对 PBC 有诊断意义的抗体包括抗 sp100 抗体、抗 gp210 抗体等,在 AMA 阴性的 PBC 患者中,约 30% 可检测到上述抗体存在,这些抗体阳性的患者可能病情进展较快,预后较差。抗着丝点抗体(ACA)也可见于 PBC 患者,与早发门静脉高压有一定相关性。一半以上 PBC 患者有抗核抗体(ANA)阳性,多为核包膜型、胞质型或核点型。

3. 影像学检查　肝脏超声常提示弥漫性改变、回声增强等,合并门静脉高压的 PBC 患

者可见门静脉增宽、脾大等,胆汁淤积表现突出的 PBC 患者需除外肝内外胆道梗阻的其他病因。磁共振胰胆管成像(MRCP)或经内镜逆行胆胰管成像(ERCP)可协助除外原发性硬化性胆管炎(PSC)或其他大胆管病变。

4. 肝脏病理学　具有典型临床表现、生化异常和 AMA、抗 sp100 抗体、抗 gp210 抗体等特异性抗体阳性的 PBC 患者,肝穿刺活组织检查对诊断并非必需。对上述抗体阴性、胆汁淤积生化指标异常升高的疑似 PBC 患者或治疗反应欠佳的 PBC 患者,可行肝穿刺活组织病理学检查明确诊断,除外 AIH、非酒精性脂肪性肝炎等疾病,或明确疾病分期、特点和预后。

PBC 特征性组织学改变为主要累及小叶间胆管和间隔胆管的慢性非化脓性胆管炎。在胆管细胞基底膜的紧密连接处,有浆细胞、巨噬细胞和嗜酸性粒细胞等多形核细胞的炎性浸润及坏死,部分患者会出现上皮样肉芽肿。随着疾病进展,可逐渐出现小胆管缺失、胆汁淤积、肝纤维化和肝硬化。

肝穿刺标本取材非常重要,由于病变可能分布不一致,如能穿刺获得 10~15 个汇管区结构,可更充分地评判胆管炎和胆管缺失的严重程度。

经典的 PBC 病理分为 4 期:

Ⅰ 期:胆管炎期。汇管区淋巴细胞和浆细胞浸润,导致直径 100μm 以下的小叶间胆管和 100~300μm 的间隔胆管的炎症和破坏。部分在胆管周围形成肉芽肿,称为旺炽性胆管病变(florid bile duct lesion),是 PBC 特征性病变。

Ⅱ 期:汇管区周围炎期。小叶间胆管数目减少,部分完全被淋巴细胞及肉芽肿所取代,炎性细胞侵入邻近肝实质,形成局灶性界板炎。可见两种形式的界板炎,一种是淋巴细胞碎裂性坏死,与 AIH 类似;另一种是胆汁性碎裂性坏死,汇管区周围毛细胆管反应性增生、周围水肿、中性粒细胞浸润伴间质细胞增生,导管周围纤维化,常伸入邻近肝实质,破坏肝细胞,这些改变使汇管区不断扩大。

Ⅲ 期:肝纤维化期。汇管区及其周围的炎症、纤维化,使汇管区扩大,肝细胞扭曲伴大量纤维间隔形成并不断增宽,此阶段肝实质慢性淤胆加重,汇管区及间隔周围肝细胞可见显著的胆盐淤积改变。

Ⅳ 期:肝硬化期。主要表现为肝硬化伴再生障碍性结节。肝实质被纤维间隔分隔成拼图样结节,结节周围肝细胞胆汁淤积,可见毛细胆管胆栓。

近年来推出了新的病理组织学评分系统,通过评估胆管消失、纤维化和胆汁淤积形成等程度进行评分,将 PBC 分为 S0~S3 期(表 13-1)。

表 13-1　PBC 病理评分系统

PBC 分期	
A 纤维化	
0 分	无纤维化或汇管区间质纤维化
1 分	汇管区纤维化伴汇管区周围纤维化或连有不全纤维细隔
2 分	桥接纤维化伴小叶结构紊乱
3 分	多数桥接纤维化,或肝硬化伴再生结节

续表

PBC 分期	
B 胆管消失	
0 分	无消失
1 分	胆管消失<1/3 汇管区
2 分	胆管消失<1/3~2/3 汇管区
3 分	胆管消失>2/3 汇管区
C 肝脏组织地衣红染色阳性颗粒沉积	
0 分	无沉积
1 分	沉积范围<1/3 汇管区
2 分	沉积范围 1/3~2/3 汇管区
3 分	沉积范围>2/3 汇管区

评分汇总			
分期	疾病严重程度	A+B+C/ 分	A+B/ 分
S0 期	无进展	0	0
S1 期	轻度	1~3	1~2
S2 期	中度	4~6	3~4
S3 期	重度	7~9	5~6

注:PBC,原发性胆汁性胆管炎。

三、诊断与鉴别诊断

1. 诊断标准　以下 3 条中,如满足 2 条,可诊断为 PBC。

(1)存在胆汁淤积的生物化学证据(主要是 ALP 和 γ-GT 升高),且影像学检查排除了肝内、外大胆管梗阻。

(2)血清 AMA/AMA-M2 或抗 sp100 抗体、抗 gp210 抗体阳性。

(3)肝脏组织病理学提示非化脓性破坏性胆管炎和小叶间胆管破坏等改变。

2. 鉴别诊断　需与药物性胆汁淤积、酒精性肝硬化、梗阻性胆汁淤积、结节病、AIH、PSC 等疾病鉴别,同时筛查有无合并其他自身免疫病,如 SS、SSc、炎症性肠病等。

四、治疗方案及原则

1. 基础治疗　13~15mg/(kg·d) UDCA 是治疗 PBC 的一线用药,其作用机制包括利胆、细胞保护、抗炎、免疫调节等,具有改善患者生化指标、缓解病理改变和延缓病程进展的作用,因此在 1998 年被美国食品药品监督管理局(FDA)批准,推荐用于生化异常的任何阶段的 PBC 患者,但肝脏组织病理改变早期患者可能获益更大。

UDCA 剂量选择非常重要,13~15mg/(kg·d) 疗效优于 5~7mg/(kg·d) 小剂量,也优于 23~25mg/(kg·d) 大剂量,如患者同时还服用考来烯胺等胆汁酸螯合剂,需提前 1 小时或延后 4 小时服用,以免影响 UDCA 药效。对肝功能异常和肾功能不全的 PBC 患者,无须调整 UDCA 的剂量。主要不良反应包括腹泻、胃肠道反应、皮肤瘙痒等,但发生率较低。UDCA 应长期服用,停药可能导致生化指标反弹甚至疾病进展。

2. 二线治疗　对 UDCA 治疗反应欠佳的 PBC 患者,目前 FDA 批准的二线治疗药物仅有 6- 乙基鹅去氧胆酸——奥贝胆酸,这是一种法尼醇 X 受体激动剂,目前国内正在进行 I 期临床试验。

另外,近年来发现贝特类降脂药如非诺贝特、苯扎贝特等,有改善 UDCA 治疗反应不佳的 PBC 患者生化指标的疗效。2018 年,《新英格兰医学杂志》发表了苯扎贝特用于 UDCA 治疗反应不佳的 PBC 患者的随机对照试验结果,显示有一定疗效,目前已经在临床中开始尝试使用,但需警惕转氨酶和肌酐升高等可能的不良反应。但由于药品说明书尚未更新,目前未将 PBC 列入适应证,正式使用还需等待药品说明书更新。

其他药物包括糖皮质激素(布地奈德、泼尼松龙、甲泼尼龙等)、吗替麦考酚酯、硫唑嘌呤、甲氨蝶呤、环孢素、他克莫司等免疫抑制剂,秋水仙碱,甚至利妥昔单抗(CD20 单抗)等生物制剂等,有多项临床研究探索这些药物在 UDCA 治疗反应不佳的 PBC 患者中的疗效,但均未经过大样本随机对照试验证实。

3. 对症及并发症治疗　瘙痒是 PBC 最突出的症状,针对瘙痒的主要药物是考来烯胺和利福平。考来烯胺抑制胆汁酸在肠道的重吸收,推荐剂量为 4~16g/d,与 UDCA 等药物服用时间间隔需至少 4 小时。考来烯胺不耐受或疗效不佳的 PBC 患者,可使用利福平作为二线治疗,推荐剂量为 150mg、每日 2 次,疗效欠佳者可逐渐加量至 600mg/d,使用过程中需密切监测肝功能。

针对乏力,目前尚无明确有效药物。血脂显著升高且具有心血管高危因素的 PBC 患者,可考虑加用降脂药物,他汀类药物和贝特类药物相对安全,注意监测肝功能。骨质疏松治疗与绝经后骨质疏松治疗大致相同,主要以补充钙剂和维生素 D 为基础,国外推荐剂量为元素钙 1 500mg/d,维生素 D 800IU/d。另外,联合双膦酸盐类药物可能有效,目前尚无针对 PBC 病因改善骨密度的治疗方式。

门静脉高压的处理与其他类型肝硬化相似。如有食管 - 胃底静脉曲张,需采用非选择性 β 受体阻滞剂,严重时需使用内镜下曲张静脉结扎术等预防出血的措施;如出现腹水,可使用螺内酯、呋塞米等利尿药。部分 PBC 患者可在肝硬化发生前出现窦前性门静脉高压,这些患者肝脏合成功能尚可,不适合肝移植,必要时可采取门体静脉分流或断流手术。

4. 肝移植　如患者出现顽固性腹水、自发性腹膜炎、反复食管 - 胃底静脉曲张破裂出血、肝性脑病、肝细胞癌等预计存活时间少于 1 年的情况,可考虑肝移植。欧洲肝病学会建议,总胆红素水平达到 6mg/dl,或 Mayo 风险评分 7.8 分,或终末期肝病模型(MELD)评分>14 分时,应行肝移植评估。

肝移植后,部分患者可能在平均 3~6 年的时间复发,使用 UDCA 可能延缓肝移植后复发。

5. 特殊情况治疗

(1)抗体阳性,生化指标正常:对体检发现 AMA/AMA-M2 或抗 sp100 抗体、抗 gp210 抗体阳性,血生化指标正常且暂无临床症状的患者,目前不推荐开始 UDCA 治疗,除非肝穿刺活检病理已有胆管炎提示。这些患者需要长期随诊,每 0.5~1 年复查生化指标,出现生化异常后再开始用药。

(2)稳定期是否可停药:对 UDCA 治疗反应良好的患者,停药后多数患者病情反弹,目前不建议停用 UDCA。但是否可减量维持,目前尚无循证医学证据支持。

(3)合并系统性自身免疫病及 AIH:若患者合并系统性自身免疫病,如 SS、SLE、RA、IIM 等,或合并 AIH 等其他自身免疫性肝病,需根据疾病活动度及累及脏器的情况与严重程度,决定患者全身治疗力度,部分患者可能需要使用糖皮质激素及免疫抑制剂。因患者同时存在 PBC,免疫抑制剂尽量选择吗替麦考酚酯、硫唑嘌呤等肝损伤发生率较低的药物,并密切监测肝功能变化。

(4)妊娠:部分育龄期 PBC 患者面临生育问题,多数患者妊娠期病情稳定,部分产后有生化指标恶化。UDCA 在妊娠期和哺乳期均有相对较好的安全性,无证据显示其有致畸性,在权衡利弊并充分知情同意的基础上可持续使用(包括妊娠早期),孕期密切监测肝脏生化指标变化,警惕病情进展。

五、随诊评估

1. 生化指标应答标准 目前国际上有多种评价 UDCA 治疗后生化指标应答是否良好的标准。多数在 1 年左右评估 ALP 和胆红素的改善情况,常用的有巴黎标准、巴塞罗那标准等,近年来也有研究认为,评估 UDCA 疗效的生化指标应答时间可提前至 3~6 个月,以早期、及时发现应答欠佳的患者,并给予二线治疗,改善其预后,如北京标准(表 13-2)。

表 13-2 PBC 患者对 UDCA 治疗生化应答标准

标准	评估时间	定义
巴塞罗那(Barcelona)标准	12 个月	ALP 较基线水平下降>40% 或恢复至正常水平
巴黎 I(Paris)标准	12 个月	ALP ≤ 3 正常高限,AST ≤ 2 正常高限,胆红素 ≤1mg/dl
鹿特丹(Rotterdam)标准	12 个月	胆红素和 / 或白蛋白水平恢复正常
爱媛(Ehime)标准	6 个月	γ-GT 水平下降>70% 或正常
巴黎 II 标准	12 个月	ALP 和 AST ≤ 1.5 正常高限,总胆红素正常
多伦多(Toronto)标准	24 个月	ALP ≤ 1.67 正常高限
北京(Beijing)标准	6 个月	ALP ≤ 3 正常高限,胆红素和 / 或白蛋白水平恢复正常
GLOBE 评分	12 个月	基于胆红素、白蛋白、ALP、血小板计数的系统评估
UK-PBC 评分	12 个月	基于 ALP、AST、胆红素、白蛋白、血小板计数的系统评估

注:PBC,原发性胆汁性胆管炎;UDCA,熊去氧胆酸;ALP,碱性磷酸酶;γ-GT,谷氨酰转肽酶;AST,谷草转氨酶。

2. 随诊评估管理 PBC 是一种慢性疾病,需长期随诊,医患配合。初次诊断后,给予 UDCA 治疗,一般推荐 1 个月后复诊,之后可每 3 个月复诊 1 次。6~12 个月如判断患者对 UDCA 治疗反应欠佳,则加用二线治疗,之后可每 1~3 个月复查 1 次,评估生化指标应答情况及对药物的耐受情况,调整治疗,直至达到生化指标缓解;如对 UDCA 治疗反应良好,则可改为每 3~6 个月复查 1 次。

随诊过程中,除评价生化指标外,还需关注患者心理状况,可通过瘙痒或乏力的视觉模拟评分等量表评估;另外,还应定期检查患者肝脏超声影像学改变、骨密度等骨质疏松相关指标、血脂情况、心血管事件风险评估、甲胎蛋白等肝脏恶性肿瘤发生风险、食管静脉曲张等门静脉高压情况,综合评估患者的生活质量及病情进展情况。

六、预后

多数 PBC 预后较好,尤其发现较早、UDCA 治疗反应良好、未合并门静脉高压、其他自身免疫病患者,生存期与健康人几乎无差异。部分患者发现较晚、早期出现门静脉高压、UDCA 治疗反应不佳且二线治疗仍无法达到生化指标缓解,或合并有重要脏器严重受累的自身免疫病、肝脏恶性肿瘤,则预后较差。

执　笔:王　立　刘　斌　张奉春
审　校:林　进
撰写组成员:帅宗文　吴振彪

14 抗磷脂综合征诊疗规范

【诊疗要点】

- 抗磷脂综合征（antiphospholipid syndrome，APS）是一种以反复血管性血栓事件、复发性自然流产、血小板减少等为主要临床表现，伴有抗磷脂抗体持续中滴度或高滴度阳性的自身免疫性疾病。
- APS 是导致病理性妊娠的少数可以治疗的病因，妥善管理 APS，可有效改善妊娠结局。
- APS 还包括存在网状青斑、血小板减少、心脏瓣膜病变等 aPL 相关临床表现的患者，以及符合临床标准同时伴持续低滴度抗磷脂抗体阳性患者，该类患者同样存在血栓事件和病理妊娠风险，管理和治疗方面等同于 APS 患者。
- APS 的治疗目的主要包括预防血栓和避免妊娠失败。治疗应个体化，根据患者的不同临床表现、病情严重程度和对药物的治疗反应等制订恰当的治疗方案。

　　抗磷脂综合征（antiphospholipid syndrome，APS）是一种以反复血管性血栓事件、复发性自然流产、血小板减少等为主要临床表现，伴有抗磷脂抗体（anti-phospholipid antibody，aPL）持续中或高滴度阳性的自身免疫性疾病。通常分为原发性 APS 和继发性 APS，后者多继发于系统性红斑狼疮、干燥综合征等结缔组织病。APS 临床表现复杂多样，全身各系统均可以受累，最突出表现为血管性血栓形成。本病病因未明，病理特点为非炎性、节段性、阻塞性血管病变。

　　APS 并不少见，研究显示年龄小于 45 岁的不明原因卒中患者中 25% aPL 阳性，反复静脉血栓事件患者中 14% 出现 aPL 阳性，反复妊娠丢失的女性患者中 15%~20% aPL 阳性。由于临床医师对该类疾病的认识不足，APS 的平均延误诊断时间约为 2.9 年。APS 通常女性多见，女：男为 9：1；好发于中青年，原发性 APS 与继发于结缔组织病的 APS 在发病年龄、临床特点等方面无显著差异。

　　近十余年随着相关研究不断深入拓展，对 APS 的认识和诊治理念已发生显著改变。现结合临床中的常见问题，在借鉴国内外诊治经验和指南的基础上，制定了本诊疗规范，旨在规范 APS 的诊断方法、血栓及病理妊娠风险评估及治疗方案，提高临床医师的认识与理解，从而实现早期诊断、早期干预,改善患者预后。

一、临床表现

1. 血栓事件 APS 血管性血栓形成的临床表现,取决于受累血管的种类、部位和大小,可以表现为单一血管或者多血管受累(表 14-1)。静脉栓塞在 APS 中更常见。最常见部位为下肢深静脉血栓,亦可累及肾、肝、锁骨下、视网膜、上腔静脉、下腔静脉,以及颅内静脉窦等。动脉栓塞最常见的部位为颅内血管,亦可累及冠状动脉、肾动脉、肠系膜动脉等。

表 14-1 APS 血栓形成的临床表现

	累及静脉	累及动脉
肺	肺栓塞、肺动脉高压	肺梗死
心脏		急性心肌梗死、冠状动脉旁路移植术后再梗死、缺血性心肌病、心腔内血栓形成
神经系统	颅内静脉窦血栓	卒中、短暂性脑缺血发作、缺血性脊髓炎、Sneddon 综合征
肾	肾静脉血栓	肾动脉血栓、肾梗死
肝、脾	Budd-Chiari 综合征、肝小静脉闭塞症	肝梗死、脾梗死
胃肠道	肠系膜静脉血栓、肠坏死、肠穿孔	肠系膜动脉血栓
皮肤	网状青斑、葡萄状青斑、痛性皮下结节	类血管炎样斑
肢体	深静脉血栓形成、血栓性静脉炎	肢端坏疽、慢性下肢溃疡
大血管	上腔 / 下腔静脉综合征	腹主动脉狭窄、颈内动脉狭窄 / 闭塞、下肢动脉闭塞
眼	视网膜静脉血栓	视网膜动脉血栓
肾上腺	中央静脉血栓、出血、梗死	

少数患者可在 1 周内出现进行性多个(3 个或者 3 个以上)器官的血栓形成,累及脑、肾、肝或心脏等重要脏器造成功能衰竭和死亡,并有病理证实小血管内血栓形成,称为灾难性抗磷脂综合征(catastrophic APS,CAPS)。

2. 病理妊娠 APS 是导致病理性妊娠的少数可以治疗的病因,妥善管理 APS,可以有效改善妊娠结局。然而,目前产科 APS 诊断和治疗存在诸多争议,认识不足与过度诊疗现象共存。由于既往研究中可能与 APS 相关的不良妊娠结局的定义方法不同,导致有关 aPL 阳性患者妊娠结局研究得出了不同结论,甚至结果存在矛盾。为了解决该问题,2006 年国际血栓止血学会提出了 APS 悉尼修订标准,确定与 APS 相关的病理妊娠主要包括三种情况

（表 14-2）。

表 14-2 2006 年悉尼修订的抗磷脂综合征分类标准

临床标准：

1. 血栓形成 任何器官 / 组织发生的 1 次或 1 次以上动、静脉或小血管血栓形成（浅表静脉血栓不做诊断指标），必须有客观证据（如影像学、组织病理学等），组织病理学如有血栓形成，必须是血栓部位的血管壁无血管炎表现

2. 病理妊娠

（1）1 次或多次无法解释的形态学正常的胎龄 ≥ 10 周胎儿死亡，必须经超声检查或对胎儿直接体检表明胎儿形态学正常

（2）在妊娠 34 周以前，因重度子痫或重度先兆子痫或严重胎盘功能不全所致 1 次或多次形态正常的新生儿早产

（3）连续 3 次或 3 次以上无法解释的胎龄<10 周的自然流产，需除外母亲生殖系统解剖异常或激素水平异常，或因母亲或父亲染色体异常等因素所致

实验室标准：

1. 血浆中狼疮抗凝物阳性 需依照国际狼疮抗凝物 / 磷脂依赖型抗体学术委员会制定的血栓和止血指南进行检测

2. 采用标准化的酶联免疫吸附试验（ELISA）检测血清或者血浆中抗心磷脂抗体 IgG 型 /IgM 型中高效价阳性抗体（IgG 型和 IgM 型分别大于 40 GPL 或 MPL，或大于第 99 百分点）

3. 采用标准化的酶联免疫吸附试验（ELISA）检测血清或者血浆抗 β_2 糖蛋白 I 抗体 IgG 型 /IgM 型阳性（效价大于健康人效价分布的第 99 百分点）

注：上述检测均要求间隔 12 周以上，至少 2 次或 2 次以上阳性，如果抗磷脂抗体结果阳性与临床表现之间间隔<12 周，或者间隔超过 5 年，则不能诊断。

尽管在 19 世纪 80 年代，已经有学者提出抗磷脂抗体可能会导致女性不孕的假说，但直至今日，在该领域仍然存在明显争议，目前尚无足够循证医学证据证实 aPL 与不孕症及辅助生殖失败之间有关联。

临床实践中，部分患者具有产科 APS 的典型临床表现，但抗体检查结果达不到 APS 的国际共识标准，如仅持续低滴度 aPL 阳性；也有部分患者具有标准的实验室检测结果，但临床表现未达到分类标准，如连续 2 次不明原因流产，或 3 次及以上非连续不明原因流产，或晚发型子痫前期，或胎盘血肿、胎盘早剥、晚期早产等。这些患者存在再次出现病理妊娠的风险，且应用产科 APS 的标准治疗（阿司匹林联合低分子量肝素）可以改善妊娠结局，被归为非标准产科 APS。

3. 分类标准外临床表现 2006 年悉尼修订 APS 分类标准会议上专家组即已提出，APS 可能存在血栓事件、病理妊娠外的 aPL 相关临床表现，包括网状青斑、浅表性静脉炎、血小板减少症、aPL 相关肾脏病变、心脏瓣膜病变（瓣膜赘生物、瓣膜增厚和瓣膜反流等）、溶血性贫血、舞蹈症、认知功能障碍和横贯性脊髓炎等，这些均非血管性血栓事件所致，但可能与 aPL 的促凝或促炎状态相关，通常称为"分类标准外临床表现"。其与血栓事件、病理妊娠风险、疾病预后存在密切关联，具有额外的诊断价值，并可能在诊治过程中影响治疗决策。APS 临床试验及国际合作联盟的一项回顾性研究结果显示，52% 的患者存在标准外临床表现，甚

至可以独立于血栓事件、病理妊娠之外单独存在。因此,对 APS 患者应详细询问病史及体格检查,评估有无标准外临床表现;对出现上述临床表现的患者,需积极筛查 aPL,警惕 APS 的可能。

血小板减少是 APS 患者常见临床表现之一,发生率为 20%~53%,通常 SLE 继发 APS 较原发性 APS 更易发生血小板减少。APS 患者血小板减少程度往往为轻度或中度,可能的发病机制包括 aPL 直接结合血小板使得血小板活化及聚集、血栓性微血管病消耗、大量血栓形成消耗、脾内滞留增加、以肝素为代表的抗凝药物相关不良反应等原因。由于血小板减少可能会增加出血风险,临床医师对合并血小板减少的 APS 患者应用抗栓治疗存在一定顾虑,甚至会错误地认为"APS 血小板减少可降低患者血栓事件再发风险"。事实恰恰相反,有研究显示,合并血小板减少的 APS 患者血栓事件再发风险显著增高,因此更应积极对待。

瓣膜病变是 APS 最常见的心脏损害表现,研究报道发生率最高达 30%,合并 aPL 阳性 SLE 患者的瓣膜病变发生率增高 3 倍。aPL 相关瓣膜损害临床表现包括瓣膜整体增厚(>3mm)、瓣叶近、中部局限性增厚、瓣缘不规则的结节或者赘生物(Libman-Sacks 心内膜炎)以及瓣膜中、重度功能异常(反流、狭窄),二尖瓣最为常见,其次为主动脉瓣,但需除外风湿热和感染性心内膜炎病史。病变早期临床可无明显相关症状和体征,多数患者出现瓣膜严重损害或者动脉血栓事件筛查病因时才发现。通常经胸骨超声心动图或者经食管超声心动图即可证实。其具体发病机制未明,可能的机制考虑受累瓣膜在免疫复合物沉积损伤的基础上继发纤维素-血小板栓子形成。治疗方面,尽管规范抗凝或者抗血小板治疗,瓣膜病变有可能仍然会持续进展,激素治疗效果亦不明确,1/3 患者会最终需要外科手术干预,且在随访 12 年过程中动脉血栓事件发生率增加 8.4 倍,特别是卒中。

APS 相关肾脏损害不仅限于肾脏大血管栓塞事件,亦可累及肾脏中、小动脉以及肾小球毛细血管丛。急性 APS 肾脏损害可表现为难以控制的高血压、肾功能急速下降和不同程度的血尿、蛋白尿。微血栓病变常同时累及其他器官,出现灾难性 APS。另外,亦可表现为缓慢进展性血管病,主要表现为肾小球滤过率缓慢下降以及高血压,大量蛋白尿通常不常见,多数患者只有 <1.5g/d 的尿蛋白。典型的病理表现为血栓性微血管病,即肾小球内皮细胞损伤,如内皮细胞增生、肿胀,毛细血管腔内出现破碎红细胞、纤维性或血小板性血栓,基底膜增厚,出现双轨征,毛细血管腔狭窄或闭塞,肾血管管腔内血栓或纤维素样坏死,管腔狭窄或闭塞,甚至形成"葱皮样"结构等;同时可能伴有肾小球基底膜重复增生,局灶节段性肾小球硬化,动脉内膜增生或急性肾小管坏死,提示 APS 相关肾损害的可能机制不仅限于高凝及血栓形成。

4. CAPS 1992 年,Asherson 等首次报道,少数 APS 患者可在 1 周内出现进行性多个(3 个或 3 个以上)器官的血栓形成,累及脑、肾、肝或心脏等重要脏器造成器官功能衰竭和死亡,并有病理证实小血管内血栓形成,称为 CAPS。其发生率约为 1.0%,但病死率高达 50%~70%,往往死于卒中、脑病、出血、感染等。其可能的发病机制为短期内形成血栓风暴及炎症风暴。

二、辅助检查

aPL 是一组以磷脂和 / 或磷脂结合蛋白为靶抗原的自身抗体总称。aPL 主要存在于 APS、系统性红斑狼疮、干燥综合征等自身免疫性疾病患者中,是 APS 最具特征的实验室标志物,也是 APS 患者血栓事件和病理妊娠的主要风险预测因素。其中,狼疮抗凝物(lupus anticoagulant,LAC)、抗心磷脂抗体(anticardiolipin antibody,aCL)及抗 β_2 糖蛋白 I 抗体(anti-β_2-glycoprotein I antibody,A-β_2GP I)作为 APS 分类标准中的实验室指标,目前在临床上得到广泛的应用,也成为临床实验室最为常见的自身抗体检测项目之一。然而,由于不同实验室采用的 aPL 检测方法差异和 aPL 的异质性,实验室检测存在重复性差、标准化困难。2019 年,中国医师协会风湿免疫科医师分会自身抗体检测专业委员会等发布了《抗磷脂抗体检测的临床应用专家共识》,建议各实验室以此统一检测方法。对于可疑 APS 患者,建议同时检测 LAC、aCL 和抗 β_2GP I 抗体,以明确诊断并全面评估血栓事件或产科并发症的风险。

与 aCL、抗 β_2GP I 抗体相比较,LAC 与血栓形成、病理妊娠之间存在更强的相关性。检测 LAC 是一种功能试验,是基于 LAC 在体外能延长磷脂依赖的不同途径的凝血时间来确定机体是否存在 LAC。LAC 的检测方法包括:①筛查试验,包括稀释的蝰蛇毒时间、活化部分凝血活酶时间、硅凝固时间法、大斑蛇凝血时间及蛇静脉酶时间等。目前,国际血栓与止血学会(ISTH)、临床实验室标准化协会(CLSI)等国际指南均推荐对 LA 采用 2 种不同凝血途径的方法进行检测,其中稀释蝰蛇毒磷脂时间试验(dilute Russell viper venom time,dRVVT)和活化部分凝血活酶时间(activated partial thromboplastin time,APTT)是国际上最常用的检测方法,通常 dRVVT 作为第一种选择的方法,灵敏度较好的 APTT(低磷脂或二氧化硅作为活化剂)作为第二种方法。②混合试验,将患者血浆与正常血浆(1:1)进行混合,以证实凝血时间延长并不是由凝血因子缺乏导致的。③确证试验,采用改变磷脂的浓度或组成来确证 LA 的存在。接受华法林、肝素及新型口服抗凝剂治疗的患者可能出现 LA 检测结果的假阳性,因此,对于接受抗凝剂治疗患者的 LA 检测结果,应谨慎解读。

随着新的生物标志物不断被研究发现,极大拓展了对 aPL 的认识。许多新型 aPL 已被证实可存在于 APS 患者中,且这些新型 aPL 与患者血栓事件或病理妊娠等临床表现具有一定相关性,亦称为"标准外 aPL"。目前已知的新型 aPL 主要包括 ACL IgA 型、抗 β_2GP I 抗体 IgA 型、抗磷脂酰丝氨酸 - 凝血酶原(PS/PT)复合物抗体、抗 β_2GP I 结构域 I 抗体、抗波形蛋白抗体、抗膜联蛋白抗体(主要为 A5)等。对临床高度疑诊 APS,但 LA、ACL、抗 β_2GP I 抗体检测均阴性时,可考虑检测新型 aPL 以协助诊断。但其临床意义仍有待长期、前瞻性研究及临床实践深入探讨并验证。

三、诊断及鉴别诊断

1. 诊断　当患者出现如下情况需要疑诊 APS,并尽早完善抗磷脂抗体检查:①不明原因的血栓事件;②反复发作的血栓事件;③肠系膜、肝静脉、肾静脉、颅内静脉窦血栓等非常见部位的血栓事件;④青年(<50岁)卒中、心血管事件;⑤难以解释的神经系统症状,舞蹈症、横贯性脊髓炎、早期血管性痴呆;⑥系统性红斑狼疮及其他CTD合并血栓事件者;⑦难以解释的血小板减少症、自身免疫性溶血性贫血;⑧反复流产或伴有早产的妊娠并发症;⑨网状青斑或者其他血栓事件相关的皮肤表现;⑩实验室检查意外发现APTT延长,梅毒血清检测呈假阳性。

1999年国际APS专家共识会首次提出了APS分类标准,即札幌(Sapporo)标准。2004年在悉尼进行第二次专家共识会,对该标准进行了修订并于2006年发表。悉尼修订标准包括临床和实验室两方面,须同时符合至少1项临床指标和1项实验室指标方能诊断APS(见表14-2)。

值得注意的是,专家共识会上强调如果临床工作中患者不符合该分类标准,仅意味着不适合于纳入临床研究,而并不能排除APS诊断。临床工作中,APS还包括存在网状青斑、血小板减少、心脏瓣膜病变等aPL相关临床表现的患者,以及符合临床标准同时伴持续低滴度抗磷脂抗体阳性患者,该类患者同样存在血栓事件和病理妊娠风险,应该在管理和治疗方面等同于APS患者。

临床中有很少部分患者存在典型的血栓事件、复发性自然流产、血小板减少等临床表现,高度疑诊APS,但是实验室检测常规aPL抗体均为阴性,因此有学者提出"血清阴性APS"的概念,类似于"血清阴性类风湿关节炎"。辨证看待风湿免疫病的发生与发展过程,"血清阴性APS"的提出亦在情理之中。但做出该诊断应慎之又慎。通常出现aPL阴性的可能原因有:①患者存在其他先天性易栓症(如抗凝蛋白缺乏、凝血因子缺乏、纤溶蛋白缺乏)或其他获得性易栓症可能,不能诊断为APS;②既往病史中曾经aPL阳性,随着病程和治疗改变,少部分患者出现aPL转阴,亦非血清阴性APS;③患者APS分类标准内aPL均阴性,但新型aPL检测阳性,如ACL IgA型、抗β_2GP I抗体IgA型、抗PS/PT抗体、抗β_2GP I结构域 I抗体、抗波形蛋白抗体、抗膜联蛋白抗体等,患者血栓事件和病理妊娠再发风险亦显著升高,应按照确诊APS患者进行管理和治疗。

2. 鉴别诊断 APS的鉴别诊断主要依据不同的临床表现加以鉴别。多种获得性或者遗传因素亦可导致妊娠丢失和/或血栓栓塞性疾病。静脉栓塞需要与遗传性或者获得性凝血功能异常(如蛋白C、蛋白S、V Leiden因子缺乏)、抗凝血酶缺陷症、恶性肿瘤和骨髓增殖性疾病、肾病综合征等鉴别。动脉栓塞需要与动脉粥样硬化、栓塞事件、心房颤动、心房黏液瘤、感染性心内膜炎、脂肪栓塞、血栓性血小板减少性紫癜及系统性血管炎等鉴别。同时或者先后出现动脉和静脉栓塞时,需要与肝素诱导性血小板减少症、纤维蛋白原缺乏血症或者纤维蛋白原活化因子缺乏症、同型半胱氨酸血症、骨髓增殖性疾病、真性红细胞增多症、阵发性睡眠性血红蛋白尿、华氏巨球蛋白血症、镰状细胞贫血、系统性血管炎及反常栓塞等疾病鉴别。

四、病情评估及风险预测

1. 血栓事件再发风险评估 APS的血栓性病变常呈间歇性发作难以预测。既往临床实践及多项研究均已证实,APS患者血栓再发风险显著增高,其中"三阳"(即三种磷脂抗体均阳性)患者尤为突出。新近有研究证实aPL滴度本身并不能反映血栓事件再发风险,aPL

阳性的种类越多,其血栓再发风险越高。同时合并吸烟、肥胖、高脂血症、高同型半胱氨酸血症、肾功能不全等其他血栓高危因素患者,血栓事件再发风险亦显著增加。如何精准地评估和预测血栓再发风险尚未得到共识。2013 年,Sciascia 等首先提出全面 APS 评分(Global Anti-Phospholipid Syndrome Score,GAPSS)评分标准在系统性红斑狼疮和原发性 APS 队列研究中均显示能较好地反映血栓再发风险,评分标准包括高血压 1 分,高脂血症 3 分,LA 阳性 4 分,aCL IgG 型 /IgM 抗体 5 分,抗 β_2GP Ⅰ 抗体 IgG 型 /IgM 抗体 4 分,抗 PS/PT 抗体 3 分。GAPSS ≥ 10 分为血栓再发高危人群。由于部分医院尚无法检测抗 PS/PT 抗体,不包含该抗体评分的修订 GAPSS(aGAPSS)亦能较好地反映 APS 患者血栓再发风险。GAPSS 评分系统有待在大规模前瞻性临床队列研究中进一步验证。

2. 病理妊娠风险评估 目前产科 APS 风险评估尚未建立较为理想的模型,公认危险因素包括三磷脂抗体阳性、既往病理妊娠史、血栓史、合并系统性红斑狼疮等其他结缔组织病、基础高血压、肾功能不全、低补体血症、血小板减少症等。法国研究发现,APS 相关的早期复发性流产、≥ 10 周的胎儿死亡以及子痫和先兆子痫各自具有不同的危险因素,进一步证实三者可能病理生理机制不同,因此建议在病理妊娠风险评估中应根据不同的不良妊娠结局单独构建风险预测模型,方可能得出更准确的结论。

五、治疗方案及原则

抗磷脂综合征的治疗目的主要包括预防血栓和避免妊娠失败。治疗应做到个体化,根据不同患者的不同临床表现、病情严重程度和对治疗药物的反应等制订恰当的治疗方案。除了药物治疗外,还应包括加强患者教育、改善依从性以及生活方式调整。

(一)血栓性 APS 的处理

长期充分抗凝是治疗血栓性 APS 的关键。常用的抗凝药物包括维生素 K 拮抗剂华法林以及肝素或低分子量肝素,可单独使用,也可联合抗血小板药物阿司匹林(表 14-3)。一般情况下激素和免疫抑制剂在 APS 患者无须使用,但当合并严重血小板减少、溶血性贫血,发生灾难性抗磷脂综合征或有严重神经系统损害时可以应用。

表 14-3 2019 年 EULAR 关于成人血栓性 APS 的治疗推荐意见汇总

群体	推荐	证据等级	推荐等级
一级预防			
高风险抗磷脂抗体阳性的无症状抗体携带者及 SLE 患者 *	低剂量阿司匹林一级预防 #	2a	B
低风险抗磷脂抗体阳性尚不足以诊断 APS 的 SLE 患者 †	考虑低剂量阿司匹林一级预防	2b	C
仅有产科 APS 病史的非妊娠女性 APS 患者	个体风险评估后可考虑低剂量阿司匹林一级预防	2b	B

续表

群体	推荐	证据等级	推荐等级
二级预防			
确诊 APS 的首次静脉血栓事件者	口服维生素 K 拮抗剂,INR 目标值为 2.0~3.0	1b	B
三磷脂抗体阳性的静脉血栓事件者	不推荐应用利伐沙班	1b	B
无诱因的首次静脉血栓事件者	长期抗凝	2b	B
应用华法林抗凝仍然再发静脉血栓事件者	评估华法林用药依从性,提高 INR 监测频率,如 INR 已实现目标值,可考虑:①增加低剂量阿司匹林;②将 INR 目标值调整为 3.0~4.0;③改为低分子量肝素	2b	B
确诊 APS 的首次动脉血栓事件者	口服维生素 K 拮抗剂优于单用阿司匹林,根据个体出血和血栓复发风险,设定 INR 目标值为 2.0~3.0 或 3.0~4.0;亦可考虑华法林标准抗凝联合阿司匹林	2b	C
三磷脂抗体阳性的动脉血栓事件者	不推荐应用利伐沙班	1b	B
应用华法林抗凝仍然再发动脉血栓事件者	评估有无其他潜在诱因,可考虑:①将 INR 目标值调整为 3.0~4.0;②增加低剂量阿司匹林;③改为低分子量肝素	2b	B

注:*高风险抗磷脂抗体为多种 aPL 阳性,狼疮抗凝物阳性或持续高滴度 aPL。

†低风险抗磷脂抗体为单独 ACL 或者抗 β$_2$GP Ⅰ 抗体低滴度阳性,特别是一过性阳性。

#低剂量阿司匹林定义为 75~100mg、每日 1 次。

(二)产科 APS 的处理

根据产科临床表现不同,以及既往有无血栓病史和病理妊娠史,可以考虑选用小剂量阿司匹林、低分子量肝素,或者阿司匹林联合低分子量肝素治疗。通常经合理的治疗,超过 70% 的 APS 妊娠妇女可以顺利分娩。

1. 既往无血栓病史的早期反复流产或者晚期妊娠丢失的 APS 患者 通常建议在尝试受孕时开始应用低剂量阿司匹林治疗(50~100mg/d),并在证实宫内孕后开始应用预防量的低分子量肝素治疗。与单独应用阿司匹林比较,肝素联合阿司匹林能够显著降低妊娠丢失风险,并且增加新生儿活产率;但妊娠相关并发症(早产、子痫前期、胎儿生长发育迟缓)的风险两者无显著差异。

2. 既往无血栓病史的胎盘功能不全相关早产的 APS 患者 建议低剂量阿司匹林治疗(50~100mg/d),孕早期开始,并持续整个孕周,建议同时联合应用预防量低分子量肝素抗凝治疗。当低剂量阿司匹林治疗失败或者当胎盘检查提示大量蜕膜细胞炎症或者血管病变和/或血栓形成时,建议低剂量阿司匹林联合治疗量低分子量肝素抗凝治疗。

3. 既往有血栓病史的 APS 患者 对于血栓性 APS 的非妊娠女性,建议长期接受华法林治疗,并且在妊娠期应当接受治疗量低分子量肝素抗凝治疗。如患者亦符合 APS 定义的病态妊娠史,建议在妊娠期采用治疗量低分子量肝素联合低剂量 ASA 治疗。

4. 临床无相关表现的 aPL 阳性携带者　如何处理尚缺乏相关证据。该类人群在不接受任何治疗情况下,超过 50% 女性会实现成功妊娠,根据妇产科指南推荐,可考虑单用低剂量阿司匹林治疗(50~100mg/d)。

5. 难治性产科 APS 患者　通常指经过规范的低剂量阿司匹林联合低分子量肝素抗凝治疗仍然发生不良妊娠结局的 APS 患者,目前尚无高级别循证医学证实有效的二线治疗方案。建议在妊娠前开始使用阿司匹林和羟氯喹的基础上,在妊娠期前 3 个月可考虑加用小剂量(≤10mg/d)泼尼松或同等剂量的糖皮质激素。有限的研究结果显示,静脉注射免疫球蛋白、治疗性血浆置换可能为有效的治疗手段,但尚需设计合理的大样本量临床研究来证实。大剂量糖皮质激素和其他细胞毒性药物(例如环孢素等)等对于该类人群均被证实无效并且有不良反应。aPL 滴度水平对免疫抑制治疗存在抵抗,很少有证据显示这些药物能够改变高凝状态。此外,激素治疗增加产科不良事件和母体后遗症的风险,包括胎膜早破、早产、胎儿生长受限、感染、先兆子痫、妊娠期糖尿病、母体骨量减少等。

6. 围产期及产褥期处理　APS 患者孕 36 周后可以随时停用阿司匹林,理想情况下需要在分娩前 7~10 天停用。分娩前 12~24 小时需停用低分子量肝素,分娩时尽可能减少分娩相关出血。产科 APS 并非剖宫产指征,如没有其他产科并发症,通常推荐在孕 38~39 周进行计划分娩(催产或者剖宫产),从而便于控制抗栓药物的终止时间。如果合并子痫前期和胎盘功能不良的临床表现,可根据产科指征处理。既往血栓事件的 APS 患者建议终生接受华法林抗凝,不建议停用抗凝时间超过 48 小时。在产褥期,应尽早恢复抗凝。对于无血栓事件的产科 APS 患者,建议产后继续预防性抗凝治疗至少 6 周。

(三) CAPS 的处理

CAPS 是 APS 的急性严重类型,以广泛小血管及微血管血栓形成为特点,短期内发生多脏器功能衰竭,病情危重,因此早期诊断和积极治疗是处理 CAPS 的关键。积极早期纠正感染治疗、尽量避免抗凝治疗中断或者强度减低有助于预防 CAPS 发生。CAPS 的一线治疗方案为肝素抗凝,联合糖皮质激素及血浆置换和/或静脉注射免疫球蛋白治疗,同时积极寻找并控制诱因,明确有无感染源以及筛查恶性肿瘤。难治性CAPS 可考虑应用利妥昔单抗(抗 CD20 单抗)清除 B 细胞,以及补体成分 C5 的单抗体依库珠单抗阻断补体活化通路治疗,但尚缺乏大型随机对照研究,仍需要更多的临床证据。

六、预后

APS 患者整体预后相对良好,10 年生存率约为 90.7%,主要死亡的原因为血栓事件、出血事件以及合并感染。血栓性 APS 如未规范治疗,5 年血栓事件再发风险超过 50%,长期规范抗凝治疗能够显著降低血栓再发风险。未经治疗产科 APS 妊娠成功率仅为10%~30%,经过规范治疗后,产科 APS 患者活产率可显著升高,为 70%~85%,但早产率仍然近 40%,且母亲妊娠期高血压疾病、子痫、子痫前期以及围产期血栓事件发生率显著高于健康人,胎儿容易出现羊水过少、出生低体重等,产科 APS 患者长期血栓事件风险尚不明确。

执　　笔:赵久良
审　　校:杨程德
撰写组成员:沈海丽　柴克霞

15 大动脉炎诊疗规范

【诊疗要点】

- 青年女性,有头晕、黑矇、晕厥、心悸、胸痛、腹痛、四肢跛行等症状时,体检发现双侧脉搏不对称,一侧脉搏明显减弱或消失,双上肢收缩压相差等于或超过 20mmHg,表浅动脉、腹主动脉、肾动脉听诊杂音,需怀疑大动脉炎。
- 诊断主要依据 1990 年美国风湿病学分会制定的分类标准以及 2022 年美国风湿病学分会 / 欧洲抗风湿病联盟联合制定的分类标准,后者要求诊断年龄 ≤60 岁和影像学证实的血管炎作为大动脉炎的准入条件。
- 评估大动脉炎疾病活动度和疾病严重度对制定合理的治疗方案和预测预后有重要价值,疾病活动度评估目前主要依据美国国立卫生院(NIH)评分。
- 大动脉炎的治疗以糖皮质激素联合免疫抑制剂如环磷酰胺、甲氨蝶呤、来氟米特、吗替麦考酚酯、硫唑嘌呤等为主,难治病例可选择生物靶向药物如 IL-6 拮抗剂、TNF 拮抗剂和小分子靶向药物如 JAK 抑制剂。
- 大动脉炎的预后较好,5 年和 10 年生存率分别为 92.9% 和 87.2%,但带病生存的生活质量较低。具有 Ishikawa 定义的重大并发症,存在脑、心、肾等重要脏器功能受损以及病情进展的重型患者,预后不佳。

大动脉炎(Takayasu arteritis,TAK)是累及主动脉及其主要分支的慢性进展性、非特异性大血管炎。大动脉炎的发病机制尚未阐明,目前的研究发现其以"外膜起病"为特征,疾病早期主动脉外膜可有大量炎症细胞浸润和纤维化,并逐渐累及全层,导致血管壁显著增厚、僵硬、顺应性下降,管腔狭窄甚至闭塞或扩张,直接影响重要脏器如脑、心、肾等的供血,出现相应的缺血表现,严重时造成脏器功能不全。

TAK 在世界各地均有发病,最常见于亚洲青年女性,东亚地区的患病率为(28~40)/100万,90% 的 TAK 患者为 30 岁前发病,40 岁以后较少发病。TAK 的诊断依据临床表现、体征、急性期炎性指标和影像学检查,治疗强调早期干预、联合用药和个体化管理。中华医学会风湿病学分会在借鉴国内外诊治经验和指南的基础上,制定了本规范,指导指导临床医师对 TAK 进行规范诊疗,保护患者重要脏器功能和改善预后。

一、临床表现

(一) 全身症状

TAK 常隐匿起病,少数患者在局部症状或体征出现前数周,可有全身不适、发热、乏力、食欲不振、出汗、体重下降、颈部疼痛、肌痛、关节炎和结节性红斑等。

(二) 局部动脉炎症表现或严重狭窄所致的缺血表现

TAK 的临床表现因受累血管部位不同而差异很大,按病变部位分成 5 种类型:头臂动脉型(主动脉弓综合征)、胸 - 腹主动脉型、主 - 肾动脉型、混合型和肺动脉型。

1. 头臂动脉型(主动脉弓综合征) 主要累及升主动脉、主动脉弓以及弓上分支。

(1)升主动脉:升主动脉瘤样扩张或动脉瘤形成较狭窄更常见,可牵拉主动脉瓣,造成主动脉瓣关闭不全,叩诊心界扩大,主动脉瓣听诊区可闻及舒张期吹风样杂音,有毛细血管搏动征、水冲脉、肱动脉和股动脉闻及枪击音等周围血管征。随着疾病进一步加重,患者有心悸、胸闷、胸痛、活动耐量下降,严重时可有夜间端坐呼吸、咳粉红色泡沫痰等急性左心衰竭的表现。

(2)颈动脉或椎动脉:颈动脉或椎动脉狭窄和闭塞可引起脑和头面部不同程度缺血的症状。患者可有颈痛、头晕、眩晕、头痛、记忆力下降、听力减退、单侧或双侧视物有黑点、视力减退、视野缩小,甚至失明。脑缺血严重者反复黑矇、晕厥、抽搐、失语、偏瘫或昏迷。极少数患者因局部缺血产生鼻中隔穿孔、上腭或耳郭溃疡、牙齿脱落和面肌萎缩。颈动脉病变处可有局部压痛,听诊闻及动脉杂音,但杂音强度和狭窄程度间并非完全成比例,轻度狭窄或闭塞时,杂音不明显。

(3)锁骨下动脉:75%~89% TAK 患者累及锁骨下动脉,可表现为单侧或双侧上肢血压下降,甚至测不到血压,双上肢血压不对称,收缩压差 ≥ 1.33kPa(10mmHg),触诊单侧或双侧脉搏减弱或无脉,听诊狭窄血管所在的锁骨下区可闻及收缩期杂音,少数缺血严重者可有肢体跛行、麻木、酸痛、发凉,甚至肌肉萎缩。锁骨下动脉窃血综合征主要表现为患侧上肢活动时发生一过性头晕或晕厥。

2. 胸 - 腹主动脉型 主要累及胸主动脉和腹主动脉及其分支。

(1)胸主动脉:胸主动脉受累早期不易被发现,可有血管狭窄或扩张,大多数胸主动脉受累患者无症状,少数可有高血压、胸痛、背痛,发生胸主动脉夹层时胸痛剧烈。

(2)腹主动脉:腹腔干、肠系膜动脉受累时,主要表现为腹痛、便血、肠功能紊乱,甚至肠梗阻,严重者有节段性肠坏死。腹主动脉严重狭窄或闭塞,可表现为下肢跛行和高血压;腹主动脉听诊区可闻及收缩期血管杂音。

(3)髂动脉:引起下肢缺血,表现为下肢乏力、疼痛、皮肤温度下降、间歇性跛行,查体下肢动脉搏动减弱或消失、下肢血压下降。

3. 主 - 肾动脉型 主要累及腹主动脉和肾动脉。

20.5%~63.0% TAK 患者有单侧或双侧肾动脉受累,大动脉炎性肾动脉炎可导致肾动脉狭窄、肾血管性高血压、肾萎缩、肾功能减退。伴有高血压患者有头痛、头晕、呕吐、心悸。高血压急症时,上肢血压超过 230/120mmHg,并出现进行性心、脑、肾等重要脏器功能损害,常为难治性高血压。

4. 混合型(广泛型) 具有上述三种类型中两种以上的临床表现,为我国 TAK 患者最常见的类型,多数患者病情较严重。

5. 肺动脉型 10%~50% 的 TAK 累及肺动脉,本型常与主动脉炎合并受累。临床可有心悸、气促、咯血。合并肺动脉高压患者,可在肺动脉瓣区闻及收缩期杂音和肺动脉第二音亢进。晚期患者有右心衰竭的表现。

二、辅助检查

(一)实验室检查

1. 炎症指标 TAK 活动期,红细胞沉降率(ESR)、C 反应蛋白(CRP)或高敏 CRP、血清淀粉样蛋白 A、免疫球蛋白、补体等通常呈低滴度至中等水平升高,但非特异性,需排除感染等;疾病缓解后,这些指标可恢复至正常范围。需注意的是,部分活动期患者上述指标是正常的。

2. 细胞因子 白细胞介素(IL)-6、肿瘤坏死因子(TNF)-α、IL-1β、IL-8、IL-2 受体、基质金属蛋白酶(MMP)-9、正五聚蛋白(PTX)-3 等细胞因子在 TAK 活动期明显升高。初诊时 IL-6 呈中等水平升高的患者易复发。

3. 免疫指标 未明确 TAK 的特异性自身抗体,部分患者抗内皮细胞抗体、抗心磷脂抗体等阳性,自身抗体阳性患者更容易出现血管闭塞和血栓性事件。

4. 感染筛查 TAK 与结核分枝杆菌、疱疹病毒等感染有一定相关性,初诊时需进行结核感染 T 细胞免疫斑点法(T.SPOT)检测、结核菌素试验、抗疱疹病毒抗体、疱疹病毒 DNA 等筛查相关病原体。

(二)影像学检查

数字减影血管造影(DSA)是诊断 TAK 的"金标准",但因其有创性、放射性、造影剂毒性和对血管壁评估价值有限等局限,近年来,逐渐被磁共振血管成像(MRA)、电子计算机断层扫描血管成像(CTA)、正电子发射断层成像/计算机断层扫描(PET/CT)、彩色多普勒超声等取代,DSA 目前主要用于动脉管腔评估和血流动力学测定。

1. MRA 欧洲抗风湿病联盟(EULAR)制定的大血管炎诊治指南,推荐 MRA 作为首选的影像学检查方法。MRA 可实现全身动脉显像,用于 TAK 血管管腔和血管壁的评估。"黑血"技术有助于显示血管腔狭窄程度,联合延迟扫描管壁强化可半定量评估血管壁炎症。每 6~12 个月复查 MRA,可观察血管结构随时间的变化。

2. CTA CTA 增强三维重建技术对血管腔空间结构的评估有优势,当患者体内有金属植入物、钆造影剂过敏等 MRA 检查禁忌时,可选择 CTA;不推荐用于肾功能减退、碘剂过敏患者。

3. PET/CT 主要用于血管壁炎症的评估,通过血管炎症部位糖摄取增加导致标准摄取值(standard uptake value,SUV)升高,可帮助判断血管局部炎症活动状态,系统综述结果显示 PET/CT 评估 TAK 疾病活动度的灵敏度为 81%,特异度为 74%。

4. 动脉超声 主要用于颈动脉、椎动脉、四肢动脉、腹主动脉、肾动脉、髂动脉等血管检查,胸主动脉因受心脏搏动和肺内气体等影响无法有效显示。超声造影技术提升了血管彩色多普勒超声对血管壁炎症的评估效能,"通心粉"征是大血管炎特征性表现。无创的超声检查可适用于血管壁厚度变化的动态随访。

三、大动脉炎诊断要点

(一)分类标准

目前国际上,TAK 的诊断依据 1990 年美国风湿病学会的分类标准、2022 年美国风湿病学会和欧洲抗风湿病联盟联合制定的大动脉炎分类标准(表 15-1),前者包括:①发病年龄≤40 岁;②肢体间歇性跛行;③一侧或双侧肱动脉搏动减弱;④双侧上肢收缩压差>10mmHg;⑤一侧或双侧锁骨下动脉或腹主动脉闻及杂音;⑥血管造影异常发现主动脉一级分支或上下肢近端的大动脉狭窄或闭塞,病变常为局灶或节段性,且除外由动脉硬化、纤维肌发育不良或类似原因引起,近年数字减影血管造影(DSA)常由 MRA、CTA 等替代。以上 6 条中,须满足 3 条及以上即诊断 TAK。

表 15-1　2022 年美国风湿病学会 / 欧洲抗风湿病联盟联合制定的大动脉炎分类标准

	条目	评分
准入条件	诊断年龄≤60 岁	
	影像学存在血管炎证据	
分类标准	临床表现	
	女性	1 分
	血管炎引起的心绞痛或缺血性心脏疼痛	2 分
	上肢和 / 或下肢跛行	2 分
	血管体检	
	动脉杂音	2 分
	上肢动脉搏动减弱	2 分
	颈动脉搏动减弱或触痛	2 分
	双上肢收缩压差≥20mmHg	1 分
	血管影像学	
	受累血管数量(取最高分)	
	1 支	1 分
	2 支	2 分
	3 支或 3 支以上	3 分
	对称动脉成对受累	1 分
	腹主动脉伴肾动脉或肠系膜动脉受累	3 分

注:必须满足 2 条准入条件的同时,分类标准评分总分≥5 分者,诊断为大动脉炎。

（二）鉴别诊断

1. 巨细胞动脉炎　该病与 TAK 同属于大血管性血管炎,但好发于老年人,男性稍多于女性,以单侧或双侧颞动脉炎症、颞部疼痛为主要特征,临床表现为头痛、突发视力下降甚至失明、间歇性下颌跛行,巨细胞动脉炎也可累及主动脉及主要分支。可疑巨细胞动脉炎患者,应行颞动脉活检明确诊断,但近年证据显示影像学包括动脉彩超或 MRA 具有同等的诊断价值。

2. 慢性主动脉周围炎　主要表现为主动脉周围软组织异常增殖,而主动脉本身结构正常,增生的软组织可包绕周围脏器,影响脏器功能,例如炎性组织包绕输尿管导致肾后性梗阻、肾盂积液、肾功能不全。

3. IgG4 相关性疾病　近期研究发现,IgG4 相关性疾病可以累及血管,包括主动脉、冠状动脉、脾动脉等均有报道,以动脉扩张或动脉瘤常见,部分为慢性动脉炎或周围炎表现。外周血 IgG4 水平升高以及病理发现 IgG4$^+$ 浆细胞在主动脉病变区域浸润、席纹状纤维化、闭塞性静脉炎等,有助于明确 IgG4 相关性疾病的诊断。

4. 其他免疫炎症性疾病伴发主动脉炎　白塞综合征、复发性多软骨炎、强直性脊柱炎、自身炎症性疾病等也可伴发主动脉炎。

5. 先天性主动脉疾病　如肾动脉纤维肌发育不良多见于女性,肾动脉造影显示远端 2/3 及分支狭窄;先天性主动脉缩窄,多见于男性,血管杂音位置较高,限于心前区及背部,胸主动脉造影见特定部位(婴儿在主动脉峡部、成人在动脉导管相接处)狭窄。

6. 动脉粥样硬化　好发于 50 岁以上人群,有吸烟、高脂血症、高血压、糖尿病等高危因素,主动脉内膜形成动脉粥样斑块而导致主动脉管壁偏心性增厚,晚期 TAK 患者主动脉僵硬、呈环形钙化,CTA 及血管造影有助于两者的鉴别。

7. 其他动脉疾病　梅毒、结核分枝杆菌、金黄色葡萄球菌、霍乱弧菌、伤寒沙门菌等可导致感染性主动脉炎;血栓闭塞性脉管炎好发于吸烟的青年男性,以四肢表浅动脉闭塞导致指端坏疽为主要临床表现;结节性多动脉炎主要累及内脏中小动脉。

四、TAK 的病情评估

（一）TAK 疾病活动度

美国国立卫生研究院(NIH)制定的 Kerr 评分和印度风湿病学会血管炎学组制定的 ITAS2010 评分常被用于判断 TAK 疾病活动度。

1. Kerr 评分　包括:①全身症状;②血管缺血症状与体征;③ ESR 升高（ ≥20mm/h）;④血管造影阳性,目前可由 MRA、CTA、PET/CT、动脉彩超所代替。以上每条计 1 分,相加总分 ≥2 分为疾病活动。

2. ITAS 评分　ITAS2010 评分总分 ≥ 2 分为疾病活动。加上急性期炎症指标(ESR 或 CRP)的 ITAS.A 评分,则总分 ≥5 分为疾病活动(表 15-2)。

表 15-2　ITAS 评分标准（近 3 个月新出现的症状与体征）

条目	评分	条目	评分
1. 全身症状		血压不对称	1 分
1) 乏力、体重下降（>2kg）	1 分	6.3 新出现的脉搏消失	2 分
2) 肌痛 / 关节痛 / 关节炎	1 分	1) 右颈动脉	1 分
3) 头痛	1 分	2) 左颈动脉	1 分
2. 腹部		3) 右锁骨下动脉	1 分
严重腹痛	1 分	4) 左锁骨下动脉	1 分
3. 泌尿生殖系统		5) 右肱动脉	1 分
流产	1 分	6) 左肱动脉	1 分
4. 肾脏		7) 右桡动脉	1 分
高血压：舒张压>90mmHg	2 分	8) 左桡动脉	1 分
高血压：收缩压>140mmHg	1 分	9) 右股动脉	1 分
5. 神经系统		10) 左股动脉	1 分
1) 卒中	2 分	11) 右腘动脉	1 分
2) 癫痫（非高血压性）	1 分	12) 左腘动脉	1 分
3) 晕厥	1 分	13) 右胫后动脉	1 分
4) 眩晕 / 头晕	1 分	14) 左胫后动脉	1 分
6. 心血管系统		15) 右足背动脉	1 分
6.1 杂音	2 分	16) 左足背动脉	1 分
1) 右颈动脉	1 分	6.4 跛行	2 分
2) 左颈动脉	1 分	1) 上肢	1 分
3) 右锁骨下动脉	1 分	2) 下肢	1 分
4) 左锁骨下动脉	1 分	6.5 颈动脉疼痛	2 分
5) 右肾动脉	1 分	6.6 主动脉瓣关闭不全	1 分
6) 左肾动脉	1 分	6.7 心肌梗死 / 心绞痛	1 分
6.2 脉搏不对称	2 分	6.8 心肌病 / 心功能不全	1 分

注：ITAS 2010 ≥ 2 分或 ITAS.A ≥ 5 分，为疾病活动；ITAS.A 需加上 ESR 的得分，ESR 21~39mm/h（1 分）、ESR 40~59mm/h（2 分）、ESR>60mm/h（3 分）或加上 C 反应蛋白的得分，CRP 6~10mg/dl（1 分）、CRP 11~20mg/dl（2 分）、CRP>20mg/dl（3 分）。

（二）TAK 疾病严重度

TAK 疾病严重度尚缺乏国际公认的评估标准，建议根据 TAK 血管病变程度和范围、缺血的临床表现及供血脏器功能综合评估 TAK 的疾病严重度，为诊疗方案的选择和制定提供依据。

日本京都大学 Ishikawa 教授于 1994 年定义的 TAK 重大并发症对评估疾病严重度具有重要的参考价值,包括:①微动脉瘤(视网膜病变 2 期)。②严重高血压:上肢收缩压 ≥200mmHg 或舒张压为 ≥110mmHg;若上肢血压测不到,则下肢收缩压 ≥230mmHg 或舒张压 ≥110mmHg。③3 级或 4 级主动脉瓣反流。④血管造影示动脉瘤直径超过正常值的 2 倍,或虽未达到上述标准,但具有包括大动脉炎性眼病、高血压、主动脉瓣反流和动脉瘤中的 2 项或 2 项以上表现者。上述并发症中具有至少 1 条,为 TAK 的重型病例。

五、治疗原则和方案

(一) 治疗原则

1. 以风湿免疫科为主导的多学科协作诊疗,权衡疗效、安全性和费用,制订最优的治疗方案。

2. 早期诊断、全面评估、分层干预,根据患者疾病活动度和疾病严重度制订个体化治疗方案,实现临床缓解的达标治疗。

3. 在充分内科治疗控制血管炎症的情况下,权衡外科手术利弊,对部分 TAK 患者选择适宜的外科干预。

4. 重视 TAK 患者的健康宣教,充分告知治疗的获益和可能的不良事件,指导患者生活方式和自我监测,降低心血管事件风险和治疗相关不良反应。

(二) 一般治疗

TAK 活动期建议休息,避免感染。对发病早期有上呼吸道、肺部或其他脏器感染,应有效控制感染,对防止病情发展有一定意义;高度怀疑有结核者,应同时抗结核治疗。伴有高血压患者,应积极控制血压在 140/90mmHg 以下;有双侧颈动脉严重狭窄患者,可将降压目标值适当放宽至 150/100mmHg,以保证脑的供血。降压药物的选择详见《中国大动脉炎性肾动脉炎诊治多学科专家共识》。

(三) 内科治疗

内科治疗分为诱导缓解期、维持稳定期、复发期和慢性进展期。

1. TAK 诱导缓解期　一般指初始治疗 3~6 个月后达到临床缓解。临床缓解需满足无全身症状,无新发或恶化的局部缺血表现,急性期炎症指标(ESR 和 CRP)恢复到正常范围内,无新发或恶化的影像学征象。

(1)糖皮质激素:初诊或治疗缓解后复发的活动期 TAK 患者需足量的泼尼松或其等效剂量的激素治疗,起始口服剂量为 0.8~1.0mg/(kg·d),持续 4~8 周后逐渐减量,按每 7~10 天减 10% 起始剂量或根据病情调整,24 周达到 10mg/d、口服,继续缓慢减量至 ≤5mg/d 维持,少数病情持续缓解者可考虑停用。

(2)羟氯喹:羟氯喹 200~400mg/d,分 2 次口服,可能有利于减少复发。

(3)轻中型患者:需联合口服改善病情抗风湿药(DMARDs),如甲氨蝶呤 7.5~15mg/周、口服,来氟米特 10~20mg/d、口服,吗替麦考酚酯 1.0~1.5g/d 分 2 次口服,硫唑嘌呤 50mg/d、口服。

(4)重型患者:加强抗炎和抗免疫治疗,尽早实现临床缓解,保护重要脏器功能。cDMARDs 的口服推荐剂量,如甲氨蝶呤 15~25mg/周,来氟米特 20mg/d,吗替麦考酚酯 1.5~2.0g/d(分 2 次),硫唑嘌呤 50~100mg/d,或者静脉滴注环磷酰胺 0.5~0.75g/m² (体表面积)·m⁻¹,累积剂量达 6~8g,后续改口服 DMARDs 维持。需密切监测骨髓抑制、肝肾毒性等药物不良反应。重型患者存在口服 DMARDs 禁忌时,可考虑生物制剂如 IL-6 拮抗剂托珠单抗,每月 8mg/kg 静脉滴注,或单抗类 TNF 拮抗剂,连续应用至少 6 个月,但目前生物制剂的疗程尚无循证学证据。部分重症患者可考虑小分子 JAK 抑制剂治疗。

(5)难治型患者:经过足疗程、足量糖皮质激素联合 DMARDs 治疗后仍不能达到临床缓解者为难治型患者,应更换为另一种传统 DMARDs、由传统 DMARDs 更换为生物制剂、由一种生物制剂更换为另一种生物制剂或更换为小分子 JAK 抑制剂。

2. TAK 维持稳定期 诱导缓解期后,在维持疾病持续缓解的前提下,糖皮质激素逐渐减量至最低维持量或停用,DMARDs 逐渐减量至最低有效剂量,生物制剂逐渐延长使用时间间隔或更换为口服 DMARDs。

3. TAK 复发期 稳定期患者再次出现疾病活动,根据有无全身症状、局部缺血表现的程度、炎症指标升高等确定为小复发或大复发。小复发患者原治疗药物剂量增加,大复发患者予以糖皮质激素剂量加至标准剂量,联合原有 DMARDs 或更换为新的一种 DMARDs 或生物制剂。

4. 其他内科治疗 不常规抗血小板、抗凝治疗,根据患者是否存在高风险脏器缺血并发症或心血管疾病如急性冠脉综合征、急性心肌梗死、脑卒中等酌情选择。

(四)外科治疗

1. 紧急手术指征 危及生命的极危重型 TAK 患者如急性 Stanford A 型主动脉夹层、主动脉瘤濒临破裂、急性冠脉综合征或急性心肌梗死等,可紧急进行外科手术以挽救患者生命。

2. 择期手术指征 在积极而充分的内科治疗控制 TAK 活动和血管炎症后,仍需通过外科干预进一步保护脏器功能、改善预后的情况,应考虑择期外科手术,包括:①单侧或双侧肾动脉狭窄,经内科治疗后,四联以上降压药治疗血压仍高于 150/100mmHg、肾脏短期内进行性缩小或肾小球滤过率进行性下降,可考虑经皮肾动脉球囊扩张术、肾动脉搭桥术、自体肾移植等;②升主动脉增宽超过 50mm 伴或不伴主动脉瓣重度关闭不全,且有心功能恶化征象时,应考虑升主动脉置换术或升主动脉联合瓣膜置换术;③其他如颈动脉扩张术、颈动脉搭桥术等治疗重度颈动脉狭窄、胸腹主动脉支架植入或置换术治疗胸腹主动脉夹层或动脉瘤等。

六、预后

TAK 预后较好,慢性病程中,受累血管由于侧支循环形成丰富,患者 5 年生存率和 10 年生存率分别为 92.9% 和 87.2%,但具有 Ishikawa 定义的重大并发症且病情进展的重型患者预后较差,15 年生存率仅为 43.0%。大多数 TAK 患者可参加轻度工作,但带病生存的生活质量较低。预后主要取决于高血压分级以及脑、心、肾等重要脏器功能的保有程度,糖皮质激素联合免疫抑制剂治疗能明显改善预后。患者主要死亡原因为脑梗死或脑出血、心力衰竭和肾衰竭等。

执　笔:马莉莉　姜林娣

审　校:何　岚

撰写组成员:薛　愉　潘　歆

16 风湿性多肌痛和巨细胞动脉炎诊疗规范

风湿性多肌痛诊疗规范

【诊疗要点】

- 50 岁以上人群,伴或不伴有发热等全身反应,四肢近端肢带肌疼痛、僵硬,急相期反应物水平升高,应考虑风湿性多肌痛(polymyalgia rheumatica,PMR)的可能。
- 分类标准历经 1982—2012 年 ACR 分类标准变迁:去掉了小剂量糖皮质激素反应良好;加入了肌骨超声的应用及评分细则。
- 鉴别诊断需要除外巨细胞动脉炎、类风湿关节炎、慢性感染、恶性肿瘤等。
- 确诊后使用糖皮质激素治疗,剂量不宜过大,并视患者症状、体征、实验室检查等情况规律、逐渐减量,定期随诊,注意糖皮质激素不良反应的监测及处理。
- 大多数患者预后良好。注意老年人使用糖皮质激素的不良反应,改善患者的预后。

风湿性多肌痛(polymyalgia rheumatica,PMR)是一种发病机制不明,易被临床忽视,以颈部、肩胛带和骨盆带肌肉疼痛、晨僵,伴或不伴有发热、红细胞沉降率升高等全身反应为表现的综合征。发病率依年龄、种族、地理、季节等不同而不同。好发于 50 岁以上人群,50 岁以下人群发病少见,随年龄增长,发病率渐增多。女性较男性多 2~2.5 倍。我国尚无 PMR 流行病学调查资料,但临床并不少见。本病主要临床表现为四肢近端肢体和躯干的肌肉疼痛和僵硬,无特异性的实验室检查和病理学发现,更多利用排除性诊断。临床上如存在其他特异性疾病,如类风湿关节炎、多发性肌炎、慢性感染或恶性肿瘤等,则排除 PMR 诊断。

在我国,鉴于目前 PMR 尚无特异性的实验室检查及差异化较大的治疗方案,导致临床尚缺乏统一的规范化治疗管理策略,中华医学会风湿病学分会制定了本诊疗规范,旨在规范 PMR 的诊断、评估及治疗方案,对患者的诊断、治疗、随访等给予建议,以减少不可逆损伤的发生,改善预后。

一、临床表现

1. **全身症状** 发病前一般状况良好,可突然起病,晨间醒来出现肩背部或全身酸痛、不适,可伴乏力、发热等全身症状,其中发热以低热为主,少数也可高热;也可亚急性起病,多伴有体重减轻等。

2. **典型症状** 病变区域主要集中在近端肢体、颈部、肩胛带和骨盆带肌肉及肌腱附着点,而非关节。颈肌、肩肌、下背及髋部肌肉疼痛、僵硬,可单侧或双侧,亦可局限于某一肌群,偶累及躯干。肌痛呈对称性,且常先累及肩部,部分患者以髋部和颈部为首发症状的区域。不适可先从一侧肩部或髋部开始,通常数周内累及双侧。患者常出现夜间疼痛和起床、穿衣困难、上肢抬举受限、下肢不能抬举、不能下蹲、上下楼梯困难等,可放射至肘部或膝部。但这些症状与多发性肌炎不同,PMR 所致活动困难并非真正的肌肉无力,而是肌肉酸痛所致,PMR 患者肌肉酸痛较肌无力明显。

有些病变可累及肢带肌肌腱附着部。约有一半患者可出现远端肢体表现:四肢远端如手、足的肿胀和凹陷性水肿,有些也可出现腕及指间关节疼痛和水肿,与血清阴性关节炎难以区分,甚至有些出现胸锁、肩、膝或者髋关节的一过性滑膜炎。

除上述表现外,需仔细查看是否存在巨细胞动脉炎(giant cell arteritis,GCA)的相关临床表现,以评估是否有并发 GCA 的可能。当出现血管供血不足,包括下肢跛行、动脉杂音和双臂血压差大,应予以警惕合并 GCA 的可能性。

二、辅助检查

1. 可有轻至中度正细胞正色素性贫血,血小板可增高。
2. ESR 显著增快(>40mm/h 魏氏法),CRP 增高,且与病情活动性相一致。
3. 肝酶可轻度升高,但反映横纹肌炎症的血清肌酸激酶多在正常范围内。
4. 血清白介素 6(IL-6)水平升高。
5. 肌电图和肌活检无炎性肌病的依据。
6. 抗核抗体、类风湿因子和其他自身抗体通常均为阴性。
7. **影像学** PMR 可影响关节周围结构。超声可见的关节囊内积液;磁共振可见的三角肌滑囊炎、肱二头肌腱鞘炎,肩、膝或髋关节滑膜炎、滑膜积液,多为非特异炎症性反应。

三、诊断要点

老年人有不明原因发热,ESR 增快和不能解释的中度贫血,并伴举臂、穿衣、下蹲及起立困难,在排除其他与 PMR 有相似临床表现的疾病如类风湿关节炎、炎性肌病、甲状腺功能减退、帕金森病、肿瘤、感染后,要考虑 PMR 的诊断。PMR 目前尚无公认的诊断标准,目前已发表 3 个关于 PMR 的分类标准。主要依据临床经验进行排除性诊断。

1. Chuang 和同事的分类标准(1982)
(1)发病年龄 ≥ 50 岁。

（2）下列部位双侧疼痛和僵硬至少 1 个月，累及至少 2 处：颈部或躯干、肩或上肢近侧、臀部或大腿近端。

（3）红细胞沉降率（ESR）>40mm/h。

（4）排除巨细胞动脉炎以外的其他疾病。

2. Healey 的分类标准（1984）

（1）疼痛持续至少 1 个月并累及下列至少两个部位：颈部、肩和骨盆带。

（2）晨僵持续>1 小时。

（3）对泼尼松治疗反应迅速（ <20mg/d）。

（4）排除其他能引起骨骼肌肉系统症状的疾病。

（5）抗核抗体及类风湿因子阴性。

（6）年龄大于 50 岁。

（7）红细胞沉降率（ESR）>40mm/h。

符合以上 7 条才能诊断 PMR。

3. Dasgupta 及同事的分类标准（2012）（表 16-1）

表 16-1　2012 年 Dasgupta 及同事的分类标准（即 2012 年 ACR/EULAR-PMR 暂行分类标准）

必须满足条件：年龄>50 岁，双侧肩胛部疼痛，以及 CRP 和 / 或 ESR 增高		
	评分（0~6） 不包括超声检查结果	评分（0~8） 包括超声结果
晨僵持续时间>45 分钟	2	2
髋部疼痛或活动受限	1	1
类风湿因子或抗环瓜氨酸蛋白抗体阴性	2	2
无其他关节受累	1	1
超声检查：至少 1 侧肩部具有三角肌下滑囊炎和 / 或肱二头肌腱鞘炎和 / 或盂肱关节滑膜炎（后侧和腋窝处），并且至少 1 次髋关节具有滑膜炎和 / 或转子滑囊炎	不计分	1
超声检查：双侧肩部具有三角肌下滑囊炎、肱二头肌腱鞘炎或转子滑囊炎	不计分	1

注：不包括超声检查结果的评分系统 ≥4 分提示诊断为 PMR，诊断的灵敏度和特异度分别为 68% 和 78%；包括超声检查结果的评分系统 ≥5 分提示诊断为 PMR，灵敏度为 66%，特异度提高到 81%。

四、鉴别诊断

1. 巨细胞动脉炎　PMR 与 GCA 关系密切，两者易相互合并出现。在 PMR 中若出现下列情况，应注意除外合并 GCA，小剂量糖皮质激素治疗反应不佳，颞动脉怒张，搏动增强或减弱并伴有触痛，伴有头皮痛、头痛或视觉异常等，均需进一步做颞动脉彩超、血管造影或颞动脉活检等。

2. 类风湿关节炎　持续性对称性小关节滑膜炎为主要表现，常有类风湿因子和抗环瓜氨酸多肽抗体阳性，而风湿性多肌痛虽可有关节肿胀，但无持续性小关节滑膜炎，无关节破坏性病变和无类风湿结节,通常类风湿因子阴性。

3. 缓和的血清阴性对称性滑膜炎伴凹陷性水肿综合征(RS3PE 综合征) 是类风湿关节炎的特殊类型,其特点为急性起病的对称性外周关节疼痛、肿胀和僵硬,尤其是腕关节、双手掌指关节及近端指间关节、踝及足关节,关节屈肌腱或伸肌腱的腱鞘滑膜急性炎症可导致局部毛细血管通透性增加进而出现手背、足背皮下凹陷性水肿,与 PMR 出现四肢远端表现较难鉴别。

4. 多发性肌炎 该病近端肌无力更为突出,伴肌萎缩,血清肌酶升高,肌电图提示肌源性损害,肌炎抗体谱可异常,肌肉活检为肌炎表现,而风湿性多肌痛患者肌酶、肌电图和肌活检正常,肌痛甚于肌无力。

5. 纤维肌痛综合征 该综合征躯体疼痛有固定的敏感压痛点,如颈肌枕部附着点、斜方肌上缘中部、冈上肌起始部、肩胛棘上方近内侧缘、第二肋骨与软骨交界处外侧、肱骨外上髁下 2cm 处、臀部外上象限臀肌皱褶处、大转子后 2cm 处、膝关节内侧鹅足滑囊等 9 处,共 18 个压痛点。此外,伴有睡眠障碍、紧张性头痛、激惹性肠炎、激惹性膀胱炎、ESR 正常、类风湿因子阴性、糖皮质激素治疗效果不佳。

6. 排除其他疾病 如结核、感染性心内膜炎等感染性疾病、帕金森病、甲状腺功能减退、多发性骨髓瘤或淋巴瘤或其他肿瘤等肿瘤性疾病,可出现与 PMR 相似的表现,需注意排除以上疾病,并注意同其他风湿性疾病如干燥综合征、系统性血管炎相区别。

五、治疗原则及方案

(一) 治疗原则

需要采取可靠、特异的方法确定 PMR,排除类似的疾病状态;开始药物治疗之前,评估实验室数据,明确有无合并症(如高血压、糖尿病、心血管疾病、骨质疏松 / 骨折、消化道溃疡、感染等),以及是否存在可能增加糖皮质激素不良反应的药物及危险因素;通过治疗,达到基于医师和患者共同决定的 PMR 的治疗目标;遵循个体化治疗方案;并对患者进行疾病相关知识的教育、随访。

(二) 治疗

1. 一般治疗 做好解释工作,解除顾虑,遵循医嘱,合理用药,防止病情复发,进行适当的肢体运动,防止肌肉萎缩。

2. 药物治疗

(1)糖皮质激素:糖皮质激素治疗为首选用药,目前使用糖皮质激素治疗 PMR 没有标准方案。糖皮质激素的起始剂量、减量方案及疗程等,治疗方案差异较大。

1)起始治疗:使用糖皮质激素的最小有效剂量作为 PMR 的初始治疗。一般泼尼松 12.5~25mg/d、口服,推荐糖皮质激素顿服以减少下丘脑 - 垂体 - 性腺轴的紊乱。病情较重,发热、肌痛、活动明显受限,存在复发高危因素且不良事件发生率较低的情况下,可选择范围内较高剂量的激素用量,对于有合并其他疾病(如糖尿病、高血压等)和存在激素相关不良反应的高危因素时,可使用范围内的较小剂量,不鼓励激素(泼尼松)起始剂量 ≤ 7.5mg/d 和强烈不推荐激素(泼尼松)起始剂量 >30mg/d。通常治疗后 1 周内症状迅速改善,CRP 可短期恢复正常,ESR 逐渐下降,2~3 周可得到控制。

2)减量方案：基于患者病情活动性、实验室指标及不良反应，需制订个体化的激素减量方案。有推荐认为，起始减量方案可按 4~8 周内减量至口服泼尼松 10mg/d 或等效剂量的其他激素。减量过早、过快或停药过早，是导致病情复发的主要原因。对于复发患者的治疗方案可选择将口服泼尼松加量至复发前的剂量，在 4~8 周内逐渐减量至复发时的剂量。继初始减量成功和复发治疗达到缓解后推荐的减量方案为每 4 周泼尼松减量 1mg（或减量 1.25mg，如泼尼松 10mg/7.5mg 交替口服方案），在保证维持临床缓解下直至停药。也有观点认为，可 2~4 周后泼尼松缓慢减量，每周减 2.5mg，维持量为 5~10mg/d。随着病情稳定时间的延长，部分患者的维持量可减为 3~5mg/d。PMR 如合并 GCA 时，起始剂量糖皮质激素应较单纯 PMR 大。

应用糖皮质激素治疗后，如症状改善不明显，需重新考虑诊断是否正确。目前关于糖皮质激素的疗程没有具体推荐，需要综合考量糖皮质激素的获益和风险，评价糖皮质激素相关不良反应的危险因素、并发症、合并用药、复发以及延长治疗等。激素逐渐减量，疗程不短于 12 个月。多数患者在 2 年内可停用糖皮质激素，但国外报道 PMR 维持治疗的平均时间约为 3 年，少数患者需小量维持多年。但停药后仍需随访观察，一般 5 年不复发，则认为病情完全缓解。

（2）非甾体抗炎药：既往认为对初发或较轻病例可试用非甾体抗炎药，如吲哚美辛、双氯芬酸等。10%~20% 的风湿性多肌痛患者单用非甾体抗炎药可以控制症状。目前多认为应用糖皮质激素代替非甾体抗炎药，除非患者合并其他原因的疼痛，需短期应用非甾体抗炎药和 / 或抗炎镇痛药。

（3）免疫抑制剂：可酌情考虑在糖皮质激素基础上早期加用免疫抑制剂如甲氨蝶呤，尤其是对使用糖皮质激素有禁忌证、激素效不足者，复发风险高或减量难者，存在导致糖皮质激素不良反应发生的危险因素或出现糖皮质激素不良反应者，均可联合使用免疫抑制剂。可选甲氨蝶呤 7.5~15mg/ 周，其他免疫抑制剂如硫唑嘌呤、环孢素、环磷酰胺等相对缺乏高质量证据。

（4）其他：生物制剂治疗 PMR 还有待进一步临床研究。目前暂无证据表明肿瘤坏死因子 α 拮抗剂治疗 PMR 有效，其他生物制剂治疗 PMR 的研究正在进行中。

六、预后

PMR 经合理的治疗，病情可迅速缓解或痊愈；大多预后良好，也可迁延不愈或反复发作；疾病后期可出现失用性肌萎缩等严重情况，可指导患者进行个体化的体育锻炼，减低跌倒风险，尤其是在长期服用激素的老年骨质疏松患者，改善患者的预后。

巨细胞动脉炎诊疗规范

【诊疗要点】

● 年龄是巨细胞动脉炎（giant cell arteritis，GCA）发病的独立危险因素，50 岁以上老年人，出现全身症状，新近出现头痛、视觉症状、间歇性下颌运动障碍三联症和风湿性多肌痛等，需考虑 GCA 的可能。

- 影像学技术如彩色多普勒超声在诊断中的地位逐渐提高,颞动脉活检地位逐渐下降。
- 明确诊断后及早治疗,首选糖皮质激素,并根据有无严重器官/组织缺血症状选用剂量,需注意筛查、评估视力、脑血管及动脉瘤样病变,可选用免疫抑制剂减少糖皮质激素用量。
- GCA 的总体预后良好,影响预后的主要因素来自眼、大脑低灌注损伤及大血管受累,需注意评估、随访。

巨细胞动脉炎(giant cell arteritis,GCA),曾称颞动脉炎、颅动脉炎、肉芽肿性动脉炎,后逐渐认识到体内任何较大动脉均可受累,为一种以病理特征命名的原因不明的系统性血管炎。GCA 是北欧西方国家最常见的系统性血管炎,总体患病率约 20/10 万,分布因地理特征、不同国家、不同种族而不同,我国尚缺乏 GCA 的流行病学资料。GCA 主要好发于 50 岁以上人群,且随年龄增加发病率稳步上升,女性患病率高于男性。GCA 主要侵犯具有外膜、肌性中层、内膜的大或中等动脉,属大血管炎范畴。主要累及主动脉及其 2~5 级动脉分支(如椎动脉、颈内动脉、颈外动脉、锁骨下动脉),亦可累及主动脉的远端动脉,以及中小动脉(如颞动脉、颅内动脉、眼动脉等)。血管病变常呈节段性、多灶性或广泛性损害。血管全层的炎症可造成管壁增厚、管腔狭窄、阻塞和炎症活动部位的血栓形成,继而造成组织缺血,较严重的并发症是不可逆的视觉丧失和脑血管事件,少数人形成动脉瘤或夹层动脉瘤。

在我国,GCA 的实际患病率可能被低估,且诊断和治疗欠规范,为此,中华医学会风湿病学分会制定了本诊疗规范,旨在规范 GCA 的诊断、治疗时机及治疗方案,对患者的短期与长期治疗给予建议,以减少不可逆损伤的发生,改善预后。

一、临床表现

临床表现复杂多变,可隐匿或急性起病。最常见的表现为全身症状,新近出现头痛、视觉症状、间歇性下颌运动障碍三联症和风湿性多肌痛。

1. 全身症状 几乎所有的患者至少有一种全身症状,包括疲劳、乏力、食欲缺乏、体重下降、低热等不适,发热无一定规律,多数为低、中等度(38℃左右)发热,约 15% 患者可高达 39~40℃;少数 GCA 患者仅有全身症状和红细胞沉降率增快。

2. 器官受累症状 多数患者会有器官受累,多因病变血管炎症、管腔狭窄造成相应器官组织供血不足和功能受损所致。依据受累血管部位及病程的长短不同而表现不一,病情轻重不同。常见的包括:

(1)头部:颈动脉及其分支如颞浅、枕、椎动脉等受累而出现头部症状,以头痛最为常见,是 GCA 全身症状以外最常见的症状,高达 85% 患者可出现头痛,约半数患者以头痛为首发症状。最常表现为新近发生的、一侧或双侧颞部搏动性疼痛,也可累及枕部或其他部位。头痛呈刀割样、烧灼样或持续性胀痛,可持续性发作,也可间歇性发作,对止痛药不敏感,轻触或梳头时可加重。偶见头皮出血性坏死。体检 50% 患者有头皮触压痛或可触及的痛性结节,结节如沿颞动脉走向分布更具诊断价值。典型颞动脉受累表现为动脉增粗变硬、怒张、搏动增强,也可因血管闭塞致搏动减弱或消失。没有头痛者易导致诊断延迟。

（2）眼部：常表现为黑矇、视物不清、复视、部分失明或全盲。20%GCA 患者以眼部受累和失明为首发症状，一般在其他症状之后数周或数月出现，失明多因供应视神经的血管（后睫状动脉或眼动脉）发生炎症和阻塞，并发前部缺血性视神经病变，少数情况下为视网膜中央动脉阻塞和后部缺血性视神经病变。前部缺血性视神经病变所致的失明，早期眼底表现常为缺血性视神经炎，即视盘水肿，视神经乳头轻度苍白、水肿，可见散在棉绒斑及小出血点，后期出现视神经萎缩。视觉障碍初始为波动性，后变为持续性；可呈单侧或双侧；可为一过性症状，也可为永久性。一侧失明如未积极治疗，对侧可在 1~2 周内被累及。

眼肌麻痹也较常见，可能由脑神经或眼肌病变引起，表现为眼睑下垂、上视困难，时轻时重，常与复视同时出现。复视通常是缺血引起的眼运动神经麻痹所致。偶见霍纳征。

（3）间歇性下颌运动障碍：约 60% 的患者因面动脉炎、血管狭窄、局部血供不良，引致下颌肌痉挛，出现间歇性咀嚼不适、咀嚼疼痛、咀嚼停顿和下颌偏斜等，也称下颌跛行，对 GCA 的诊断具有较高的特异性；较少见因舌肌运动障碍出现吞咽困难、味觉迟钝、吐字不清等症状；也有舌梗死的报道。

（4）神经系统：约 30% 的患者出现多种神经系统症状，表现各异，中枢或周围神经均可受累。最常见的是短暂性脑缺血发作（transient ischemic attack，TIA）、卒中或神经病变，如由于颈动脉或椎基底动脉病变而出现 TIA、脑卒中、偏瘫或脑干意外事件等，是 GCA 主要死因之一；少数患者可发生因神经血管病变引起的继发性神经病变，如单神经炎、周围多神经炎、上下肢末梢神经炎等。颅内或硬膜内动脉炎很少见，偶尔表现出运动失调、谵妄。受累血管波及前庭神经时，可出现耳鸣、突发性听力丧失等。

（5）心血管系统表现：约 1/3 的 GCA 患者可出现其他大动脉受累，包括胸主动脉、腹主动脉、颈动脉、锁骨下动脉、腋动脉等，有时累及髂动脉及其远端分支。主要表现为动脉狭窄、闭塞或扩张。胸主动脉受累多于腹主动脉，多表现为主动脉扩张或主动脉瘤。与普通人群相比，GCA 并发胸主动脉瘤、腹主动脉瘤风险均升高，因主动脉瘤夹层或破裂的死亡率风险较高。PET 检查发现 GCA 患者发生主动脉或其他大动脉炎症高于既往认识，且其异常发现出现于血管狭窄或动脉瘤等典型症状之前，表现为血管壁 SUV 升高。伴有大动脉病变的 GCA 患者可缺乏脑动脉受累的临床表现，常不伴有头痛，颞动脉检查多正常，颞动脉活检异常者比率较低，主要以全身非特异性症状发热等起病和 / 或大血管受累起病，也可表现为主动脉弓综合征等。GCA 还可累及四肢远端血管、冠状动脉、肠系膜动脉等，可表现为雷诺现象、肢体跛行，冠状动脉病变可导致心肌梗死、心力衰竭、心肌炎和心包炎等。

（6）其他：GCA 较少累及呼吸系统，可表现为持续性干咳、咽痛、声嘶等，可能是受累组织缺血或应激所致的。精神症状表现为抑郁或意识模糊。甲状腺及肝功能异常也有报道。对称性关节滑膜炎很少见，浆膜炎、发声障碍、女性生殖道或乳房受累、抗利尿激素分泌不当综合征也偶可发生。

二、辅助检查

1. 实验室检查　多为反映炎症的非特异性表现。

（1）血常规：轻到中度正细胞正色素性贫血，有时贫血较重，白细胞计数增高或正常，血小板计数可增多。

（2）炎症指标：多数病情活动期 GCA 患者有红细胞沉降率（可高达 100mm/h）和 / 或 C 反应蛋白（CRP）升高，血清 IL-6 水平与病情活动度相关，且预测病情复发较 ESR 更佳。约 4% 颞动脉活检阳性的 GCA 患者红细胞沉降率、CRP 正常。

（3）其他：可见血清白蛋白降低，肌酶如肌酸激酶等水平常无异常，多克隆高球蛋白血症和球蛋白增高，碱性磷酸酶可升高。

2. 辅助检查

（1）肌电图、肌活检正常。

（2）影像学检查：多种影像学检查为发现系统性血管炎的结构和功能改变提供了非侵入性的手段，如动脉插管数字减影动脉造影术（DSA）、计算机断层扫描血管造影（CTA）、磁共振血管成像（MRA）、正电子发射计算机断层 / 计算机断层扫描（PET/CT）或彩色多普勒超声等。非创伤性的 CTA 和 MRA 的空间分辨率可满足主动脉及其分支的评估，可显示管壁增厚，管腔狭窄、血管周围水肿、血管壁的信号增强、血管厚度及管腔直径测量，且 CTA 和 MRA 均可三维重建图像，但对小血管的显影，动脉插管造影优于其他造影技术。疾病的不同阶段、不同病变形式可有不同的影像学表现，不同的影像学手段在诊断、治疗前后可能作用不同，可将不同影像学检查手段结合进行使用。

1）彩色多普勒超声：颞动脉和腋动脉超声用于诊断 GCA 较颞动脉活检敏感性高，是诊断 GCA 的重要影像学手段之一，并可作为首选的影像学检查及诊断证据，用于避免以下两类患者的颞动脉活检，一类为临床疑诊 GCA 可能性低且彩超阴性的患者；另一类为临床疑诊 GCA 可能性高且彩超阳性的患者。颞动脉管壁肿胀时，在超声影像上表现为围绕管腔周围的低回声带增厚，其横断面图像称为"晕征"。与颞动脉活检相比较，"晕征"对于诊断 GCA 的敏感性为 40%~100%，特异性为 68%~100%。如双侧颞动脉均检测出"晕征"，则其诊断特异性也更高。"晕征"也可出现于肉芽肿性多血管炎、结核等病变。如果超声图像仅表现为管腔狭窄、闭塞，对于诊断 GCA 的价值不大，因该异常也可见于糖尿病相关的血管病变等。需注意，因操作者的经验与技巧不同，仪器的分辨率不同，超声检查结果的诊断价值有所差异。

2）CTA：可检出血管管腔的异常变化，还可显示血管壁的结构改变，如血管壁增厚、造影剂增强、钙化，不足之处在于检测动脉壁的早期炎症方面，不如 MRI、PET 敏感，且有放射线暴露、需静脉注射造影剂等缺点。

3）MRI 和 MRA：MRI 作为一种无创检查，重复性好，可检查出颞动脉和枕动脉的管壁的炎症性变化，表现为环形（管壁）增厚和 / 或造影增强。检测出颞动脉炎的敏感性为 80.6%，特异性为 97%；也可和 CTA 作为 GCA 诊断时主动脉病变的筛查，一次检查同时获得 MRI 和 MRA 图像，具有较多优点。

4）PET：1999 年 PET 被首次用于 GCA，对于检测大血管炎症非常敏感，可显示在血管狭窄或动脉瘤等典型表现出现之前的大血管炎症，有利于发现以大血管受累为主的 GCA，尤其适用于临床可疑以累及主动脉及其分支为主的大血管表现的 GCA 患者的诊断及其他疾病模拟 GCA 的鉴别诊断；除此之外，可显示受累血管的部位和范围，且可尝试用于监测病情活动度，帮助鉴别动脉粥样硬化。PET-CT 的缺点在于，不能用于检测直径小于 2~4mm 的中小动脉，因而对中小血管受累的血管炎并无太大帮助；脑组织摄取的 ^{18}F-FDG 较高，PET-CT 检查中表现为高摄取，而脑动脉管壁较细，显示脑动脉的高摄取困难，不适用于检测表浅的脑动脉；且存在经济花费高、射线暴露等风险。

5）DSA：DSA 曾是诊断血管病变的"金标准"，其优点为可以直接测定中心血压，血管腔内介入治疗，但属创伤性检查，只能显示管腔，不能显示管壁，而且有放射线暴露、造影剂暴露、出血和感染、血管损伤等风险，近年 DSA 逐渐被 CTA 或 MRA 等无创的影像检查所替代。

（3）颞动脉活检：GCA 多累及颞动脉，因颞动脉较易活检，病理诊断常由颞动脉活检确定。颞动脉活检仍是诊断 GCA 的"金标准"，特异度高，需注意其存在假阴性率高的问题，其他诊断方法如影像学检查或新的分类标准等逐渐呈现替代颞动脉活检的趋势，尚需更多的研究证据支持。有条件建议单侧而非双侧颞动脉活检，建议在激素治疗 2 周内而非超过 2 周进行颞动脉活检。选择有触痛或有结节的部位，在局麻下切取长度为 2~3cm 的颞动脉，作连续病理切片，此为安全、有效、可行的方法，但由于 GCA 病变呈跳跃分布，后期又受糖皮质激素治疗的影响，活检的阳性率在 40%~80%，以大动脉受累为主的 GCA 患者颞动脉活检阳性率仅为 58%，因此，颞动脉活检阴性不能排除 GCA 的诊断，可在临床评估的同时进行血管成像检查帮助诊断。

三、诊断标准与分类标准

目前多采用 1990 年 ACR 制定的 GCA 分类标准：①发病年龄 ≥ 50 岁；②新近出现的头痛：新发或与既往性质不同的局限性头痛；③颞动脉病变：颞动脉压痛或触痛，搏动减弱，除外颈动脉硬化所致；④ ESR 增快；魏氏法测定 ESR ≥ 50mm/h；⑤动脉活检异常：活检标本示血管炎，其特点为单核细胞为主的炎性浸润或肉芽肿性炎症，常为多核巨细胞。符合上述 5 条标准中的 3 条或 3 条以上者，可诊断 GCA。此标准的诊断灵敏度和特异度分别为 93.5% 和 91.2%。

约 40% 的 GCA 患者无颞动脉受累，依据上述标准这些患者未能满足 GCA 诊断，提示上述标准用于诊断 GCA 有其缺陷性；近 25% 颞动脉活检阳性的患者也无法满足此分类标准；因此，需要新的分类标准来满足临床诊断的需要。ACR 于 2016 年提出了修订的 ACR 标准（表 16-2），用于诊断 GCA。

表 16-2 2016 年修订的 ACR 标准

评分	准入条件
	起病年龄 ≥ 50 岁，缺乏排除标准
区域 1（分数）	
1	新发的局部头痛
1	突发视力障碍
2	风湿性多肌痛
1	颌跛行
2	颞动脉异常
区域 2（分数）	
1	不能解释的发热和 / 或贫血
1	ESR ≥ 50mm/h
2	病理学

1. 诊断 GCA 满足所有准入条件后,满足区域 1 中至少 1 分,且满足总分 11 分中 ≥3 分。

2. 排除标准 耳、鼻、喉和 / 或眼部炎症,肾脏、皮肤或外周神经系统受累,肺浸润,淋巴结病,颈部僵硬,指坏疽或溃疡。

3. 无其他病因学可解释任何一条标准。

4. 颞动脉怒张和 / 或无脉(1 分)/ 颞动脉触痛(1 分)。

5. 风湿性多肌痛存在时此条标准不计入内。

6. 血管和 / 或血管周围的纤维蛋白样坏死伴白细胞浸润(1 分)和肉芽肿(1 分)。

2018 年 EULAR 提出,对于疑似 GCA 的患者,建议早期进行影像学检查,作为诊断指标的补充。近期国际上提出的新分类标准草案中,也将一些重要的影像学检查结果纳入,包括超声下颞动脉"晕征"、双侧腋动脉受累、PET/CT 示全主动脉摄取增高,有望进一步提高疾病诊断的灵敏度。

2022 年 ACR/EULAR 联合提出 GCA 新的分类标准(表 16-3)。

表 16-3 2022 年 ACR/EULAR 分类标准

分类	内容
必要条件	年龄 ≥50 岁
临床标准	
肩部 / 颈部晨僵	计 2 分
突然失明	计 3 分
下颌或舌头活动不利	计 2 分
新发颞部头痛	计 2 分
头皮触痛	计 2 分
颞动脉检查异常	计 2 分
实验室、影像学和活检标准	
最大 ESR ≥50mm/h 或最大 CRP ≥10mg/L	计 2 分
颞动脉活检阳性或颞动脉超声上的晕征	计 5 分
双侧腋动脉受累	计 2 分
FDG-PET 显示主动脉弥漫活动	计 2 分

注:确诊标准为,需确诊为大血管炎,且排除其他疾病后,年龄 ≥50 岁,上述 10 项条目中得分 ≥6 分可确诊 GCA。

四、鉴别诊断

1. 风湿性多肌痛　GCA 早期可能出现风湿性多肌痛(polymyalgia rheumatica,PMR)的症状,以 PMR 单纯表现起病的亚临床 GCA,因并不一定进行血管影像学检查可造成 GCA 漏诊,对激素治疗反应欠佳或病情复发的 PMR 患者此时应注意寻找 GCA 血管炎的证据,进行鉴别诊断。

2. 孤立性中枢神经系统性血管炎 仅颅内动脉受影响。

3. 大动脉炎 常见于年轻女性,主要侵犯主动脉及其分支,一般不累及颅外动脉。主要鉴别依据为大动脉炎发病年龄多<40 岁,50 岁的发病年龄作为区分二者的关键指标之一。对于胸主动脉等大动脉受累者,大动脉炎多表现为管壁增厚、管腔狭窄,GCA 则多表现为主动脉瘤。区别 40 岁以后起病的大动脉炎和累及主动脉主要分支的 GCA 非常困难,关于大动脉炎与 GCA 是否为同一种疾病的两个亚型,目前仍存在争议。

4. 肉芽肿性多血管炎 可侵犯颞动脉,但常累及呼吸系统和 / 或肾,组织病理学特征与 GCA 不同,且抗中性粒细胞胞质抗体常阳性。

5. 结节性多动脉炎 以中小血管为主的节段性非肉芽肿性坏死性炎症,部分病情严重的患者在血管炎局部可触及结节,主要累及四肢、胃肠道、肝、肾、心脏等动脉和神经滋养血管,引起相应部位的缺血梗死及多发单神经炎。而 GCA 多以大、中动脉受累为主,少数患者合并神经病变。

五、治疗方案及原则

糖皮质激素是治疗 GCA 的一线药物;为进一步控制血管炎症、减少糖皮质激素用量及降低疾病复发风险,应联合免疫抑制剂治疗。

1. 诱导治疗

(1)糖皮质激素:当高度怀疑 GCA 时,应尽快开始糖皮质激素治疗。如未出现缺血性器官损害的症状或体征时,首选泼尼松 40~60mg/d 作为初始剂量。一般在使用 2~4 周内头痛症状明显减轻。眼部病变反应较慢,可同时局部治疗。如高度怀疑急性视力丧失系 GCA 引起,出现脑血管缺血事件,可使用甲泼尼龙 500~1 000mg 静脉冲击治疗 3 天,序贯泼尼松口服。冲击治疗能否在疗效上获益需要进一步研究,且需严密注意其不良反应。

(2)免疫抑制剂:免疫抑制剂一般可选甲氨蝶呤、来氟米特、环磷酰胺等。对于糖皮质激素相关不良反应风险高、疾病复发风险高的 GCA 患者,可选甲氨蝶呤 10~20mg、每周 1 次,口服或深部肌内注射或静脉用药,可有助于减少糖皮质激素的累积剂量,停用糖皮质激素的可能性更大,以及减少疾病的复发;其他免疫抑制剂或免疫调节性糖皮质激素助减剂疗效不充分的 GCA 患者,可采用环磷酰胺 0.5~0.75g/m² 静脉滴注、3~4 周 1 次,或环磷酰胺 0.2g、静脉注射、隔日 1 次,疗程和剂量依据病情反应而定。研究报道,应用来氟米特也取得良好效果。使用免疫抑制剂期间,应定期查血常规、尿常规、肝功能、肾功能,避免不良反应。

(3)生物制剂:难治性或复发性或存在糖皮质激素相关性严重不良反应的 GCA 患者可使用生物制剂进行治疗。IL-6 受体拮抗剂托珠单抗对新发和复发 GCA 患者有诱导和维持病情缓解,以及减少缓解期病情复发的疗效。此外,托珠单抗还有助于减少控制 GCA 所需的糖皮质激素累积剂量。

2. 维持治疗 经上述治疗 2~4 周,病情得到基本控制,ESR 接近正常时,可考虑糖皮质激素减量,通常每 1~2 周减泼尼松 5~10mg,可 2~3 个月内减至 15~20mg/d,至 20mg/d 改为每周减 10%,一般维持量为 5~10mg/d,需紧密监测疾病复发的临床征象。大部分患者在 1~2 年内可停用糖皮质激素,少数患者需要小剂量糖皮质激素维持治疗数年,应积极关注长期应用糖皮质激素带来的不良反应。

3. 辅助治疗　由于 GCA 患者会发生治疗相关的不良反应,如骨折、无菌性股骨头坏死、糖尿病、高血压、心血管疾病、消化道出血、感染等,需要在疾病随访过程中监测以上潜在的不良反应。可补充钙和维生素 D,对骨密度减低时给予双膦酸盐治疗;合并缺血事件,尤其是冠心病、脑血管高危人群、血小板计数较高等情况下,可考虑使用小剂量阿司匹林或抗凝药物,注意和糖皮质激素联合使用时的胃肠道不良反应。

4. 病情复发的治疗　糖皮质激素大于 15mg/d 时复发少见,低于 15mg/d 时复发常见。如最初症状复现、缺血性并发症、不明原因发热、风湿性多肌痛症状,ESR、CRP 增高等出现时,应怀疑 GCA 病情复发,此时糖皮质激素剂量的增加取决于复发的性质、症状。出现头痛复发者,应予初始相同剂量的泼尼松;间歇性下颌运动障碍者需要泼尼松 60mg/d,眼部症状者需要泼尼松 60mg/d 或静脉注射甲泼尼龙;大血管症状者可按系统性血管炎治疗。

六、预后

GCA 的总体预后良好,影响预后的主要因素来自眼、大脑低灌注损伤及大血管受累。没有并发主动脉瘤的患者,在治疗后其预期寿命正常。部分 GCA 患者如果不治疗,病情也可能在数月至 3 年内缓解,其间可病情反复间歇性发作。在复发者中,最常见的复发症状为头痛、风湿性多肌痛、缺血性症状。21% 患者复发时,ESR、CRP 仍在正常范围。

约 1/5 的 GCA 患者可并发永久性视力丧失。视力损害通常在就诊前发生,在开始给予激素治疗的 1 周内,仍有视力损害进一步加重的风险。一旦病情已被激素控制且视力已经稳定,很少再出现复发性的视力丧失。

决定 GCA 预后的另一重要因素为大血管受累,主动脉瘤的发生与生存率下降有关。有大动脉受累的 GCA,视力损害发生率低,但病情复发率高,且需要更高剂量的糖皮质激素治疗。极少情况下,GCA 患者同时合并肿瘤,此时切除肿瘤可缓解 GCA 的病情。

执　笔:王　培

审　校:刘升云

撰写组成员:冯学兵　段新旺

17

结节性多动脉炎诊疗规范

【诊疗要点】

- 结节性多动脉炎(polyarteritis nodosa,PAN)是中型(和小型)动脉的全身性坏死性血管炎。
- 大约 1/3 患者与乙型肝炎病毒(hepatitis B virus,HBV)感染相关。
- 全身各组织器官均可受累,以皮肤、关节、外周神经最常见。
- 除了典型的坏死性动脉炎的组织病理学改变外,血管(微)动脉瘤/狭窄有一定诊断意义。
- 治疗方法取决于是否存在 HBV 感染,非感染 HBV 相关性 PAN 予激素 + 环磷酰胺。HBV 相关 PAN,诱导期使用糖皮质激素,并进行抗病毒治疗和血浆置换。

结节性多动脉炎(polyarteritis nodosa,PAN)于 1866 年 Kussmaul 和 Maier 首先报道,病情严重的血管炎患者在血管炎症的局部区域能形成可触及的结节,故而得名。PAN 的发病率不详,在欧洲国家 PAN 每年的发病率为 0~1.6/100 万,美国发病率为 9/100 万,国内尚无大型流行病学资料。北京协和医院总结 65 例 PAN 临床资料显示,男:女为 2∶1,发病年龄为(37.6±1.6)岁。PAN 的致病机制目前尚未阐明,可能与感染、环境、药物及注射血清等相关。随着 HBV 疫苗的开发,与 HBV 相关的 PAN 的发病率明显下降。PAN 治疗主要是激素和环磷酰胺,而 HBV 相关 PAN 患者应接受抗病毒治疗和血浆置换。中华医学会风湿病学分会组织有关专家,在借鉴国内外诊治经验和指南的基础上,制定了本规范,旨在规范 PAN 的诊断和治疗,以降低致死率及严重并发症的发生率,更好地控制病情,改善患者预后。

一、临床表现

(一)全身症状

PAN 常急性起病,约 90% 患者伴有发热、疲劳、体重减轻、出汗、关节痛和肌痛等前驱症状。

（二）系统受累

PAN 除了全身症状外，可累及多个器官系统，包括神经系统、消化系统、肾脏、皮肤、心血管系统、骨骼、肌肉、生殖系统、耳郭、眼部等，肺部受累少见。

1. 神经系统　PAN 的神经系统受累以周围神经系统受累多见，为 40%~60%，主要是多发性单神经炎和 / 或多神经炎，多在早期出现，表现为手腕或足下垂。约 40% 的患者出现中枢神经受累，多在晚期出现，可出现抽搐、意识障碍、脑血管意外等，临床表现取决于脑组织血管炎的部位和病变范围，一旦出现，预后不良。

2. 消化系统　PAN 胃肠道受累不少见，但常不容易识别且进展迅速，甚至危及生命。PAN 胃肠道受累的临床表现以腹痛最常见，常为持续性钝痛，进食后加重，其次为消化道出血，而脾梗死、肠梗阻、胃肠道溃疡相对少见。以肠系膜上动脉受累最常见，其次是肝动脉、脾动脉、腹腔干动脉，而空回肠动脉、结肠动脉、胰十二指肠动脉、直肠上动脉少见。动脉受累的表现以狭窄和扩张最常见，其余有动脉瘤、血管闭塞、串珠样改变。其他表现有胰腺炎、阑尾炎、胆囊炎等。吸收不良、胰腺炎、手术或治疗后的复发为 PAN 预后不良因素。

3. 肾脏　PAN 的肾脏受累包括组织梗死或血肿，通常由肾微动脉瘤破裂引起。肾梗死在临床上可出现急进性肾衰竭，出现镜下血尿甚至肉眼血尿、细胞管型、蛋白尿、肾性高血压、肾病综合征。PAN 的肾组织免疫荧光呈阴性，肾小球无明显活动性炎症，广泛基底膜皱缩，呈缺血改变，提示肾小球血供障碍。肾脏受累患者的血管造影显示肾梗死，多发性狭窄和 / 或消化道和肾动脉分支的微动脉瘤。输尿管周围组织血管炎以及继发的纤维化可引起双侧或单侧的输尿管受累。

4. 生殖系统　约 25% 的患者可有睾丸受累，卵巢亦可受累，多表现为睾丸疼痛，部分患者表现为前列腺肥大、前列腺炎。

5. 皮肤　25%~60% 的 PAN 患者出现皮肤受累，包括高出皮肤的紫癜、梗死、溃疡、网状青斑、甲下线形成、出血及指端缺血和发绀，好发于手指、踝关节及胫前区。部分丙型肝炎病毒（hepatitis C virus，HCV）感染患者可以出现局限的皮肤型 PAN。

6. 心脏　10%~30% 的 PAN 患者有心脏受累，以青壮年男性多见。主要表现为心肌肥大、心脏扩大、收缩功能不全及二尖瓣反流、心包炎和心律失常等。PAN 冠状动脉受累导致的心肌缺血常见，心包积液并不常见。冠状动脉病变包括狭窄、扩张、广泛冠状动脉动脉瘤、急性冠状动脉剥离和破裂，部分患者出现血管痉挛。

7. 耳部症状　PAN 患者听力丧失通常是感觉神经性耳聋，极少数情况下听力丧失持续存在。感音神经性听力丧失通常是双侧对称的，起病突然或病情进展迅速。

8. 骨骼、肌肉　PAN 患者骨骼肌肉受累常见，肌痛占 30%~73%，通常肌酸激酶正常。一般行肌肉磁共振成像（magnetic resonance imaging，MRI）表现为炎症改变，针对炎症表现的部位行组织活检对诊断有一定的帮助。关节痛约占 50%，非对称性的关节炎早期约占20%。PAN 关节炎的特点为非对称的非破坏性关节炎，主要受累下肢大关节。

9. 眼部症状　PAN 患者眼部受累包括：①葡萄膜炎；②视网膜病变：视网膜血管炎、视网膜动脉狭窄或闭塞、视网膜分支动脉肿胀或结节，形成梭形动脉瘤；③脉络膜病变：眼底周围部可见散在的白色病灶，逐渐变为伴有色素沉着的瘢痕。

二、实验室和辅助检查

1. 实验室检查　多数情况下存在炎性标志物,如红细胞沉降率(erythrocyte sedimentation rate,ESR)和C反应蛋白(C-reactive protein,CRP)升高,常与病情活动相关。如果累及肾血管,则可能发生肾功能不全、血清白蛋白下降、显微镜下血尿、蛋白尿。45%~75%的PAN患者出现白细胞计数升高,34%~79%的患者出现正细胞正色素性贫血,部分患者血小板计数升高。7%~36%的患者乙型肝炎病毒表面抗原(HBsAg)阳性,HBV相关的PAN可出现肝功能异常、冷球蛋白、补体C3和补体C4下降。部分患者可出现低滴度的抗核抗体(antinuclear antibodies,ANA)和类风湿因子(rheumatoid factors,RF),20%患者可出现核周型抗中性粒细胞胞质抗体(P-ANCA)阳性。

2. 影像学检查

(1)彩色多普勒:中等血管受累者可见微动脉瘤、管腔不规则、狭窄或闭塞。小血管受累者探测困难。

(2)CT/MRI:受累血管呈灶性、节段性分布,血管壁水肿等。

(3)静脉肾盂造影:可见肾梗死区有斑点状充盈不良影像。如有肾周出血,则显示肾脏边界不清和不规则块状影,腰大肌轮廓不清,肾盏变形和输尿管移位。

(4)内脏血管造影(包括腹部、肾脏及心脏动脉):典型的病变表现为多发性动脉瘤(直径为1~5mm),亦可出现内脏动脉的节段性狭窄、扩张、闭塞或动脉瘤等临床症状。肾功能严重受损者该项检查须谨慎。

3. 组织病理学特点　中小型动脉血管炎症的组织病理学证据对PAN的诊断至关重要。应对有症状的部位进行活检(即皮肤、肌肉、腓肠神经)。有临床症状的PAN患者肌肉和神经组织活检联合检查敏感度高达80%,肌肉组织活检的敏感度仅为65%。肌肉和神经组织活检在多达1/3的病例中显示出血管炎。既往曾建议累及睾丸的PAN患者行活组织检查,但目前不建议盲目进行睾丸活检,仅当临床表现涉及睾丸或其他有症状部位的活检阴性时才行睾丸活检。PAN有两个重要的病理特点:①个体血管病变呈多样化,在相距不到20μm的连续切片上病变已有明显差别。②急性纤维素样坏死和增生修复性改变常共存。因血管壁内弹力层破坏,在狭窄处近端因血管内压力增高,血管扩张形成小动脉瘤,并可有串珠状或纺锤状的血管狭窄、闭塞或动脉瘤形成。少数病例可因动脉瘤破裂而致内脏出血。

三、诊断要点

诊断标准,目前均采用1990年美国风湿病学会(ACR)制定的PAN分类标准:①体重下降≥4kg(无节食或其他原因所致);②网状青斑(四肢或躯干);③睾丸痛和/或压痛(并非感染、外伤或其他原因引起);④肌痛、乏力或下肢触压痛;⑤多发性单神经炎或多神经炎;⑥舒张压≥90mmHg(1mmHg=0.133kPa);⑦血尿素氮>40mg/dl或肌酐>1.5mg/dl(非肾前因素);⑧血清HBV(乙型肝炎病毒表面抗原或抗体)阳性;⑨动脉造影见动脉瘤或血管闭塞(除外动脉硬化、纤维肌性发育不良或其他非炎症性病变);⑩中小动脉壁活检见中性粒细胞和单核细胞浸润。上述 10 条中至少符合 3 条阳性者可诊断为 PAN。该分类标准诊断的敏感度为 82.2%，特异度为 86.6%。如患者出现下述情况应考虑 PAN 的可能，不明原因的发热、腹痛、肾衰竭、高血压时，或者考虑有肾炎、心脏病的患者提示嗜酸性粒细胞增多，或不能解释的关节痛、肌肉压痛与肌无力、皮下结节、皮肤紫癜、腹部或四肢疼痛或者迅速发展的高血压等。

因 PAN 无特异性血清反应，故按照典型的坏死性动脉炎病理改变，或对中等动脉血管做血管造影显示典型动脉瘤时，可以做出诊断。对无受累的组织盲目进行活组织检查是无提示作用的。因为病变的局灶性，活检可能为阴性。在临床症状缺乏时，肌电图和神经传导测定可以帮助选择肌肉或神经的活检取材部位。因为腓肠肌活检术后有形成静脉血栓的风险，当其是唯一有症状的部位时可以做活检，否则不推荐该部位的活检。对有肾炎患者做肾活检，对严重肝功能异常者做肝脏活检均是可行的。当无肯定的组织学诊断时，应选择血管造影。在肾、肝和腹腔血管见到小动脉瘤时亦可决定诊断。

四、鉴别诊断

PAN 是一种少见病，临床表现多样及复杂，易与其他疾病混淆，故需与各种感染性疾病、恶性肿瘤及结缔组织病继发的血管炎相鉴别，如感染性心内膜炎、败血症、原发性腹膜炎、胆囊炎、胰腺炎、内脏穿孔消化性溃疡、出血、肾小球肾炎、冠状动脉粥样硬化性心脏病、多发性神经炎等。典型的 PAN 亦应注意与显微镜下多血管炎、嗜酸性肉芽肿性多血管炎和冷球蛋白血症等相鉴别。

1. 显微镜下多血管炎　显微镜下多血管炎（microscopic polyangitis，MPA）的特征是小血管受累并伴有坏死性的肾小球肾炎和肺泡出血。约 50% 的 MPA 患者中存在抗中性粒细胞胞质抗体（ANCA），通常 P-ANCA 和髓过氧化物酶（myeloperoxidase，MPO）阳性。相比之下，PAN 通常由于中型动脉血管炎和多发性肾梗死而导致肾脏受累，而这些多发性肾梗死可能导致肾功能不全和恶性高血压。腹部和肾脏血管造影可能显示微动脉瘤或狭窄。一般情况下，患者 ANCA 阴性。

2. 嗜酸性肉芽肿性多血管炎　嗜酸性肉芽肿性多血管炎（eosinophilic granulomatosis with polyangiitis，EGPA）具有以下特点可与 PAN 相鉴别：①有支气管哮喘病史；②单发或多发性神经病变；③肺非固定性浸润病变；④鼻窦病变；⑤病变组织有嗜酸性粒细胞浸润，外周血嗜酸性粒细胞增多等。

3. 冷球蛋白血症　冷球蛋白血症（cryoglobulinemia）是指由于冷球蛋白沉积于血管内皮（主要累及中小动脉），导致皮肤、肾脏、周围神经等发生病变，临床症状主要有皮肤血管性紫癜、关节痛、乏力等，寒冷诱发本病，血清中冷球蛋白异常升高基本可明确诊断。

五、治疗

治疗方案的选择根据患者病情严重程度及合并症而决定（图 17-1）。糖皮质激素（以下简称激素）联合免疫抑制剂是治疗 PAN 的主要药物。HBV 相关 PAN 患者应接受抗病毒治疗和血浆置换。

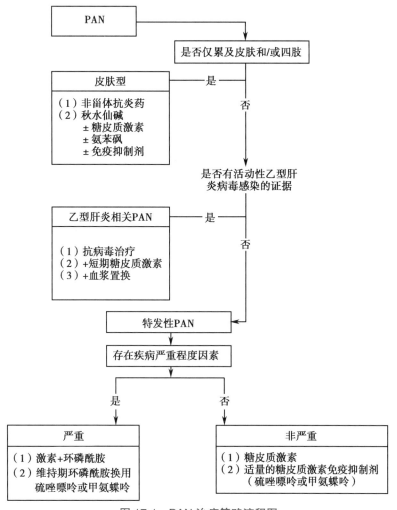

图 17-1　PAN 治疗策略流程图

1. 激素　具有改善症状及缓解病情的作用,是治疗 PAN 的首选药物。PAN 的激素使用原则通常与其他弥漫性结缔组织病类似,大致包括 4 个阶段。

(1)急性期:需要大剂量以控制病情,可先给予甲泼尼龙冲击治疗[甲泼尼龙 1.0g/d 静脉滴注 3~5 天,或泼尼松 1mg/(kg·d)],本阶段为 4~8 周。

(2)巩固阶段:维持泼尼松 1mg/(kg·d),本阶段 2~4 周。

(3)激素减量阶段:在密切监测下每 2~4 周减量 5~10mg,直至减量 10~15mg/d。本阶段需数月。

(4)小剂量维持阶段:口服激素量减量至 5~10mg 每日或隔日 1 次,一般维持在 1 年左右。在使用激素期间要注意其引起的常见不良反应。需指出的是,并不是所有 PAN 患者均必须加用细胞毒性药物,而上述激素的使用原则亦应个体化。

2. 免疫抑制剂　环磷酰胺是治疗 PAN 的首先免疫抑制剂,一般口服剂量为 2~3mg/(kg·d),或 200mg 隔日静脉给药,如病情较重,予 0.5~1.0g/m² 体表面积静脉冲击治疗,每 3~4 周 1 次治疗,治疗 6 个月左右根据病情调整。后期每 2~3 个月 1 次至病情稳定 1~2 年后根据病情酌情停药。环磷酰胺(口服或静脉注射)治疗存在很多潜在不良反应,包括血细胞减少、胃肠不适、脱发、闭经、不孕不育、卵巢早衰、骨髓增生异常、心肌病、出血性膀胱炎及恶性肿瘤(尤其是膀胱癌)的风险增加。对于存在肾功能不全、老年、骨髓抑制及其他毒性证据的患者,在使用任何环磷酰胺治疗方案时,均有必要减量。除环磷酰胺外,治疗轻度 PAN 患者可使用甲氨蝶呤(MTX)7.5~20mg/ 周或硫唑嘌呤(AZA)2mg/(kg·d)。MTX 作用更快,但在有肾病和肝病的患者中应避免使用。对 MTX 或 AZA 不耐受或有禁忌证的患者,可以使用吗替麦考酚酯(1 500~3 000mg/d)。其他还可用苯丁酸氮芥、环孢素、来氟米特等。药物的选择取决于患者的病情及药物毒性,服用中均应注意各类药物的不良反应。

3. HBV 相关 PAN 治疗　可应用小剂量糖皮质激素,一般不用环磷酰胺,必要时可考虑加用吗替麦考酚酯(1 500~3 000mg/d)口服。加用抗病毒药物,如干扰素 α-2b、拉米夫定等作为一线疗法。中至重度 PAN 并伴有 HBV 感染可予短时间激素治疗[泼尼松 1mg/(kg·d),1 周后逐渐减量],血浆置换术及抗病毒治疗。总体目标是获得 HBV 血清转化(乙型肝炎病毒核心抗原转为抗体),因为一旦转化,患者通常会保持完全缓解而避免复发。

4. 血管扩张剂、抗凝剂　PAN 如出现血管闭塞性病变,加用阿司匹林 50~100mg 每日口服;双嘧达莫(潘生丁)25~50mg 每日 3 次口服;低分子量肝素、丹参等。对高血压患者应积极控制血压,可使用血管紧张素转换酶抑制剂(ACEI)或血管紧张素 Ⅱ 受体拮抗剂(ARB)。

5. 丙种球蛋白　一般用于合并感染、体弱、病情危重的患者,使用激素和免疫抑制剂有风险的 PAN 患者,常用剂量为 200~400mg/(kg·d)静脉注射,连续 3~5 天为一个疗程。必要时每 3~4 周重复治疗 1 次。

6. 血浆置换　对重症 PAN 患者有一定疗效,可短期内清除血液中大量免疫复合物,需注意并发症如感染、凝血障碍及电解质紊乱。无论是采用血浆置换抑或静脉注射大剂量免疫球蛋白,均应同时使用激素和免疫抑制剂。

7. 生物制剂　近年来已经有多个关于肿瘤坏死因子(TNF)拮抗剂、托珠单抗、托法替尼和利妥昔单抗治疗 PAN 的个案报道,但目前仍不能替代激素和环磷酰胺作为治疗 PAN 的一线药物。生物制剂在 PAN 中的应用仍有待进一步研究。

六、预后

一般未经治疗的 PAN 的预后极差,5 年生存率<15%,常见死亡原因包括心、肾或其他重要器官衰竭、胃肠道并发症或动脉瘤破裂等。而接受激素及免疫抑制治疗的患者 5 年生存率明显提高,约占 80%。HBV 相关 PAN 患者的生存率低于非 HBV 相关 PAN 的患者。据报道 HBV 相关 PAN 的 5 年病死率为 35%,但随着新的抗病毒治疗的应用,HBV 相关 PAN 患者的预后有所改善。治疗中有潜在致命的机会性感染的风险,应予注意。年龄大于 50 岁者预后差。早期发现、积极并综合治疗有助于改善 PAN 患者的预后。

执　笔:米克拉依·曼苏尔

审　校:武丽君

撰写组成员:达展云　郭江涛

18 ANCA 相关血管炎诊疗规范

【诊疗要点】

- 经典的抗中性粒细胞胞质抗体(ANCA)相关性血管炎(AAV)包括肉芽肿性多血管炎、显微镜下多血管炎和嗜酸性肉芽肿性多血管炎。
- ANCA 是 AAV 患者血清中最常见的自身抗体,是诊断 AAV 的重要依据。
- AAV 的主要病理改变为小血管壁的炎症与坏死,血管壁的纤维素样坏死是血管炎的特征性病理改变,是确诊 AAV 的"金标准"。
- 目前对疾病的活动性普遍采用 BVAS 进行评估;对器官的损伤使用 VDI 进行评估。
- AAV 的治疗分为诱导缓解与维持缓解 2 个阶段,最常用于诱导缓解治疗的免疫制剂为环磷酰胺,维持治疗的首选药物为硫唑嘌呤。

ANCA 相关性血管炎(ANCA associated vasculitis,AAV)是一组以血清中能够检测到自身抗体 ANCA 为最突出特点的系统性小血管炎,主要累及小血管(小动脉、微小动脉、微小静脉和毛细血管),但也可有中等大小动脉受累,是临床上最常见的一类系统性小血管炎。经典的 AAV 包括肉芽肿性多血管炎(granulomatosis with polyangitis,GPA)、显微镜下多血管炎(microscopic polyangitis,MPA)和嗜酸性肉芽肿性多血管炎(eosinophilic granulomatosis with polyangitis,EGPA)。虽然 GPA、MPA、EGPA 都被称为 AAV,但这 3 种 AAV 在临床表现和发病机制上存在一定差异,其中 GPA 和 MPA 在发病机制、临床表现和治疗上的相似度较高,与 EGPA 存在一定差别。

AAV 属于全球性疾病,GPA 年发病率为 0.4/10 万,任何年龄均可发病,30~50 岁多见,男女比为 1.6∶1;MPA 平均发病年龄为 50 岁,男女患病比为 1.8∶1;EGPA 较少见,可发生于任何年龄,平均发病年龄为 44 岁,男女比为 1.3∶1。

目前我国 AAV 的规范化诊断和治疗尚不完善。中华医学会风湿病学分会在借鉴国内外诊治经验和指南的基础上,制定了《ANCA 相关性血管炎诊疗规范》。本规范旨在规范 AAV 的诊断,对患者的治疗策略给予建议,以减少不可逆损伤的发生,改善患者预后。

一、临床表现

（一）AAV 的共同临床特点

1. 全身表现　多数患者有全身症状如发热、乏力、食欲减退和体重下降等。30%~80% 的 AAV 患者会出现关节肿痛，肌痛也是 AAV 患者常见的症状。

2. 皮肤、黏膜　是 AAV 最常受累的器官之一，30%~60% 的 GPA 患者、40%~70% 的 MPA 患者和 51%~67% 的 EGPA 患者都会出现皮肤、黏膜病变；主要表现为口腔溃疡、皮疹、紫癜、网状青斑、皮肤梗死、溃疡和坏疽，多发指端溃疡常见。

3. 眼　30%~60% 的 GPA 患者、10%~30% 的 MPA 患者会出现眼部病变，但仅有不足 10% 的 EGPA 患者会发生眼部受累。眼部病变常见的表现有结膜炎、眼睑炎、角膜炎、巩膜炎、虹膜炎，一些患者会出现明显的突眼；眼底检查可以见到视网膜渗出、出血、血管炎表现和血栓形成，少数患者可以出现复视、视力下降。

4. 耳鼻喉　是 AAV 的常见受累部位。80%~90% 的 GPA 患者、20%~30% 的 MPA 患者和 53%~70% 的 EGPA 患者会出现耳鼻喉病变。耳部受累以中耳炎、神经感应性或传导性耳聋最常见，耳软骨受累可出现耳郭红、肿、热、痛，鼻塞、脓血涕、脓血鼻痂、嗅觉减退或丧失是常见的鼻和鼻窦炎症表现，鼻息肉是 EGPA 患者常见的鼻部受累表现，鼻软骨受累可以导致鞍鼻，喉软骨和气管软骨受累可出现声嘶、喘鸣、呼吸困难。

5. 呼吸系统　呼吸系统是 AAV 最常累及的脏器之一。呼吸道受累常见的表现为持续的咳嗽、咳痰、喘鸣，严重者会出现咯血、呼吸困难；哮喘是 EGPA 患者最早出现的呼吸道表现，可出现于其他表现之前数年。肺部病变在影像学上可表现为浸润影、多发结节、空洞形成和间质病变。

6. 神经系统　神经系统是 AAV 较常累及的器官之一，以周围神经受累多见，10%~50% 的 GPA 患者、20%~57% 的 MPA 患者和 42%~84% 的 EGPA 患者会出现周围神经病变。多发性单神经炎是最常见的周围神经病变，患者可以出现手足发麻、垂腕、垂足，严重影响患者的活动能力与生活质量，也是疾病严重的表现之一。少数患者也可以出现周围感觉神经病变，表现为感觉异常。中枢神经系统受累可表现为意识模糊、抽搐、卒中与脑脊髓炎等。

7. 肾脏　肾脏是 AAV 最常受累的脏器之一；肾脏受累的常见表现为血尿、蛋白尿、水肿、高血压，以血尿最突出；肾功能损害严重者血肌酐升高，部分患者会出现急性肾衰竭。

8. 心脏　AAV 患者的心脏受累虽然并非常见，但与患者的预后密切相关。5%~15% 的 GPA 患者、10%~20% 的 MPA 患者会出现心脏受累，而 22%~49% 的 EGPA 患者会出现心脏病变。心脏受累可以表现为心包炎、心包积液、心肌病变、心脏瓣膜关闭不全；一些患者可以出现冠脉受累，表现为心绞痛、心肌梗死。

9. 腹部　虽然 AAV 患者腹部受累较少见，仅见于 10%~30% 的患者，但为预后不良的重要因素。腹部受累表现为腹痛、腹泻、便血、肠穿孔、肠梗阻和腹膜炎，少数患者还可出现急性胰腺炎。

(二) 不同类型 AAV 的特征

除上述 AAV 的共同临床特点外,三种不同的 AAV 还具有各自不同的特点。

1. 肉芽肿性多血管炎　早期病变有时只局限于上呼吸道某一部位,常易被误诊。在三种 AAV 中,GPA 最常出现耳鼻喉、上呼吸道和肺部受累,超过 70% 的患者以上呼吸道受累起病,GPA 患者的耳鼻喉表现突出,常出现脓血涕、脓血痂、鼻塞、鼻咽部溃疡、鼻咽部骨与软骨破坏引起鼻中隔或软腭穿孔,甚至出现"鞍鼻"畸形;气管受累常导致气管狭窄。肺病变见于 70%~80% 的患者,出现咳嗽、咳痰、咯血、胸痛和呼吸困难,X 线检查可见中下肺野结节和浸润、空洞,结节与空洞通常为多发;亦可见胸腔积液。50%~80% 的患者在病程中出现不同程度的肾脏病变,重者可出现进行性肾小球肾炎导致肾衰竭。有 5%~10% 的 GPA 患者的病变仅局限于眼、耳鼻喉和上呼吸道,称为局限性 GPA。超过 70% 的 GPA 患者 ANCA 阳性,70%~90% 为 PR3-ANCA 阳性,少数患者为 MPO-ANCA 阳性。

2. 显微镜下多血管炎　肾脏是 MPA 最常受累的脏器,几乎见于所有患者,部分患者以新月体性肾小球肾炎起病。肾脏受累的临床表现为镜下血尿和红细胞管型尿、蛋白尿,不经治疗,病情可急剧恶化,出现肾功能不全。约 50% 的患者肺部受累,胸部 X 线或 CT 常见表现为浸润影、间质病变、小结节和气道改变等,57% 的患者有神经系统受累,以周围神经系统受累为主,中枢神经系统受累相对少见。耳鼻喉受累较少。80% 以上的 MPA 患者 ANCA 阳性,大部分为 p-ANCA 阳性及 MPO-ANCA 阳性,少部分为 c-ANCA 阳性。

3. 嗜酸性肉芽肿性多血管炎　以过敏性哮喘、外周血嗜酸性粒细胞增多、发热和肺部浸润影为特征,既往称为变应性肉芽肿血管炎、Churg-Strauss 综合征,其病理特点是坏死性小血管炎,组织中有嗜酸性粒细胞浸润和肉芽肿形成。一般分为三个阶段:第一阶段为哮喘,临床表现同支气管哮喘;第二阶段为嗜酸性粒细胞组织浸润阶段,临床上可以没有症状;第三阶段为肉芽肿性血管炎阶段,出现相应症状。约 51% 的患者会出现皮肤病变,包括紫癜和皮下结节等。上呼吸道受累以过敏性鼻炎、鼻息肉、鼻塞最多见,61% 的患者可出现过敏性鼻炎和鼻窦炎;可出现听力下降和耳聋。肺部表现是 EGPA 最突出的临床表现,包括哮喘发作和多变的肺部浸润影;多发性单神经炎是 EGPA 位于第二位的最常见表现,可见于高达 72% 的患者;约 14% 患者会出现心脏受累,冠状动脉受累虽不常见,却占死亡原因的 50% 以上。EGPA 的肾脏病变相对于 GPA 和 MPA 较为少见,且通常程度较轻。约 1/3 的患者 ANCA 阳性,多为 p-ANCA。

二、实验室检查

1. 一般实验室检查　贫血、白细胞和血小板计数升高是全身炎症反应的常见表现;有肾脏受累者可出现血尿、红细胞和红细胞管型与蛋白尿;肾功能损害者血肌酐水平可以升高;病变活动期可出现 ESR、CRP 升高,一些患者血清免疫球蛋白水平升高,少数患者可以出现血 IgG4 水平升高。EGPA 患者最突出的实验室检查是外周血嗜酸性粒细胞增多,部分患者血清 IgE 升高。

2. 自身抗体　ANCA 是 AAV 患者血清中最常见的自身抗体,是诊断 AAV 的重要依据。ANCA 的检测方法包括间接免疫荧光法、ELISA 法等。按其荧光图谱,可分为胞质型

(c-ANCA)、核周型(p-ANCA)和非典型型(x-ANCA)。c-ANCA 的主要抗原为中性粒细胞的蛋白酶 3(PR3),是 GPA 相对特异性诊断抗体,其诊断 GPA 的特异度达 95%,阳性率为85%;除 GPA 外,一些 MPA 或 EGPA 患者也可出现 c-ANCA 阳性。p-ANCA 的主要抗原为髓过氧化物酶(MPO)、乳铁蛋白、溶菌酶、β-葡萄糖苷酸酶等,对 AAV 特异性较高的是针对髓过氧化物酶抗原产生的抗体,最常见于 MPA,但也可见于少数 GPA 和 EGPA 患者。x-ANCA 的抗原成分尚不清楚,在间接免疫荧光上与 p-ANCA 难以区分,主要见于非 AAV疾病,如溃疡性结肠炎、克罗恩病和原发性硬化性胆管炎等。

多种抗原成分都可以产生 ANCA,因此,在临床上需结合间接免疫荧光法检测到的核型与 ELISA 方法检测到的针对特异性靶抗原的 ANCA 抗体来综合判断。需要强调的是,不能单纯根据 ANCA 抗体检测结果来诊断 AAV 或否定 AAV 的诊断。

三、影像学检查

影像学在 AAV 的诊断与病情监测中起重要作用。鼻窦受累时,可出现鼻黏膜增厚、鼻窦炎症状和乳突炎的表现,一些患者会出现鼻窦骨破坏,此时需与鼻窦恶性疾病鉴别;肺部受累可表现为胸腔积液、肺浸润影、结节和空洞,空洞多为厚壁空洞;EGPA 患者最常见的是肺部浸润影,可为一过性且部位多变;肺间质病变是 MPA 患者最常见的肺部病变;气道受累者可出现气道黏膜与管壁增厚、气道狭窄、气道软骨破坏和气管环结构消失、气管塌陷。

四、病理

AAV 的主要病理改变为小血管壁的炎症与坏死,表现为包括中性粒细胞、淋巴细胞、巨噬细胞等各种炎性细胞浸润及血管壁的纤维素样坏死,血管壁的纤维素样坏死是血管炎的特征性病理改变,是确诊 AAV 的"金标准"。发生炎症反应的血管壁会出现胶原沉积、纤维化,造成血管壁增厚、管腔狭窄,可继发血栓形成。除 EGPA 外,血管壁嗜酸性粒细胞浸润很少见。血管壁的炎症还会造成管壁弹力纤维和平滑肌受损,形成动脉瘤和血管扩张。在血管壁浸润的炎性细胞还会形成巨细胞和由不同炎性细胞组成的肉芽肿,如见于 GPA 患者的淋巴细胞性肉芽肿和 EGPA 的嗜酸性粒细胞性肉芽肿。在一个血管炎患者中,可以存在一种以上的血管病理改变,即使在同一例受累的血管,其病变也可呈节段性。

五、疾病评估

对病情的准确评估是决定治疗策略的基础与重要依据,因此对 AAV 患者的每一次随访,都应采用目前国际上普遍采用的伯明翰血管炎疾病活动度评分(Birmingham vasculitis activity score,BVAS)来对疾病的活动性进行评估。在 AAV 的长期管理中,还需对疾病造成的脏器损害进行评估,目前普遍采用的是血管炎损伤指数(vasculitis damage index,VDI)来对器官的损伤进行评估,区分疾病活动与疾病造成的脏器损伤在制订治疗方案时至关重要。

六、诊断

近 20 年来对 AAV 的认识已经有了很大进步，随着 ANCA 的出现，对 AAV 的诊断水平有了大幅提高。尽管近几年来国际上不断提出新的 AAV 分类标准，但均为草案，尚未正式公布。目前仍沿用 1990 年 ACR 有关 GPA 和 EGPA 的分类标准对患者作出诊断。

1990 年 ACR 制定的 GPA 分类标准为：①鼻或口腔炎症：痛或无痛性口腔溃疡、脓性或血性鼻分泌物；②胸部 X 线异常：胸部 X 线片示结节、固定浸润灶或空洞；③尿沉渣异常：镜下血尿（>5 个 /HP）或红细胞管型；④病理：动脉壁、动脉周围或血管外部区域有肉芽肿炎症。上述 4 项符合 2 项即可诊断为 GPA。

1990 年 ACR 制定的 EGPA 分类标准为：①哮喘；②外周血嗜酸性粒细胞增多，>10%；③单发或多发性神经病变；④游走性或一过性肺浸润；⑤鼻窦病变；⑥血管外嗜酸性粒细胞浸润。符合上述 4 条或 4 条以上者可诊断 EGPA。应注意与结节性多动脉炎、白细胞破碎性血管炎、GPA、慢性嗜酸性粒细胞性肺炎等鉴别。

虽然早在 1948 年就有了 MPA 一词，但在 1995 年之后才将 MPA 从结节性多动脉炎中分离出来成为一个独立疾病，因此迄今为止无 MPA 的分类标准。目前 MPA 的诊断采用的是排除性诊断：①如果患者的临床表现和组织病理学改变符合系统性小血管炎，但是没有 GPA 的特征性改变且不符合 EGPA 分类标准者；或②临床表现符合系统性小血管炎，无病理学证据，无 GPA 的特征性临床表现，且不符合 EGPA 的分类标准，但肾脏活检符合肾脏血管炎表现（包括局限于肾脏的血管炎）且血清 PR3-ANCA 或 MPO-ANCA 阳性者可考虑临床诊断为 MPA。

AAV 需要与感染、血栓栓塞性疾病以及其他系统性结缔组织病等多种疾病相鉴别，尤其需要警惕恶性肿瘤会模拟 AAV 的临床表现（图 18-1）。

七、治疗

一般来说 AAV 是进展性的，不及时治疗会引起不可逆的脏器损害，很少有自发缓解。因此，AAV 的治疗原则为快速明确诊断、快速开始诱导治疗、早期诱导缓解以防止造成器官的不可逆损害。AAV 的治疗分为诱导缓解与维持缓解 2 个阶段。在诱导缓解治疗期间应尽快使疾病达到缓解，以防止造成器官的不可逆损害；维持阶段的治疗是使疾病持续处于缓解状态，减少疾病复发，最终治疗目标是停药缓解。在整个治疗过程中，要防止药物的毒性。

1. 诱导缓解治疗　诱导缓解的治疗药物是糖皮质激素联合免疫抑制剂。糖皮质激素是 AAV 诱导缓解的一线治疗药物。诱导缓解治疗通常需足量糖皮质激素联合免疫抑制剂。糖皮质激素的起始剂量为泼尼松 1mg/（kg·d）或相当剂量，最大剂量为泼尼松 80mg/d 或相当剂量；重症患者需甲泼尼龙 500~1 000mg 静脉注射，每日 1 次，连续 3 天。最常用于诱导缓解治疗的免疫制剂为环磷酰胺（cyclophasphamide，CTX），通常的使用方法为 CTX 1 000mg 静脉注射，每 2 周 1 次，3 次后改为每 3~4 周 1 次，持续 3~6 个月；亦可采用口服 CTX 2mg/（kg·d），最大剂量为 200mg/d。研究显示，静脉注射 CTX 与口服 CTX 相比，更能够实现诱导缓解，且累积剂量更少，不良反应更少。

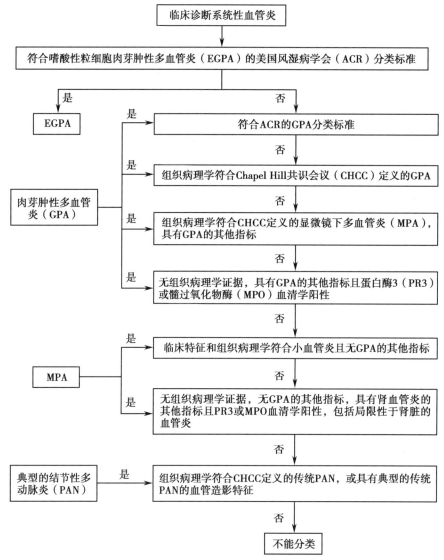

图 18-1　ANCA 相关血管炎的诊断与鉴别诊断流程

GPA 其他指标,提示肉芽肿病引起上呼吸道和下呼吸道的症状(必须排除由其他原因引起):①上呼吸道:血性鼻涕和结痂>1 个月,或鼻溃疡;慢性鼻窦炎、中耳炎或乳突炎>3 个月;眶后肿块或炎症性假瘤;声门下狭窄;鞍鼻畸形/破坏性鼻窦疾病。②下呼吸道:固定的肺部浸润、结节或空洞存在>1 个月;支气管狭窄。上述条件只需符合 1 项即支持 GPA 的诊断。

肾血管炎其他指标:①与红细胞管型相关的血尿或>10% 畸形红细胞;或②尿常规 2+ 血尿和 2+ 蛋白尿。

以 B 细胞为靶向的单克隆抗体利妥昔单抗在 AAV 诱导缓解中的疗效与 CTX 相比没有显著差异,对于复发的 AAV,利妥昔单抗的诱导缓解率高于 CTX。利妥昔单抗的治疗剂量为每周 375mg/m²(体表面积),连续 4 周;或 1 000mg,每 2 周 1 次,共 2 次,2 种使用方法的疗效相似。

对于没有重要脏器损害的 AAV 患者,如不伴有骨破坏的鼻和鼻旁窦疾病,鼻软骨塌陷、嗅觉丧失或耳聋,骨骼肌受累,不伴有溃疡的皮肤病变,以及不伴有空洞的肺部结节、肺部浸润影但不伴有咯血者,可以使用足量糖皮质激素联合甲氨蝶呤(MTX)或吗替麦考酚酯进行诱导缓解,MTX 的常用剂量为 10~15mg/ 周,吗替麦考酚酯的最大剂量为 2g/d。

2. 疾病复发的治疗　AAV 最大的临床特点是极易复发,因此,如何减少疾病复发是 AAV 治疗中的最大挑战。对于出现重要脏器损害的重症复发,需按照新发疾病来治疗,即使用足量糖皮质激素联合 CTX 或利妥昔单抗治疗。

轻症复发可通过增加糖皮质激素剂量来重新诱导疾病缓解。对于复发频繁的轻症复发患者,需加强或调整免疫抑制剂的使用。

3. 血浆置换　无论是新发还是复发的 AAV 患者,对于因新月体性肾小球肾炎导致的血清肌酐水平>500mmol/L(5.7mg/dl)或需要进行透析治疗者,需行血浆置换治疗。严重的肺泡出血也是血浆置换的指征。

4. 维持缓解治疗　当经诱导缓解治疗病情稳定后,患者便进入维持治疗阶段。维持缓解治疗主要为小剂量糖皮质激素联合一种免疫抑制剂治疗,如硫唑嘌呤、甲氨蝶呤、吗替麦考酚酯、钙调蛋白酶抑制剂等;一般来说,硫唑嘌呤为维持治疗的首选药物,常用剂量为 2mg/(kg·d)。对一些病情重或难治的患者,可以使用 CTX 维持缓解治疗。近年来,大量临床研究显示,利妥昔单抗既可用于诱导缓解治疗,也可用于维持缓解治疗,尤其对于复发或难治的 AAV 维持缓解疗效好,已成为 AAV 诱导缓解和维持缓解治疗的重要药物。维持治疗阶段利妥昔治疗剂量为 500mg、每 6 个月 1 次,亦可根据患者外周血的 B 细胞计数和免疫球蛋白水平来进行治疗。

有限的研究显示,来氟米特(20~30mg/d)也可以作为二线维持缓解的治疗药物。此外,有研究显示复方磺胺甲噁唑(复方新诺明)可以减少 GPA 的复发,对于没有禁忌证的患者,建议使用。

5. 难治性 AAV 患者的治疗　对于不能达到诱导缓解的难治性 AAV 患者,如环磷酰胺治疗不能达到诱导缓解的患者可以更换为利妥昔单抗进行诱导缓解治疗;对利妥昔单抗治疗不能达到诱导缓解的患者,可以更换为环磷酰胺进行诱导缓解治疗。

6. EGPA 的治疗　虽然 EGPA 的治疗原则大体上同 GPA 和 MPA,但由于 EGPA 的大规模临床研究较少,因此支持相关治疗的证据较少。近年来有研究发现,IL-5 在 EGPA 的发病中起重要作用。已有高质量临床研究证实,人源化的 IL-5 单克隆抗体美泊利珠单抗(mepolizumab)可以有效治疗 EGPA,减少 EGPA 的复发率,减少糖皮质激素的剂量,对于难治性 EGPA 患者可以考虑使用。

7. 疾病监测与随诊　如果患者的疾病持续处于缓解状态,则可考虑减停治疗药物。首先,减停糖皮质激素或使用最小有效剂量的糖皮质激素维持病情稳定,或逐渐减停免疫抑制剂,最终达到停用糖皮质激素和免疫抑制剂的目标。由于 AAV 非常容易复发,其中 PR3-ANCA 阳性 AAV 患者的复发率明显高于 MPO-ANCA 阳性患者,故对于 AAV 的患者在病情稳定后至少需要维持治疗 2 年以上,对于 PR3-ANCA 阳性的 AAV 患者,需维持治疗更长的时间。对于减停药物的患者,也应密切监测,以防疾病复发。

八、预后

如果不经治疗,AAV 的预后较差,平均存活时间仅有 6 个月。免疫抑制剂的治疗使 AAV 的预后大为改观,尤其是激素联合免疫抑制剂治疗大幅改善了 AAV 患者的预后。 AAV 患者的预后取决于受累脏器与严重程度,尤其是肾脏和肺病变的严重程度。目前采用的是更新的 5 因子评分对 AAV 的预后进行预测,即年龄大于 65 岁、心功能不全、肾功能不全(血清肌酐水平 ≥ 150μmol/L)、严重的胃肠道受累(肠穿孔、消化道出血、胰腺炎)和缺乏耳鼻喉受累,每出现一个危险因子,患者的生存率即明显下降。据文献报道,GPA 的 5 年存活率为 74%~91%,MPA 的 5 年存活率为 45%~76%,EGPA 的 5 年存活率为 60%~97%。

执　笔: 田新平　赵丽珂　李　菁　杨云娇

审　校: 黄慈波

撰写组成员: 姜振宇　王　燕

19 白塞综合征诊疗规范

【诊疗要点】

- 白塞综合征（Behçet's syndrome, BS）是一种以血管炎为基础病理改变的慢性、复发性自身免疫/炎症性疾病。主要表现为反复发作的口腔溃疡、生殖器溃疡、葡萄膜炎和皮肤损害，也可累及周围血管、心脏、神经系统、胃肠道、关节、肺、肾等器官。
- BS 没有特异性生物标志物或病理组织学特征。诊断主要依据临床症状，目前多采用 2014 年 BD 国际研究小组分类和诊断标准。
- BS 的主要治疗目标是迅速抑制炎症，防止复发，防止不可逆的器官损伤，减缓疾病进展。建议根据患者的年龄、性别、器官受累的类型及严重程度个体化治疗。

白塞综合征（Behçet's syndrome, BS）又称白塞病（Behçet's disease, BD），是一种以血管炎为基础病理改变的慢性、复发性自身免疫/炎症性疾病。主要表现为反复发作的口腔溃疡、生殖器溃疡、葡萄膜炎和皮肤损害，也可累及周围血管、心脏、神经系统、胃肠道、关节、肺、肾等器官。1937 年土耳其医师 Hulusi Behçet 首次报道本病，引起现代医学的关注，故命名为"Behçet's disease"。在 2012 年修订的国际教堂山（Chapel Hill Consensus Conference, CHCC）血管炎命名中，将 BD 归于变异性血管炎。该病往往表现为不同的临床表型，近年来更多学者倾向将其称为"BS"。

BS 在世界范围内有较大的地域差异，中东、远东、地中海地区发病率较高，故被称为"丝绸之路病"。全球综合患病率为 10.3/10 万，我国的患病率为 14/10 万，北方可高达 110/10 万。发病年龄多为 15~50 岁，中位发病年龄为 34 岁，男女发病率相似，但男性早期发病者更易出现重要脏器受累，预后较差。

中华医学会风湿病学分会制定本规范，旨在规范 BS 的诊断方法、治疗方案，以减少误诊和漏诊，对不同脏器损害的治疗给予建议，改善患者预后。

一、临床表现

BS 多起病隐匿，临床表现多样，病情呈反复发作与缓解交替。全身多系统、多脏器均可受累,皮肤黏膜损害是最常见的临床表现,眼、血管、胃肠道、神经系统受累者预后不佳。部分患者伴有疲劳、睡眠障碍、体重减轻、发热等非特异性临床表现。

1. **口腔溃疡** 复发性(>3 次 / 年)、痛性口腔溃疡(aphthous ulceration,阿弗他溃疡)通常是 BS 的首发症状,也是最常见的临床表现,发生率在 95% 以上。可发生在口腔任何部位,如舌、颊、唇、齿龈、咽、硬腭等处,常多发,疼痛剧烈,反复发作。局部创伤、某些食物、疲劳、失眠、月经可能为触发因素。典型病变为圆形,中央凹陷,表面覆有黄白色假膜,周围为边界清楚的红晕。溃疡大小、数量多变,小的阿弗他溃疡最为常见,直径<1cm,轻微疼痛,持续时间短(2 周之内),愈合后不留瘢痕;大的阿弗他溃疡直径为 1~3cm,剧烈疼痛,持续时间长(可达 6 周);疱疹样溃疡少见,表现为多个直径 1~2mm 疼痛剧烈的小溃疡,可融合形成大溃疡。较大的溃疡可遗留瘢痕。咽深部溃疡和狭窄可导致吞咽困难和呼吸困难。此外,口腔和喉咙部溃疡复发可导致沿口腔和鼻咽部、喉部、气管和食管的瘘管。

2. **生殖器溃疡** 很少为首发表现,发生率为 51.7%~93%。生殖器溃疡在男性多见于阴囊,也可在阴茎、龟头和环肛门周围;在女性最常见于大阴唇,也可出现在小阴唇、阴道、宫颈处。与口腔溃疡相比,生殖器溃疡出现的次数较少,数目亦少,但通常更深更大,边缘不规则,常疼痛剧烈,溃疡愈合后常留有瘢痕。可引起排尿困难、性交困难、明显体力活动困难,严重者并发大出血。

3. **皮肤损害** 39.4%~87.1% 的 BS 患者可出现皮损,皮损表现多种多样,包括假性毛囊炎、结节红斑、坏疽性脓皮病、血栓性浅静脉炎、Sweet 综合征样病变等。痛性结节性红斑为最常见的皮损,多见于女性,好发于下肢,愈合后留有色素沉着,组织病理学检查提示血管炎。假性毛囊炎和痤疮样皮疹在男性患者更常见,可发生于非青春期人群(>40 岁),是一种圆形无菌性脓疱,基底部有红斑和水肿病变,分布于背部、面部和颈部,有时沿发际线分布。血栓性浅静脉炎在男性患者更常见,分布于手臂和腿部的浅表静脉部位,可见于静脉穿刺后。针刺反应阳性为皮肤在针刺后出现红斑和脓疱,是 BS 患者特征性的皮肤超敏反应表现,具有诊断价值。

4. **眼损害** 也称眼 BS。眼是 BS 最常见的受累脏器,可见于 26.8%~93% 的 BS 患者,大约 15% 的患者以眼病变为首发表现,如不及时治疗,可导致失明,是本病致残最主要原因。眼 BS 好发于 20~30 岁人群,男性更多见且症状更重,预后差。多数眼部受累发生在眼外症状出现后 2~3 年,最初可仅为单侧受累,但经过缓解 - 复发的过程,多数患者发展为双侧受累。虽然各眼球组织均可受累,但最常见的表现是急性、复发性后 / 全葡萄膜炎,主要表现为突然出现的视力下降、眼前漂浮物。如合并前葡萄膜炎,可有眼红、眼痛、畏光、流泪等刺激症状,前房积脓可见于约 20% 的眼 BS,但孤立性前葡萄膜炎少见。前葡萄膜炎可在 2~3 周自行消退,但不及时治疗,可能会引起虹膜后粘连。眼后段受累是最常见和最严重的 BS 眼部表现,以静脉性视网膜血管炎为主要表现,包括视网膜静脉迂曲和扩张、血管鞘、视网膜出血等改变,较严重的患者可见相对特征性的黄白色视网膜浸润灶,还可出现视乳头水肿、黄斑水肿等表现;常伴不同程度的玻璃体炎;眼底荧光素血管造影可见视网膜静脉荧光素渗漏、着染,可有无灌注区。轻度患者眼底检查可无明显异常,仅在荧光素血管造影中可见弥漫毛细血管荧光素渗漏,表现为特征性的蕨树叶样强荧光。葡萄膜炎反复发作可引起瞳孔膜闭、黄斑萎缩、并发性白内障、视神经萎缩和青光眼等严重并发症,可能导致可逆或不可逆的视力丧失。

5. 血管损害　2.2%~50% 患者可有血管受累,亦称为血管 BS,且以男性居多。血管受累是 BS 死亡的主要原因之一。75% 的血管事件首次发生于 BS 起病后 5 年内。各种口径的动脉和静脉均可受累,静脉受累更常见。包括血栓性浅静脉炎和深静脉血栓形成(deep venous thrombosis,DVT)。DVT 是最常见的静脉血栓类型,特别是下肢 DVT,占所有血管病变的 60%~80%,常多发、双侧受累多见,治疗反应差,易复发,再通困难,临床可引起间歇性跛行,超过半数患者会导致严重的血栓后综合征,表现为慢性肢体疼痛、水肿和皮肤色素沉着并可继发下肢溃疡。BS 患者的深静脉血栓与发生炎症的血管壁黏附紧密,不易脱落,而 BS 肺血管受累引起的肺血管炎,可损伤内膜,导致肺动静脉内多发血栓形成。腔静脉血栓(上、下腔静脉)引起慢性梗阻可导致显著的胸壁和腹壁静脉曲张。肝静脉和下腔静脉同时或相继受累可引起布加综合征,临床表现为腹痛、腹腔积液、肝大和黄疸、阴囊水肿和下肢水肿,严重者可导致肝衰竭。动脉受累主要表现为动脉瘤、动脉狭窄和闭塞,以动脉瘤多见,可合并附壁血栓,常发生在主动脉、肺动脉、股动脉等位置,严重者出现瘤体破裂,死亡率极高。血管受累常有复发趋势,2 年复发率为 23%,5 年复发率为 38.4%。

6. 心脏损害　心脏受累临床表现多样,可出现心包炎、瓣膜病变、冠状动脉病变、心内血栓、心肌炎、心内膜炎、传导异常、心肌梗死等,多提示不良预后。其中,瓣膜病变起病隐匿,可以在 BS 典型症状前出现,常导致漏诊或误诊,临床上不乏看到心脏病变多次瓣膜置换手术后发生瓣周漏、瓣膜脱落等严重并发症,之后才确诊 BS 的病例。临床主要表现为急性或慢性中 / 重度主动脉瓣关闭不全,常合并升主动扩张或升主动脉瘤,少数可累及二尖瓣和三尖瓣,病理为主动脉瓣及瓣周组织广泛炎症。冠脉受累相对少见,男性为主,临床表现为心绞痛、心律失常、心肌梗死,影像学表现为冠状动脉狭窄、动脉瘤和闭塞病变,常伴发心脏外血管病变,而心血管疾病危险因素少见。

7. 肺部损害　最常累及肺血管,出现肺动脉瘤、肺血栓形成,临床表现为咳嗽、胸痛、胸闷、呼吸困难等,严重病变者可出现大咯血,危及生命。肺动脉高压多继发于心瓣膜病变和肺血管病变。肺实质受累少,CT 表现为肺内结节、胸膜下薄壁空洞、磨玻璃影、胸腔积液等。

8. 消化道损害　又称肠 BS,发生率为 4%~38%,从食管到肛门全消化道均可受累,可单一部位或多部位受累,以回肠末端、回盲部、升结肠受累最多见。临床表现为腹痛、腹部包块、腹泻、腹胀、吞咽困难、嗳气、呕吐、便血、便秘等,溃疡累及食管时可出现顽固性胸骨后疼痛,严重者出现消化道溃疡、出血、肠穿孔、肠梗阻和瘘管形成等。典型的 BS 消化道溃疡内镜下表现为好发部位单发或局灶性多发(≤5 个)的圆形或椭圆形、边界分明的溃疡,直径多大于 1cm,创面较深,底部相对宽阔平坦,呈烧瓶状,有穿孔和出血的倾向;也可表现为卵圆形穿凿样、地图样、环形溃疡。肠道 CT 表现为肠壁增厚、息肉形成、肠周浸润影,部分表现肠系膜血管充血、瘘管形成及周围脂肪组织混浊。手术病理可见肠管及系膜内小血管纤维素样坏死、炎性细胞浸润等血管炎表现,以及肠黏膜急慢性炎症、坏死、肠壁增厚、溃疡形成等非特异性表现。肠 BS 需与炎性肠病、肠结核和其他感染性肠炎、药物相关性结肠炎等鉴别。

9. 神经系统损害　神经系统受累是 BS 最严重的并发症之一,称为神经 BS,发生率为 2.3%~44%,多发生于 30~40 岁,平均出现在皮肤黏膜及眼受累之后 5 年,男性患者多见。分为脑实质受累、非实质受累和周围神经系统受累。脑实质性受累最常见,累及端脑 - 间脑交界处、脑干和脊髓,表现为亚急性发作的头痛、脑神经麻痹、构音障碍、共济失调和偏瘫,是 BS 的主要致残、致死原因。10 年死亡率约为 10%。仅 70%~80% 患者脑脊液(cerebrospinal

fluid,CSF)检查异常,急性发作者明显,可表现为细胞数增多,以中性粒细胞和/或淋巴细胞为主,蛋白轻、中度升高,葡萄糖正常,无寡克隆带。CSF 中 IL-6 水平升高被认为是脑实质受累病情活动指标。头颅磁共振成像(magnetic resonance imaging,MRI)病灶常位于中线结构附近,自脑干延伸至丘脑和基底节,部分患者也可累及尾部。脑干萎缩,尤其是无皮质萎缩的情况下,对诊断具有很高的特异性。非实质受累主要指颅内静脉窦血栓形成(cerebral venous sinus thrombosis,CVST),也称为血管性神经 BS。多呈亚急性或慢性病程,主要临床表现为剧烈头痛、视乳头水肿、恶心/呕吐,腰椎穿刺提示颅内压明显升高,细胞数、蛋白、糖和氯化物往往正常。血栓多见于横窦和上矢状窦,以双窦或多窦受累多见。部分 CVST 患者伴发外周血管受累。磁共振静脉成像(magnetic resonance venography,MRV)对 CVST 具有诊断意义。周围神经病变可表现为感觉运动性多发性神经病、吉兰-巴雷综合征、多发性单神经炎和自主神经病。

10. 血液系统损害　少数 BS 患者合并血液系统疾病,多见于女性,以骨髓增生异常综合征最为常见,也可合并白血病、再生障碍性贫血、淋巴瘤等。血液病可发生 BS 诊断之前或之后,也可同时发生。临床中出现乏力、发热、贫血、出血、淋巴结肿大、肝脾大等症状时,应注意鉴别血液病。

11. 泌尿/生殖系统损害　偶有肾小球肾炎的散发病例报道,病理从 IgA 肾病、微小病变,到增殖性肾小球肾炎和新月体性肾小球肾炎均可出现,可伴有肾淀粉样变 AA 型,引起肾病综合征,或表现为间质性肾炎。此外,因肾血管炎(肾动脉瘤、肾静脉血栓、肾脏微血管病等)出现相应缺血、肾功能损伤表现。生殖系统方面,患者可出现附睾炎,临床表现为单侧或双侧附睾肿大、疼痛,易复发,较具特异性。

12. 关节损害　5.3%~93% 的患者出现关节症状,通常为非对称性、间歇性、非侵蚀性外周单关节炎或寡关节炎,最常累及膝、踝等大、中关节。临床表现为关节红、肿、热、痛,大多预后良好,少有关节畸形。部分患者可出现骶髂关节受累。

二、辅助检查

BS 没有特异性生物标志物或病理组织学特征。常规化验包括血、尿、便常规,肝肾功能、电解质、ESR、CRP 等。ESR、CRP 与 BS 病情活动度相关,中性粒细胞/淋巴细胞比例升高也提示病情活动。HLA-B5/51 阳性率较高,部分患者针刺反应试验阳性。此外,胃肠镜、肺高分辨率 CT、血管超声/造影、心脏超声、颅脑 CT/MRI、腰椎穿刺等有助于早期发现病变。颅脑 MRI 和 CT、电生理、CSF 检查有助于诊断神经 BS 及排除感染。MRI 是诊断神经 BS 的"金标准",头 MRV 或 CT 静脉成像用于诊断 CVST。

针刺反应试验是诊断 BS 的特异性体征。用 20 号无菌针头在前臂屈面中部斜行刺入约 0.5cm 沿纵向稍作捻转后退出,24~48 小时后局部出现直径>2mm 的毛囊炎样小红点或脓疱疹样改变为阳性。静脉穿刺或皮肤创伤后出现的类似皮损具有同等价值。

三、BS 诊断/分类标准

本病诊断主要依据临床症状,应注意详尽地采集病史及典型的临床表现。1990 年国际白塞病研究组制定的 BS 诊断 / 分类标准（international study group of Behçet disease, ISGBD）曾被广泛使用, 该标准灵敏度为 85%, 特异度为 96%。但该标准将口腔溃疡作为诊断必要条件, 对于具有典型口腔、外阴溃疡和眼炎的患者相对容易诊断, 对于不典型表现, 主要是以预后不良的系统病变发病的患者却难以确诊。

2014 年由来自 27 个国家的 BD 国际研究小组专家提出了修订后的 BD 国际诊断标准（international criteria for Behçet disease, ICBD）。该标准没有强调口腔溃疡作为必备条件, 在 ISGBD 5 个条件基础上, 补充血管病变、神经系统损害为诊断条件, 将针刺反应试验作为可选项, 总评分 ≥ 4 分可以诊断为 BD。2014 年 ICBD 标准较 ISGBD 标准显著提高了诊断 BD 的灵敏度, 同时保证了特异度（该标准灵敏度为 94.8%, 特异度为 90.5%）, 目前已被广泛应用于临床（表 19-1）。

表 19-1　2014 年 ICBD 诊断 / 分类标准

症状 / 体征	分数
眼部病变（前葡萄膜炎、后葡萄膜炎、视网膜血管炎）	2
生殖器阿弗他溃疡	2
口腔阿弗他溃疡	2
皮肤病变（结节性红斑、假性毛囊炎）	1
神经系统表现	1
血管受累（动静脉血栓、静脉炎或浅静脉炎）	1
针刺试验阳性	1*

注: * 针刺反应试验不是必须的, 最初的评分系统未包括其在内。但如果进行了针刺反应试验, 且结果为阳性, 则加上额外的 1 分。

四、病情评估

BS 疾病活动度多采用 2006 年 BD 国际研究协会简化的白塞病近期活动度评定表（BD Current Activity Form, BDCAF）。评价内容包括: 头痛、口腔溃疡、生殖器溃疡、皮损、关节痛、关节炎、恶心 / 呕吐 / 腹痛、腹泻伴血便、眼受累、神经系统受累及大血管受累。根据患者近 4 周是否存在上述症状进行评分, 不存在为 0 分, 存在为 1 分, 满分为 12 分。

五、治疗方案及原则

本病目前尚无公认的有效根治药物, 主要治疗目标是迅速抑制炎症, 防止复发, 防止不可逆的器官损伤, 减缓疾病进展。多学科联合诊疗、个体化治疗、早期治疗有助于控制病情,改善预后。本病的眼病、血管、神经和胃肠道受累与预后不良相关。建议根据患者的年龄、性别、器官受累的类型及严重程度个体化治疗。

1. 一般治疗　建议患者保持口腔卫生，平时不宜进食过硬或温度过高的食物，以免损伤口腔黏膜，避免进食刺激性食物。发生口腔或生殖器溃疡时，建议伤口护理，避免继发细菌感染。

2. 局部治疗　口腔、外阴溃疡者局部类固醇治疗有助于改善皮肤黏膜病变的严重程度和持续时间，适用于复发不频繁、症状不重、不需要持续性系统治疗患者。玻璃体内注射曲安奈德、糖皮质激素缓释剂有助于注射眼的炎症控制。

3. 全身药物治疗

(1)皮肤黏膜受累：非甾体抗炎药对结节性红斑和疼痛性溃疡有一定的疗效。沙利度胺(thalidomide，THD)和硫唑嘌呤(azathioprine，AZA)可用于口腔溃疡和生殖器溃疡。秋水仙碱(0.5mg，每日2~3次)通过抑制中性粒细胞功能，改善结节红斑和口腔溃疡，并可预防复发。沙利度胺(25~50mg，每晚)对口腔、生殖器溃疡和假性毛囊炎有效。需要注意妊娠妇女禁用沙利度胺，可导致胎儿畸形，长期应用可能引起神经轴索变性的不良反应。全身性糖皮质激素用于秋水仙碱无效的结节红斑。阿普米司特(apremilast，APR)是一种新型的口服磷酸二酯酶-4(phosphodiesterase 4，PED4)抑制剂，可有效改善口腔和外阴溃疡，且不良反应少。2019年已被美国食品药品监督管理局批准用于治疗成人BS相关口腔溃疡。以上治疗控制不佳或不能耐受的患者，可考虑生物制剂肿瘤坏死因子α(tumor necrosis factor-α，TNF-α)拮抗剂或干扰素α(interferon-α，IFN-α)。

(2)关节受累：急性关节炎首选NSAIDs和秋水仙碱。急性单关节炎可考虑关节腔内注射糖皮质激素。复发性和慢性关节炎可使用甲氨蝶呤(methotrexate，MTX)、AZA、IFN-α或TNF-α拮抗剂。

(3)眼部受累：即使给予积极治疗，仍有约25%的眼病患者最终失明。与眼科医师密切协作评估BS眼部病变严重程度至关重要，早期有效的治疗能够降低致盲率。治疗目标是降低眼病变发作的频率和严重程度。孤立前葡萄膜炎的主要治疗是应用眼表散瞳药物和糖皮质激素滴眼液。但有预后不良因素(青年、男性及发病年龄小)者应考虑全身免疫抑制剂的使用。累及眼后段的患者应给予全身糖皮质激素联合硫唑嘌呤、环孢素(cyclosporin A，CsA)、IFN-α或单抗类TNF拮抗剂治疗。AZA可保护视力，并减少葡萄膜炎复发。CsA可降低眼炎发作频率和严重程度，改善视力。单抗类TNF-α拮抗剂英夫利西单抗(infliximab，IFX)、阿达木单抗(adalimumab，ADA)和IFN-α有助于改善难治性或复发性BS葡萄膜炎的病程、糖皮质激素和免疫抑制剂的减量，对某一生物制剂效果不佳时，转换药物仍可能有效。

(4)胃肠道受累：对于无临床症状且血清CRP正常的肠BS患者，建议将内镜下病变愈合作为进一步治疗目标。美沙拉嗪(2.25~3g/d)和柳氮磺吡啶(salazosulfapyridine，SASP)(3~4g/d)可用于轻、中度肠BS一线治疗，以及缓解后维持治疗。糖皮质激素可帮助溃疡快速愈合，往往用于中重度肠BS，建议起始剂量泼尼松0.5~1.0mg/kg(或相当剂量)。对中重度活动期病例，国内常用环磷酰胺(cyclophosphamide，CYC)(0.4~0.6g/2周)诱导缓解，AZA［2.0~2.5mg/(kg·d)］常用于维持缓解和预防手术后复发。他克莫司(tacrolimus，FK506)可用于CYC有禁忌和难治性肠BS，THD(50~100mg/d)可用于食管溃疡，及常规治疗无效的肠BS病例。此外，难治性病例可给予单抗类TNF-α拮抗剂。伴严重全身症状或肠道并发症(如深大溃疡、狭窄、瘘管、出血和穿孔)的患者可短期给予全胃肠外营养(total parenteral nutrition,TPN),需警惕导管感染和血栓风险,尽快过渡到肠内营养。肠穿孔、严重狭窄致肠梗阻、大脓肿和大量胃肠道出血的患者需要进行外科治疗。药物治疗反应差且因肠瘘等肠道并发症生活质量低下的患者建议外科治疗。肠 BS 术后复发风险高,2 年累积复发率为 30%~44%,通常发生在吻合口附近,围手术期控制疾病活动有助于减少复发。

(5)心脏及大血管受累:发生急性 DVT 的患者建议使用糖皮质激素和免疫抑制剂,例如 AZA、CYC 和 CsA。BS 引起的 DVT 仍存在再通困难及高复发率。难治性静脉血栓患者若出血风险较低,且排除肺动脉瘤存在,可同时加入抗凝治疗。存在动脉瘤者应使用高剂量糖皮质激素和 CYC。难治性静脉血栓和肺动脉瘤者可使用生物制剂,如单抗类 TNF-α 拮抗剂。在原发病治疗的基础上,对动脉瘤破裂或即将破裂及严重动脉闭塞的 BS 患者,可行手术干预,包括血管内移植、搭桥术、结扎和植入物。血管内介入治疗侵袭性低,可减少围手术期并发症的风险,优于开放性手术。对于严重主动脉瓣关闭不全患者,主动脉瓣置换术是常用的外科治疗手段,目前主要应用主动脉瓣人工血管升主动脉替换术(Bentall)或改良的 Bentall 术(带瓣同种异体或人造血管),可减轻瓣膜对瓣环的直接牵拉,减少瓣周漏的发生。手术尽可能选在病情稳定期,否则易出现移植物闭塞、吻合口假性血管瘤形成、吻合口 / 瓣周漏等术后并发症。在术前及术后均应使用激素、免疫抑制剂和 / 或生物制剂以减少术后并发症。

(6)神经系统受累:糖皮质激素和免疫抑制剂是实质型神经 BS 的基础治疗。急性期建议激素冲击治疗(甲泼尼龙 1 000mg/d,5~7 天),之后序贯口服泼尼松 1mg/(kg·d)1 个月,后逐渐减量维持 3~6 个月以预防复发。CYC、AZA 和吗替麦考酚酯(mycophenolate mofetil,MMF)是最常用的免疫抑制剂。对于重症患者,激素联合 CYC 治疗优于联合 AZA。应避免使用 CsA。全身给药可联合鞘内注射 MTX 和 / 或地塞米松。对于初发严重的实质受累,或激素联合免疫抑制剂无效,疾病持续、复发或出现慢性进展性神经系统受累者,推荐应用单抗类 TNF-α 拮抗剂,有助于激素和免疫抑制剂减量及临床和影像学的改善。BS 相关 CVST 的治疗关键是控制血管炎症,初始治疗需大剂量糖皮质激素,后逐渐减量。在此基础上进行短期抗凝治疗,但需对颅外血管病变进行筛查,排除动脉瘤。

六、预后与随访

本病预后取决于脏器受累情况,单纯皮肤黏膜关节受累者预后良好,眼病、胃肠道、心血管、神经系统受累者预后不佳,病程中可发生失明、消化道大出血、穿孔、肠瘘、动脉瘤破裂、瘫痪等严重并发症,致残率和病死率高。早发的男性 BS 患者通常病情较严重,脏器受累多发生于病程早期(特别是前 5 年),随后可相对缓解。

建议患者每 1~6 个月随访 1 次,随访频率取决于患者的疾病受累范围及严重程度。每次随访要详细记录临床特征及实验室检查指标。目前对于 BS 患者疾病缓解尚无共识,也没有标准的停药方案。对于有重要脏器受累的患者,建议根据患者的年龄、性别、疾病严重程度,免疫抑制剂可在疾病缓解 2~5 年后逐渐减少。

附：白塞病近期活动评分（2006 年）（BDCAF 2006）

所有的评分依赖于评价前 4 周出现的症状；只有医师认为与白塞病相关，才能被记入评分。

患者的总体评价（以往 4 周）（在笑脸打钩）：

☹ ☹ ☺ ☺ ☺ ☺ ☺

	无	有（a~i 每项 1 分）		无	有	新发
1. 皮肤 / 关节 / 胃肠道			3. 神经系统受累（包括颅内血管疾病）			☐ (1 分)
a. 头痛	☐	☐	a. 黑矇	☐	☐	☐
b. 口腔溃疡	☐	☐	b. 说话困难	☐	☐	☐
c. 生殖器溃疡	☐	☐	c. 听力困难	☐	☐	☐
d. 红斑	☐	☐	d. 颜面无力 / 感觉丧失	☐	☐	☐
e. 皮肤脓疱	☐	☐	e. 上肢无力 / 感觉丧失	☐	☐	☐
f. 关节痛	☐	☐	f. 下肢无力 / 感觉丧失	☐	☐	☐
g. 关节炎	☐	☐	g. 失忆	☐	☐	☐
h. 恶心 / 呕吐 / 腹痛	☐	☐	h. 失去平衡	☐	☐	☐
i. 腹泻 + 暗红 / 鲜红血便	☐	☐				
2. 眼部受累		☐新发（1 分）	4. 大血管受累（除外颅内血管性疾病）			☐ (1 分)
左眼部受累			a 胸痛	☐	☐	☐
a. 眼红	☐	☐	b. 呼吸困难	☐	☐	☐
b. 眼痛	☐	☐	c. 咯血	☐	☐	☐
c. 视物模糊或视力下降	☐	☐	d. 颜面痛 / 肿胀 / 变色	☐	☐	☐
右眼部受累			e. 上肢痛 / 肿胀 / 变色	☐	☐	☐
a. 眼红	☐	☐	f. 下肢痛 / 肿胀 / 变色	☐	☐	☐
b. 眼痛	☐	☐				
c. 视物模糊或视力下降	☐	☐				

注：第一项中 a~i 每小项各 1 分；第 2~4 大项，每大项最多记 1 分。

医师对疾病活动的总体评价（以往 4 周）（在笑脸打钩）：

☹ ☹ ☺ ☺ ☺ ☺ ☺

BDCAF 总分（总分不超过 12 分）：

换算后分数：

记录阳性项目数

患者指数评分	0	1	2	3	4	5	6	7	8	9	10	11	12
转化指数评分区间量表	0	3	5	7	8	9	10	11	12	13	15	17	20

执　笔：郑文洁　张　娜　吴秀华　赵　潺　刘金晶

审　校：魏　蔚

撰写组成员：朱小春　池淑红　董　怡

20 复发性多软骨炎诊疗规范

【诊疗要点】

- 复发性多软骨炎(relapsing polychondritis,RP)是一种免疫介导的全身炎症性疾病,主要累及软骨及富含蛋白多糖成分的组织,如耳、鼻、气道、眼和关节等,特征性表现为"菜花耳"和"鞍鼻"畸形。部分患者可伴发其他疾病,如系统性血管炎、骨髓增生异常综合征(myelodysplastic syndrome,MDS)及恶性肿瘤等。
- 常用的诊断标准有 McAdam 诊断标准、Damiani 和 Levine 诊断标准和 Michet 诊断标准。主要临床标准包括耳、鼻、气道软骨炎、关节炎、眼炎,听力和前庭功能障碍,糖皮质激素治疗有效,以及组织学结果符合 RP。可使用 RPDAI 评估病情的严重程度。
- 治疗的基本原则是根据患者病情及合并症情况,选择糖皮质激素和免疫抑制剂治疗,轻症可选择 NSAIDs、秋水仙碱,免疫抑制剂常使用甲氨蝶呤、环磷酰胺等,严重病变可予糖皮质激素冲击治疗,难治性或复发性 RP 可考虑选择生物制剂。眼部、耳鼻喉病变、心血管病变等应请相应专科协作诊治。

复发性多软骨炎(relapsing polychondritis,RP)是一种免疫介导的全身炎症性疾病,主要累及软骨及富含蛋白聚糖成分的组织,如耳、鼻、气道、眼和关节等,特征性表现为耳和鼻软骨炎症、畸形。约 1/3 患者可伴发其他疾病,如系统性血管炎等风湿性疾病、骨髓增生异常综合征(MDS)等血液病及恶性肿瘤等。RP 是一种罕见病,国外研究发现 RP 发病率为(0.35~9.0)/100 万,各种族和年龄段均可发病,好发于 40~60 岁,发病率无明显性别差异。

一、临床表现

本病可累及全身多器官系统,除了耳、鼻、气道等软骨外,还可累及皮肤、眼、关节、心血管、肾脏、神经、血液系统等。不同患者临床表现差异较大,可隐匿起病,也可急性发作或者在慢性疾病基础上突然加重,严重时可致死,隐匿起病的患者常因症状不典型而延误诊治。

（一）一般情况

患者可有发热、乏力、疲劳、消瘦等非特异全身症状。

（二）软骨炎

1. **耳软骨炎** 约 90% 的患者可出现耳软骨炎，是 RP 最常见的表现。常表现为单侧或双侧耳郭红肿、疼痛，也可累及咽鼓管、外耳道造成听力下降，耳垂部位因无软骨并不受累。早期可自行缓解，常误诊为感染；若炎症持续存在或反复发作，晚期耳郭软骨可因结构破坏出现塌陷、畸形，表现为特征性"菜花耳"或"松软耳"畸形。少数患者可累及内耳，引起耳鸣、听力下降，严重时可出现感觉神经性耳聋；还可出现前庭功能障碍，表现为眩晕、共济失调等。

2. **鼻软骨炎** 约 60% 的患者可出现鼻软骨炎。可表现为鼻部软组织肿胀、疼痛，常伴鼻塞、流涕、鼻出血等，也可出现嗅觉减退。晚期表现为鼻软骨塌陷、特征性"鞍鼻"畸形。

3. **气道** 约 50% 的患者可出现气道受累，喉、气管和支气管均可受累。常隐匿起病，早期表现为局限性增厚、软化，甲状软骨、环状软骨等可及压痛。后期可因炎症、水肿及瘢痕形成导致气道狭窄甚至塌陷，可导致声嘶、顽固性干咳、吸气性喘鸣、呼吸困难、阻塞性睡眠呼吸暂停等。突发喉软骨塌陷可导致窒息；气道狭窄可导致分泌物不易排出，易继发感染。应通过 HRCT 检查早期诊断气道受累。

4. **骨、关节** 约 70% 的患者可出现关节受累。胸锁关节、胸骨柄关节、肋软骨等肿痛和压痛，晚期可导致胸廓畸形。关节炎常为非对称性关节炎，可累及手关节、膝关节等大小关节，一般为非侵蚀性关节炎，可自行缓解或经抗炎治疗后缓解。合并类风湿关节炎时，可表现为多发对称性、侵蚀性关节炎。

（三）系统表现

1. **眼部** 约 60% 的患者可出现眼部受累，建议行常规眼科会诊。常见表现为巩膜炎，可因巩膜变薄出现蓝色巩膜；也可表现为结膜炎、葡萄膜炎、溃疡性或坏死性角膜炎，严重时可出现角膜穿孔、视网膜血管炎和视神经炎等，甚至失明。还可因眼部周围软组织炎症出现眼球突出或眶周假瘤。

2. **皮肤** 约 30% 的患者可出现皮肤受累。常为非特异性表现，如口腔溃疡、紫癜、网状青斑、结节红斑、血栓性浅静脉炎等。伴发 MDS 的患者可能更易出现皮肤病变，除上述表现外，还可合并急性发热性嗜中性皮肤病，即 Sweet 综合征。

3. **心血管系统** 约 20% 的患者可出现心血管系统受累。心脏病变主要累及瓣膜中的软骨成分，可表现为主动脉瓣或二尖瓣反流或关闭不全；也可出现心脏传导阻滞、心肌炎、心包炎、动脉瘤等。起病隐匿，应定期进行超声心动图检查以评估心脏病变。患者还可出现累及大中小血管的血管炎，可出现血管瘤和动静脉血栓等。

4. **肾脏** 约 10% 的患者可出现肾脏病变，此类患者预后较差。患者可出现蛋白尿、血尿、高血压、肾功能不全等表现，肾脏病理常提示系膜增生性或节段坏死性肾小球肾炎，需鉴别是否合并 ANCA 相关性血管炎肾脏受累。

5. **其他** 患者也可出现神经系统受累、血液系统受累等，如脑神经病变、运动或感觉性神经病变、贫血、血小板减少等。

6. **伴发疾病** 约 1/3 患者可伴发其他疾病,主要为系统性血管炎、MDS 和恶性肿瘤等,也可伴发系统性红斑狼疮、类风湿关节炎、原发性胆汁性胆管炎、淋巴瘤、白血病等,合并白塞综合征时称为 MAGIC 综合征(mouth and genital ulcers with inflamed cartilage)。

二、辅助检查

辅助检查需评估已有脏器受累、可能的脏器受累情况及合并症,严重的脏器受累包括气道炎症和狭窄、心脏疾病、眼炎和血管炎等。

1. **血常规** 急性活动期患者可出现白细胞轻度升高、正细胞正色素性贫血和血小板增多等。严重时应完善骨穿及骨髓活检,评估是否合并 MDS。尿常规:少数患者可出现血尿、蛋白尿等。ESR、CRP 在疾病活动期可明显升高。

尚无公认的特异性自身抗体,部分患者可出现 ANA、RF、ANCA 阳性,此时需鉴别患者是否合并其他风湿性疾病。抗软骨抗体、抗 II 型胶原抗体、抗 matrilin-1 抗体因其灵敏度及特异度不高,未应用于疾病的诊断。

2. **心电图** 心电图可发现心脏传导阻滞,超声心动图可发现心脏瓣膜病变、心肌炎、心包炎等。对于有大血管受累的患者,需行血管成像检查。肺 CT 可发现气道狭窄、增厚、肺部感染等。肺功能可发现气道狭窄导致的阻塞性通气障碍。纤维支气管镜可以直观地观察到气道的水肿、狭窄病变,但作为有创操作,可能加重气道病变、加重出血感染等,不建议常规使用。关节超声可发现非侵蚀性关节炎。PET/CT、SPECT 可以早期发现无症状的软骨炎。有相应症状的患者还应完善听力、视力、嗅觉及前庭功能检查等。急性发作期受累软骨的组织学检查可见软骨炎性浸润,CD4$^+$ 淋巴细胞、巨噬细胞、多形核白细胞及毛细血管浸润,从软骨表面贯穿到深层。已破坏的软骨组织被纤维组织取代,甚至钙化或骨化。

三、诊断

典型的临床表现可以确诊,不典型时可以结合软骨组织活检确诊。常用的诊断标准有 1975 年 McAdam 提出的诊断标准(表 20-1)、1979 年的 Damiani 和 Levine 提出的改良标准(表 20-2)和 1986 年 Michet 提出的诊断标准(表 20-3)。2012 年提出了复发性多软骨炎的疾病活动指数(RP disease activity index,RPDAI),可用于全面评估 RP 病情的严重程度(表 20-4)。

表 20-1 复发性多软骨炎的 1975 年 McAdam 标准

---
1. 双侧耳软骨炎
2. 非侵蚀性、血清阴性多关节炎
3. 鼻软骨炎
4. 眼炎(结膜炎、角膜炎、巩膜炎、巩膜外层炎和葡萄膜炎)
5. 呼吸道软骨炎(喉、气管软骨)
6. 耳蜗和 / 或前庭功能障碍(感觉神经性听力下降、耳鸣、眩晕)

注:上述 6 条中符合 3 条及以上,可诊断为 RP。

表 20-2　复发性多软骨炎的 1979 年 Damiani 和 Levine 标准

1. 至少符合 3 条 McAdam 诊断标准
2. 符合 1 条或多条 McAdam 诊断标准 + 组织学结果符合 RP
3. 存在 2 处以上的软骨炎 + 糖皮质激素治疗有效

注：满足上述任 1 条标准，可诊断为 RP。

表 20-3　复发性多软骨炎的 1986 年 Michet 标准

主要标准：
1. 明确的发作性耳软骨炎
2. 明确的发作性鼻软骨炎
3. 明确的发作性喉气管软骨炎

次要标准：
1. 眼炎
2. 听力下降
3. 前庭功能障碍
4. 血清阴性关节炎

注：符合 2 项主要标准或 1 项主要标准加 2 项次要标准，可诊断为 RP。

表 20-4　复发性多软骨炎疾病活动指数评分（RPDAI）

项目	得分	项目	得分
关节炎	1	鼻软骨炎	9
发热	2	巩膜炎	9
胸骨柄软骨炎	3	角膜溃疡	11
CRP 升高	3	感觉神经性耳聋	12
紫癜	3	运动或感觉性神经病变	12
血尿	4	呼吸道软骨炎（无急性呼吸衰竭）	14
肋软骨炎	4	视网膜血管炎	14
胸锁关节软骨炎	4	累及中到大血管	16
巩膜外层炎	5	肾衰竭	17
蛋白尿	6	心肌炎	17
前庭功能障碍	8	急性二尖瓣或主动脉瓣关闭不全	18
心包炎	9	脑炎	22
耳郭软骨炎	9	呼吸道软骨炎伴急性呼吸衰竭	24
葡萄膜炎	9		

注：所有分数的总和即为 RPDAI 分数，理论得分最高为 265 分。

四、治疗

RP 的治疗目标主要是缓解症状,阻止疾病进展,保护脏器功能,延长生存期,改善生活质量。治疗的基本原则是根据患者病情及合并症情况,选择激素和免疫抑制剂治疗,还应强调多学科协作。

应教育患者注意休息,适当运动,定期接种流行性感冒和肺炎疫苗,避免感染和创伤等诱发因素。

轻症患者可选择非甾体抗炎药(NSAIDs)(如双氯芬酸钠、吲哚美辛等)或秋水仙碱。糖皮质激素是急性发作期基本治疗用药,常用剂量为 0.5~1.0mg/(kg·d)。急性发作患者如出现严重喉、气管软骨炎、严重眼炎、感觉神经性耳聋或合并活动的系统性血管炎时,可行糖皮质激素冲击治疗,常用为甲泼尼龙 500~1 000mg/d,连用 3~5 天,然后减至常规剂量使用。激素应逐渐减量至最小有效剂量,病情稳定可使用低剂量泼尼松(<7.5mg/d)维持治疗,直至病情稳定至少 3 个月后考虑减停。联合使用免疫抑制剂可更好地控制病情,协助激素减量。可使用甲氨蝶呤、环磷酰胺、吗替麦考酚酯、来氟米特、硫唑嘌呤、环孢素等。生物制剂治疗经验有限,对于难治性或反复发作的患者,有报道可使用免疫球蛋白、血浆置换和生物制剂等,TNF-α 拮抗剂、IL-6 受体单克隆抗体、IL-1 拮抗剂、T 细胞共刺激因子抑制剂、JAK 抑制剂等均有报道。

严重的眼炎应予眼部专科治疗,如局部注射激素或使用激素类滴眼液等。感觉神经性耳聋可行耳蜗移植。对于气道严重狭窄、塌陷的患者,可行持续气道内正压通气、气管切开造瘘术或气管重建术。对于心脏瓣膜病变患者,可行心脏瓣膜修补术或瓣膜置换术;对于心脏传导阻滞的患者,可行起搏器置入术。合并气道受累的患者,麻醉时应特别关注。

五、预后

大部分 RP 患者表现为慢性病程,虽然可导致听力、视力障碍及心肺疾病,但预后相对较好。患者最常见的死亡原因是感染、气道受累和血管炎。其他预后不良因素包括导致顽固性心力衰竭的心脏瓣膜病变、肾脏病变、合并恶性肿瘤和贫血。

执　笔:王丹丹　徐　健　刘　爽
审　校:张　烜
撰写组成员:石桂秀　白玛央金

21 自身炎症性疾病诊疗规范

【诊疗要点】

- 自身炎症性疾病是一组具有遗传异质性的风湿免疫病,由固有免疫系统的异常激活所导致的炎症表现。
- 自身炎症性疾病与自身免疫性疾病的区别在于前者通常缺乏自身抗体和抗原特异性 T 细胞。
- 自身炎症性疾病包括单基因和多基因疾病,分子遗传学分析通常有助于诊断,但病史与临床表现同样重要。

自身炎症性疾病(autoinflammatory diseases,AIDs)是一组由于基因突变致其编码蛋白改变,固有免疫失调,最终导致机体出现全身或器官炎症反应的疾病。最初,AIDs 被定义为反复发作的发热和全身炎症,而无高滴度自身抗体或高数量抗原特异性 T 淋巴细胞。近年来,AIDs 被定义为固有免疫系统缺陷或失调引起的临床疾病,其特征是反复或持续的炎症(急相反应物升高),并缺乏适应性免疫系统的主要致病作用(自身反应性 T 细胞或自身抗体产生)。最早被认识的 AIDs 是一组符合孟德尔遗传规律的遗传性周期性发热,其特征是不定期或周期性发作性发热伴局部炎症,包括家族性地中海热(familial Mediterranean fever,FMF)、*NLRP3* 相关自身炎症性疾病(*NLRP3*-associated autoinflammatory disease,*NLRP3*-AID)或称冷炎素相关周期性综合征(cryopyrin-associated periodic syndrome,CAPS)、甲羟戊酸激酶缺乏症(mevalonate kinase deficiency,MKD)和 TNF 受体相关周期性综合征(TNF-receptor associated periodic syndrome,TRAPS)。近 20 年以来,随着基因检测技术的进展,每年都不断有新的 AIDs 被发现和报道。AIDs 的范畴已不断扩大至包含了其他遗传性疾病,包括以化脓性或肉芽肿性炎症为主要表现的疾病,以及补体系统遗传性疾病。此外,AIDs 除包括单基因疾病外,也包括一些多基因多因素炎症性疾病。后者无论是幼年起病还是成年后起病,都存在基因易感性和环境因素之间复杂的相互作用,如幼年特发性关节炎全身型(Still 病)、白塞综合征及晶体性关节炎等。AIDs 可以根据关键性致病细胞因子和失调的炎症通路进行分组,而这些细胞因子和炎症通路可能是有效治疗的靶点。我们将 AIDs 按照白介素 1(interleukin-1,IL-1)、Ⅰ 型干扰素和 κ 基因结合核因子(nuclear factor-κ gene binding,

NF-κB)炎症信号通路激活介导进行分组(表 21-1)。

表 21-1　部分自身炎症性疾病

自身炎症性疾病	遗传方式	基因或危险因素	OMIM*
白介素 1β 介导疾病			
家族性地中海热	AR	*MEFV*†	249100
肿瘤坏死因子受体相关周期性综合征	AD	*TNFRSF1A*†	142680
甲羟戊酸激酶缺乏症	AR	*MVK*†	260920
NLRP3 相关自身炎症性疾病(新生儿起病多系统炎症性疾病 /Muckle-Wells 综合征 / 家族性寒冷性自身炎症综合征)	AD/ 新发突变	*NLRP3*†	607115 191900 120100
Schnitzler 综合征	散发	*NLRP3* 嵌合型突变(部分)	
白介素 1 受体拮抗剂缺乏症	AR	*IL1RN*†	612852
白介素 36 受体拮抗剂缺乏症	AR	*IL36RN*†	605507
干扰素介导自身炎症综合征(干扰素病)			
Aicardi-Goutieres 综合征	AR 或 AD	*TREX1*,*RNASEH2A*、*2B*、*2C* *SAMHD1ADAR*(*DRADA*) *IFIH1*(*MDA5*)	225750
婴幼儿起病的 STING 相关血管病	AR	*TMEM173*	612374
蛋白酶体病(慢性非典型中性粒细胞性皮炎伴脂营养不良和发热,Nakajo-Nishimura 综合征,JMP 综合征)	AR	*PSMB8*,编码其他蛋白酶体亚单位的基因†	256040
NF- κB介导自身炎症综合征			
A20 单倍体剂量不足综合征	AD	*TNFAIP3*†	191163
OTULIN 缺乏症	AR	*FAM105B*(*OTULIN*)†	615712
儿童起病炎性多关节炎	AD(新发突变)	*Myd88*	602170
肉芽肿性疾病			
Blau 综合征	AD	*NOD2*†	605956
克罗恩病	复杂遗传性	*NOD2*†	266600
补体疾病			
遗传性血管性水肿	AD	*C1NH*	106100
早发蛋白丢失性肠病、血栓形成、小肠淋巴管扩张和肠炎	AR	*CD55*	125240
溶血性尿毒综合征	AD,散发	*CFH*(补体因子 H)	235400

自身炎症性疾病	遗传方式	基因或危险因素	OMIM*
其他自身炎症综合征			
腺苷脱氨酶 2 缺乏症	AR	*ADA2*†	607575
周期性发热、阿弗他口炎、咽炎及淋巴结炎综合征	特发性	-	-
NLRC4 突变相关自身炎症性疾病	AD	*NLRC4*	606831
幼年特发性关节炎全身型 / 成人 Still 病	复杂遗传性	*HLA-DRB1*11*，*LACC1*，*IL6*，*MIF* 基因多态性	604302
白塞综合征	复杂遗传性	*HLA-B*51*，以及 *IL10*、*IL23R*、*CCR1*、*STAT4*、*KLRC4*、*ERAP1*、*MEFV*、*TLR4*、*IL1A-IL1B*、*IRF8*、*CEPB-PTPN1*、*ADO-EGR2*、*RIPK2*、*LACC1*、*FUT2* 基因多态性	109650
化脓性关节炎、坏疽性脓皮病和痤疮综合征	AD	*PSTPIP1*†	604416
慢性无菌性骨髓炎	散发，AR	*LPIN2*†，当与先天性红细胞生成性贫血相关时（Majeed 综合征）	259680
晶体性关节病	复杂遗传性	*SLC2A9/GLUT9*，*ABCG2*	-

注：* 人类孟德尔遗传学在线版，网址为 http://www.ncbi.nlm.nih.gov/entrez/query.fcgi？db = OMIM,2014 年 9 月 29 日起可进行访问；† 最新版疾病相关基因突变在线版，网址为 http://fmf.igh.cnrs.fr/infever,2018 年 1 月 7 日起可进行访问。AR，常染色体隐性遗传；AD，常染色体显性遗传；A20，肿瘤坏死因子 γ 诱导蛋白 3；JMP，关节挛缩 - 肌肉萎缩 - 小细胞贫血 - 脂膜炎相关脂营养不良。

尽管近 20 年来尤其是最近几年，我们对 AIDs 的认识逐渐加深，但是 AIDs 的识别与诊断仍然存在巨大困难。首先，AIDs 常表现为多系统受累，临床表现复杂多样，因此与自身免疫病、感染、肿瘤、免疫缺陷病等疾病鉴别困难，尤其是对于成年后起病的患者，临床医师更不易想到遗传性疾病的可能。其次，单基因 AIDs 致病基因突变位点的不同，可能导致临床表型的差异，如 *MEFV*、*NOD2*、*PSTPIP1* 等基因相关的 AIDs，近年来其临床表型谱还在逐渐扩大。最后，一些特殊的基因遗传现象可能导致 AIDs 临床表型的更加复杂多变性，例如嵌合体现象、低外显率、修饰基因影响、表观遗传等。在国内，对于 AIDs 的认识远远落后于其他风湿免疫疾病。本文旨在总结主要几种 AIDs 的临床表现，并提出 AIDs 的诊断思路和方法，以提高对 AIDs 这组罕见风湿免疫病的诊断水平。

一、几种主要的 AIDs 临床表现

（一）家族性地中海热

家族性地中海热（familial Mediterranean fever,FMF）是一种全世界范围内最常见的

AID,多见于犹太人、阿拉伯人、亚美尼亚人、土耳其人和意大利人后裔,亚洲人群也有报道。FMF 的典型表现为反复发作持续 12~72 小时的发热和局限性浆膜、滑膜或皮肤炎症。部分患者最终发展为系统性淀粉样变。通常认为 FMF 属于常染色体隐性遗传性疾病,大约 30% 患者为常染色体显性遗传。位于 16 号染色体的 *MEFV* 是唯一已知致病基因,但临床特征仍然是诊断 FMF 的重要部分,有大约 20% 确诊 FMF 的患者并未发现 *MEFV* 基因突变。

MEFV 基因编码一种由 781 个氨基酸组成的蛋白质,称为炎素(pyrin),后者在宿主防御细菌过程中发挥了重要作用。在 FMF 患者中,*MEFV* 基因突变导致即使在没有外部触发因素的情况下也会产生炎素,促使 NLRP3 炎性小体形成,进而导致 IL-1β 和其他炎症介质的分泌,最终 FMF 发作。

1. 临床表现　FMF 通常儿童起病,有时甚至在婴儿期发病,但是仍有大约 10% 的患者成年后才发病,偶有 40 岁以上发病的报道。FMF 主要表现为反复发作的发热和浆膜炎导致腹痛和胸痛,发作前通常没有明确诱因。每次发作一般持续不到 3 天就可以自行消失,无症状间隔期可以从几周到几年不等(表 21-2)。

几乎每次发作都有发热,可能伴寒战,典型的发热持续时间只有 12 小时至 3 天。90% 以上患者伴腹痛,主要由无菌性腹膜炎所致。疼痛可从轻度不适到明显的腹膜炎,表现为板状腹、压痛和反跳痛,立位腹部 X 线片显示气液平,便秘比腹泻更常见,鲜有腹水。胸膜炎或心包炎会导致胸痛,胸部 X 线片可能表现为少量积液或肺不张。常见单关节或少关节痛 / 炎,影响大关节(膝、踝、髋或腕),未经治疗者大约 5% 可能会发展成慢性关节炎。皮肤受累较浆膜炎和关节痛 / 炎少见,特征性皮肤损害是丹毒样红斑,表现为痛性、分界清晰的红斑,最常见于小腿、踝关节或足背,组织学上可见血管周围混合性细胞浸润。其他表现还包括单侧阴囊炎、肌痛和无菌性脑膜炎等。FMF 还可以出现多种形式的血管炎,如过敏性紫癜、结节性多动脉炎等。

2. 实验室检查　发作期实验室检查显示非特异性全身炎症,包括白细胞增多和急相反应物如红细胞沉降率(ESR)、C 反应蛋白(CRP)、血清淀粉样蛋白 A(SAA)和纤维蛋白原升高,发作间期降至正常。

3. 并发症　在秋水仙碱预防治疗广泛应用之前,继发性淀粉样变(AA)是 FMF 患者死亡的主要原因。肾淀粉样变可表现为肾病综合征,并逐渐导致终末期肾病。淀粉样变也可累及肝、脾、胃肠道和心脏等其他器官。秋水仙碱治疗明显降低了淀粉样变的发病率。其他长期并发症还包括腹膜粘连导致小肠梗阻、不孕或生育能力低下。

4. 诊断　FMF 的诊断主要基于临床表现,在临床经验有限的情况下,基因检测有辅助作用,还可用于排除其他遗传性周期性发热综合征。*MEFV* 基因纯合或复合杂合突变有助于确诊 FMF,但是 *MEFV* 杂合突变或未发现明确突变也不能排除诊断,因此基因检测结果的解读非常困难。目前最广泛使用的临床诊断标准是 1997 年以色列 Tel Hashomer 医疗中心提出的标准,其特异度和灵敏度均达 95% 以上。临床标准强调以下几个要素:发作持续时间(12~72 小时),症状反复出现(3 次或 3 次以上发作),有记录的发热(直肠温度>38℃),腹部、胸部、关节或皮肤的疼痛表现,以及没有其他致病因素。鉴别诊断包括其他遗传性周期性发热综合征(见表 21-2),以及其他与临床症状相关的疾病。

表21-2 几种自身炎症性疾病临床特点

临床特点	FMF	TRAPS	MKD	NLRR3-AID (FCAS/MWS/NOMID)	Blau综合征	DADA2
好发人群	阿拉伯人、亚美尼亚人、意大利人、犹太人、土耳其人	任何种族	荷兰人、其他北欧人	欧洲人	任何种族	格鲁吉亚犹太人中有类似PAN表现者
起病年龄	儿童或成人	儿童或成人	儿童，常与疫苗接种相关	儿童或成人 (FCAS)，儿童 (MWS)，婴儿 (NOMID)	儿童	常见于儿童
发作持续时间	12~72小时	数天至数周	3~7天	12~24小时 (FCAS)，1~2天 (MWS)，持续性,伴发作 (NOMID)	常持续性，偶有发热	偶有发热，可有长时间无症状期
腹部受累	无菌性腹膜炎，便秘>腹泻	无菌性腹膜炎，便秘，严重腹痛，呕吐，腹膜炎	无菌性腹膜炎，腹泻，罕见便秘	恶心 (FCAS)，腹痛 (MWS)，不常见 (NOMID)	罕见	可见于腹部血管炎和梗死有关，门静脉高压
胸膜受累	常见	常见	罕见	罕见 (MWS,NOMID)	罕见	罕见
关节/骨骼受累	单关节炎，罕见持续性膝或髋关节炎	大关节炎、关节痛	关节痛，对称性多关节炎	多关节痛 (FCAS,MWS)，寡关节炎 (MWS)，杵状指 (MWS,NOMID)，骨骺过度生长、挛缩,间断或慢性关节炎 (NOMID)	肉芽肿性多关节炎，指挛缩	不常见
皮疹	下肢、踝和足部丹毒样红斑	游走性红斑，可能伴肌痛	弥漫性斑丘疹，荨麻疹等	荨麻疹样皮疹 (FCAS由寒冷诱发)	鱼鳞病样斑丘疹	网状青斑，皮肤血管炎、瘢痕皮损、坏死
血液系统	脾大	脾大，偶有淋巴结肿大	脾大，儿童可见颈淋巴结肿大	肝脾大，淋巴结肿大 (NOMID，罕见于MWS)	罕见	血细胞减少包括纯红细胞再生障碍性贫血，低免疫球蛋白，肝脾大

续表

临床特点	FMF	TRAPS	MKD	NLRR3-AID (FCAS/MWS/NOMID)	Blau 综合征	DADA2
神经系统受累	无菌性脑膜炎?	存在争议	头痛	头痛(FCAS) 感音性耳聋(MWS,NOMID) 慢性无菌性脑膜炎,智力障碍(NOMID)	偶见	反复缺血性卒中
眼部受累	罕见	结膜炎,眶周水肿,罕见葡萄膜炎	不常见	结膜炎(均可) 葡萄膜炎(MWS,NOMID) 进行性视力丧失(NOMID)	葡萄膜炎	视网膜动脉阻塞
血管炎	过敏性紫癜,结节性动脉炎	过敏性紫癜 淋巴细胞性血管炎	常见皮肤血管炎,罕见HSP	未见 偶见于NOMID	未见	小和中等血管,可表现为结节性多动脉炎
系统性淀粉样变	风险取决于MEFV和SAA的基因型,中东更常见	发生率约10%,半胱氨酸突变时发生风险增加	罕见	罕见(FCAS) 2%~5%(MWS) 可能在成人期出现(NOMID)	少见	偶有
自身抗体	不常见	不常见	不常见	不常见	不常见	ANCA通常阴性
有效治疗	秋水仙碱,IL-1拮抗剂	IL-1拮抗剂,依那西普	IL-1拮抗剂	IL-1拮抗剂	TNF拮抗剂,IL-1拮抗剂	TNF拮抗剂

注:FMF,家族性地中海热;TRAPS,肿瘤坏死因子受体相关周期性综合征;NLRR3-AID,NLRP3相关自身炎症性疾病;DADA2,腺苷脱氨酶2缺乏症;FCAS,家族性寒冷性自身炎症综合征;MWS,Muckle-Wells综合征;NOMID,新生儿起病的多系统炎症性疾病;HSP,过敏性紫癜;SAA,血清淀粉样蛋白A;ANCA,抗中性粒细胞胞浆抗体;IL-1,白细胞介素1;TNF,肿瘤坏死因子。

(二) NLRP3 相关自身炎症性疾病(冷炎素相关周期性综合征:冷炎素病)

NLRP3 相关自身炎症性疾病(NLRP3-associated autoinflammatory disease,NLRP3-AID),以往又被称为冷炎素相关周期性综合征(cryopyrin-associated periodic syndromes,CAPS),包括 3 种罕见的反复发热性疾病,与 NLRP3 基因突变相关。NLRP3 基因编码冷炎素(cryopyrin),是 NLRP3 炎性小体的关键组分,可激活半胱氨酸蛋白酶 1。

1. 临床表现 NLRP3-AID 是一种罕见的常染色体显性遗传性疾病,通常于幼年发病。其中临床表型最轻的是家族性寒冷性自身炎症综合征(familial cold autoinflammatory syndrome,FCAS),主要表现为与寒冷暴露相关的寒战、发热、头痛、弥漫性荨麻疹样皮疹、关节痛和结膜炎,每次发作持续不超过 24 小时。淀粉样变在 FCAS 中很罕见(见表 21-2)。

临床表型中度严重的是 Muckle-Wells 综合征(Muckle-Wells syndrome,MWS),发作与寒冷暴露无明确关系,每次发作持续数日,间隔数周或数月。主要表现为寒战、发热、荨麻疹样皮疹、关节痛 / 炎、头痛(颅压升高、视乳头水肿)和结膜炎等。感觉神经性耳聋在 MWS 中常见,也可出现继发淀粉样变。

最严重表型的 NLRP3-AID 是新生儿起病的多系统炎症性疾病(neonatal-onset multisystem inflammatory disease,NOMID),又称为慢性婴儿神经皮肤关节(chronic infantile neurologic cutaneous and articular,CINCA)综合征。大多数患者的生育能力下降,因此多为散发性。通常出生后不久即发病,发热和全身症状几乎每天都发生,伴全身荨麻疹样皮疹,特殊面容如额头隆起、眼睛突出和鞍鼻,70% 患者长骨骨骺过度生长致关节痛 / 炎、关节畸形,中枢神经系统症状突出,包括慢性无菌性脑膜炎(头痛、颅压升高、视乳头水肿、癫痫发作、脑积水和脑萎缩)、葡萄膜炎、耳蜗炎症,可导致智力障碍、失明和耳聋。另外,还可以有结膜炎、淋巴结病、肝脾大和关节痛等。NOMID/CINCA 可导致生长迟缓、认知功能障碍,并可能导致过早死亡和继发淀粉样变。

2. 实验室检查 NLRP3-AID 的实验室检查结果包括白细胞增多伴中性粒细胞增多、血小板增多和急相反应物升高。荨麻疹皮疹的活检显示血管周围有明显的中性粒细胞浸润,与典型过敏性荨麻疹中的淋巴细胞和嗜酸性粒细胞浸润不同。慢性脑膜炎患者的腰椎穿刺可能显示颅压升高、中性粒细胞增多和蛋白质升高。长骨的 X 线片可以显示骨骺病变。

3. 诊断 对于反复出现不明原因发热和 / 或荨麻疹皮疹的患者,尤其是有阳性家族史的患者,应怀疑 NLRP3-AID 的诊断。基因检测是一种有价值的辅助检查手段,但 NLRP3-AID 的诊断主要依据临床表现。

(三) 肿瘤坏死因子受体相关周期性综合征

肿瘤坏死因子(tumor necrosis factor,TNF)受体相关周期综合征(TNF receptor-associated periodic syndrome,TRAPS)是继 FMF 之后世界上第二常见的遗传性周期性发热综合征。TRAPS 是由染色体 12p13 中的 TNFRSF1A 突变所致,该基因编码 55kDa 大小的 TNF 受体(TNFR1)。突变的 TNFR1 蛋白错误折叠和内质网滞留,最终导致细胞表面的 TNFR1 不能中和 TNF,并可能导致线粒体活性氧产生、丝裂原活化蛋白(MAP)激酶持续激活、促炎细胞因子增多。

1. 临床表现 TRAPS 往往在儿童期(3 岁)起病。反复发热,一般每次持续 1~3 周。皮疹通常表现为游走性红斑和丘疹,皮肤活检显示真皮血管周围淋巴细胞和单核细胞浸润。其他不太常见的皮肤损害可能包括丹毒样红斑和荨麻疹。常伴肌痛,因为肌痛常在大片红斑皮损的下方,称为假性蜂窝织炎。眼部受累包括特征性眶周水肿、结膜炎和 / 或葡萄膜炎。大约 2/3 的患者发作时伴关节痛 / 炎。浆膜炎也很常见。长期并发症主要是继发淀粉样变(见表 21-2)。

2. 诊断　TRAPS 的确诊需要结合临床表现和 *TNFRSF1A* 突变。

(四) 甲羟戊酸激酶缺乏症

甲羟戊酸激酶缺乏症(mevalonate kinase deficiency,MKD),以往称为高免疫球蛋白 D 伴周期性发热综合征(hyperimmunoglobulinemia D with periodic fever syndrome,HIDS),是一种罕见的常染色体隐性遗传病,由 *MVK* 基因功能丧失突变引起。*MVK* 突变导致甲羟戊酸激酶(MK)缺乏,进一步引起异戊二烯缺乏,GTP 酶 RhoA 失活,阻断其对炎素蛋白炎症小体的负向调节,导致 IL-1β 产生增加。IL-1β 和升高的体温可进一步减少甲羟戊酸激酶的酶活性,从而形成恶性循环,在这个过程中感染或免疫接种可诱发 MKD 发作。

1. 临床表现　MKD 均为儿童期起病,90% 的患者在出生后的第一年内首次发病,中位年龄为 6 个月。男女性别无差异。大多数患者是荷兰或法国血统(见表 21-2)。

MKD 发作的潜在诱因包括接种疫苗、轻微创伤、手术或压力。其主要特征是反复发热,伴皮疹、淋巴结病、腹痛和血清 IgD 升高。每次发作一般持续 3~7 天,无症状发作间隔通常持续 1~2 个月。前驱症状可能包括鼻塞、喉咙痛、疲劳、背痛和头痛。超过 90% 的患者在发热发作时有弥漫性淋巴结病,主要是颈部淋巴结病。50% 的患者可触及脾大。85% 的患者伴腹痛,通常伴有呕吐和 / 或腹泻。其他常见表现包括弥漫性斑丘疹、多关节痛 / 炎、口腔溃疡等。继发性淀粉样变很少见。

2. 实验室检查　MKD 发作时的实验室检查结果包括 WBC 增多伴中性粒细胞增多,急相反应物如 ESR、CRP、SAA、铁蛋白和纤维蛋白原升高,尿甲羟戊酸增加。超过 80% 的患者出现血清 IgD(>100IU/ml) 和 IgA 水平升高,并且在两次发作之间仍然升高。但血清 IgD 水平升高是非特异性的,与疾病严重程度并无关联。

3. 诊断　对于反复发热和典型表现的患者,通过检测到 *MVK* 基因的两个等位基因突变(纯合突变或复合杂合突变)或发作时尿中甲羟戊酸(甲羟戊酸激酶的底物)水平升高,即可确诊 MKD。约 10% 的患者虽然有典型疾病表现,但只检测到一个 *MVK* 突变。由于 IgD 中度升高也可见于其他炎症性疾病,而且高达 20% 患者尽管有典型反复发热和 *MVK* 突变,其血清 IgD 水平可以完全正常,故不能单凭 IgD 水平来诊断 MKD。

(五) Blau 综合征

Blau 综合征是一种罕见的显性常染色体遗传性疾病,由 16 号染色体上 *NOD2* 基因的功能获得性突变引起。

Blau 综合征的发病年龄一般在 4 岁以前,临床表现为关节炎、皮炎和葡萄膜炎三联症(见表 21-2)。超过 90% 的患者关节受到影响,表现为多关节慢性肉芽肿性关节炎。手的近端指间关节炎可导致手指进行性屈曲挛缩。对称性肥大性腱鞘炎的发生率高达 40%,导致典型的关节周围 "泥泞" 样外观。葡萄膜炎见于 80% 患者,肉芽肿性前葡萄膜炎和后葡萄膜炎,有时可导致视网膜脱离、青光眼、白内障和失明。皮疹典型特征是鱼鳞病样红斑丘疹。其他表现包括淋巴结病、血管炎、脑神经病变和内脏器官肉芽肿。很少出现发热和腹痛。

BS 的诊断基于特征性临床表型。组织病理发现肉芽肿是支持诊断的强有力证据。*NOD2* 突变更有助于确诊。

(六) ADA2 缺乏症

ADA2 缺乏症(deficiency of adenosine deaminase 2,DADA2)是由于 *ADA2* 基因突变所致的一种常染色体隐性遗传性疾病。*ADA2* 基因编码腺苷脱氨酶 2(adenosine deaminase 2,ADA2),后者是一种分泌性细胞外蛋白,在血管发育和调节巨噬细胞分化调节的过程中发挥了作用。DADA2 是由于 *ADA2* 缺乏所导致的一种以发热、早发性卒中、类似结节性多动脉炎的血管病或血管炎为特征的综合征。该病常在儿童起病,临床主要表现为炎症与血管病、血液系统受累和免疫缺陷三组症状(见表 21-2)。确诊有赖于结合临床表现与基因突变(*ADA2* 基因纯合突变或复合杂合突变)。对出现不明原因腔隙性卒中和 / 或血管炎样皮损的年轻患者,应注意将 DADA2 纳入鉴别诊断。

二、采集 AIDs 的诊断要素

对于不明原因反复发热伴皮疹、关节痛 / 炎、口腔溃疡、胸痛、腹痛、头痛等患者,在充分排除感染、肿瘤、自身免疫病等其他疾病后,应考虑 AIDs。表 21-3 列举了风湿免疫科医师对怀疑 AIDs 患者面诊时应重点关注的内容。问诊查体需要详细而全面,重视患者自己对病情的描述。部分特征性症状或者体征可以有助于指向某些 AIDs,从而可以引导临床医师决定下一步基因检测并正确判读基因分析结果。

表 21-3　自身炎症性疾病诊断要素

诊断要素	详细要点	特征性症状指向某种 AID
家族史	地中海裔	FMF
	AD	*NLRP3*-AID,TRAPS,HA20
	AR	MKD,DADA2
	散发	PFAPA,Still 病,AOSD
起病年龄	早(婴幼儿期,儿童期)	*NLRP3*-AID,MKD,DADA2
发作持续时间	<3 天	FMF
	5~8 天	MKD
	1~3 周	TRAPS
	>2 周	Still 病,AOSD

续表

诊断要素	详细要点	特征性症状指向某种 AID
临床表现	皮肤(荨麻疹、红斑、口腔溃疡、网状青斑)	*NLRP3*-AID(荨麻疹),HA20(口腔、外阴溃疡),DADA2(网状青斑)
	关节(关节痛 / 炎)	Still 病,AOSD,TRAPS,Blau 综合征(指挛缩)
	消化系统(腹痛)	FMF,TRAPS,MKD
	神经系统(脑膜炎)	*NLRP3*-AID
	眼(结膜炎、葡萄膜炎)	*NLRP3*-AID(结膜炎),Blau 综合征(葡萄膜炎)
	耳鼻喉(听力下降)	*NLRP3*-AID
	免疫缺陷(反复感染)	DADA2
炎症指标	发作期 CRP 或中性粒细胞计数升高,发作间期正常(或降低)	所有自身炎症性疾病(除干扰素病外)

注:AR,常染色体隐性遗传;AD,常染色体显性遗传;AID,自身免疫性疾病;FMF,家族性地中海热;*NLRP3*-AID,*NLRP3* 相关自身炎症性疾病;TRAPS,肿瘤坏死因子受体相关周期性综合征;HA20,A20 单倍体剂量不足综合征;MKD,甲羟戊酸激酶缺乏症;DADA2,腺苷脱氨酶 2 缺乏症;PFAPA,周期性发热伴口疮性口腔炎;Still,斯蒂尔;AOSD,成人斯蒂尔病。

1. 详细的现病史 注意询问发病年龄。起病年龄早者更应警惕遗传性疾病。例如,*NLRP3*-AID 严重型患者往往出生后数天即发病,MKD 患者常常在 1 岁以内发病。如果患者临床表现不典型或起病晚(成年后起病),则需要考虑存在低外显性基因突变或体细胞嵌合突变。

询问每次发热发作持续时间非常重要。例如 FMF 多数情况下每次发作时间不超过 3 天。如果每次发作持续时间持续大于 1 周,TRAPS 可能性更大(或者更罕见的 MKD),而 FMF 可能性小。发作间隔时间在许多 AIDs 并无特殊规律,但是在 PFAPA 综合征患者,发作间隔时间大多数非常固定,一般都是 4 周。

皮疹是 AIDs 常见伴随症状,最有提示性意义的皮损包括荨麻疹、口腔 / 外阴溃疡、红斑、眶周水肿、脓疱疹、坏疽性脓皮病、网状青斑、面部或四肢脂肪营养不良(脂肪萎缩)、冻疮样皮疹、紫癜、鱼鳞病样丘疹等(图 21-1)。任何可疑病变都要建议进行活检,以寻找特殊的组织学病变(如中性粒细胞浸润、血管炎、肉芽肿等)。

关节肿 / 痛和肌痛也是 AIDs 常见伴随症状之一,问诊和查体时应明确肌痛、关节肿 / 痛的部位,并通过客观检查寻找关节炎、滑膜炎和骶髂关节炎等证据。指挛缩是 Blau 综合征较有特征性的体征。

浆膜炎可以导致 AIDs 患者出现腹痛(腹膜炎)、胸痛(胸膜炎),也可出现心包炎、鞘膜积液等。无菌性胸膜炎和腹膜炎所导致的胸痛、腹痛,最常见于 FMF。消化道受累除了无菌性腹膜炎引起的腹痛外,还包括由于深部淋巴结肿大所致腹痛、腹胀、腹泻、便秘等。部分 AIDs 患者可能因为腹痛而行手术治疗,需要详细询问手术史,并尽可能找到手术相关记录。

中枢神经系统受累常见于 *NLRP3*-AID 的中型(MWS)和重型(NOMID/CINCA),可以有头痛、智力发育迟滞、听力下降等,通过腰椎穿刺、影像学检查等可以发现无菌性脑膜炎、脑积水、脑萎缩、感觉神经性耳聋等。在干扰素病中,中枢神经系统受累主要表现为颅内钙化、癫痫、脑梗死。卒中也是 DADA2 最常见的表现。

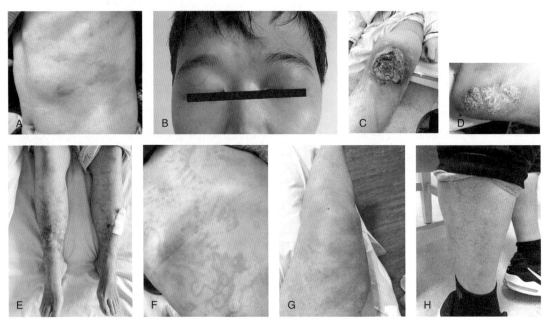

图 21-1 AIDs 患者常见皮损

A. *NLRP3*-AID 荨麻疹；B. TRAPS 眶周水肿；C. APLAID 坏疽性脓皮病；D. 慢性无菌性骨髓炎跖脓疱疹；
E. DADA2 网状青斑；F. TRAPS 环形红斑；G. 要氏综合征红斑；H. Blau 综合征鱼鳞病样丘疹。

此外，还应注意询问眼部受累的相关病史并完善眼科检查，有无葡萄膜炎、结膜炎、巩膜炎、青光眼、视乳头水肿等。

询问并检查有无淋巴结肿大、肝脾大、反复细菌感染或提示免疫缺陷的机会性感染、血细胞减少（贫血、WBC 减少）、免疫球蛋白降低等。

2. 家族史　仔细询问家族史，包括种族、原籍国或地区、三代以内有血缘关系的家属所患疾病，尤其需要关注与患者有类似临床表现者、其他炎症性疾病患者（如炎性肠病、银屑病等）、不明原因肾衰竭者，并绘制家系图。其目的是寻找有无常染色体显性或隐性遗传规律。

3. 检测发作期的炎症指标　为明确 AIDs 的诊断，必须寻找到发作期外周血急相反应物升高的客观证据，包括 CRP、WBC 和 ESR。至少在 6 个月以上的时间观察到 3 次 CRP 升高的客观证据。此外，应监测和对比发作期与发作间期急相反应物的水平变化，急相反应物在发作间期常降低或恢复正常。需要注意 Ⅰ 型干扰素病比较特殊，CRP 可能不高或仅有轻度升高。

三、多策略基因检测

遗传病基因检测是分子诊断的重要手段。对于基因检测我们有两点需要特别注意：第一，不能只重临床而轻基因检测，对于临床高度怀疑 AIDs 的患者，基因检测是帮助患者最终确诊并确定适宜的治疗方案的关键基础;同时,也不能重基因检测而轻临床,只是撒大网开展基因检测,而忽视了临床诊断和临床资料采集。第二,基因检测结果的分析判读,必须由临床医师、遗传病学家和检测方三方共同讨论。目前,基因二代测序(next generation sequencing,NGS)技术已经成功应用于临床,适合于 AIDs 这种候选基因繁多、临床表型复杂的疾病。临床医师能够通过候选基因、基因组套、全外显子组测序(whole exome sequencing,WES)或全基因组测序(whole genome sequencing,WGS)等不同方案的选择,结合患者的临床表型和基因测序结果分析来更加高效精准地诊断 AIDs。

四、AIDs 诊断流程

任何 AIDs 的诊断都需要考虑以下三方面:①患者的病史与临床表现;②基因检测结果的判读;③与感染、肿瘤和其他风湿免疫病的鉴别。以下是 AIDs 诊断评估的流程图(图 21-2)。

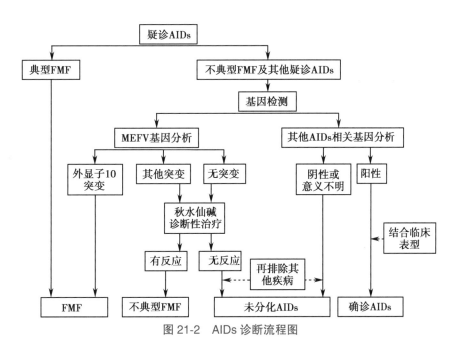

图 21-2 AIDs 诊断流程图

五、小结

AIDs 是一组罕见的由于固有免疫失调所导致的风湿免疫病,具有临床表现多样、多器官受累的特点,临床不易识别,患者经常辗转在各个科室多年而不能确诊。仔细分析患者发作时的临床症状、详细收集各种临床要素,对于确诊 AIDs 非常重要。近 20 年来,遗传学在这些罕见的先天免疫性疾病方面取得了巨大进展。然而,关于 AIDs 的发病机制、同一基因突变导致不同临床表型、新发现疾病的表型谱、AIDs 与其他免疫缺陷病和自身免疫病的关系等方面还有许多未知领域。AIDs 的诊断是成人和儿童风湿免疫科医师所面临的新挑战。

伴随着病理生理学、遗传病学的发展,通过临床医师的不断实践,相信未来 AIDs 的诊断将不再成为难题。

执　笔:沈　敏　吴　迪　青玉凤
审　校:李彩凤
撰写组成员:史晓飞　樊　萍

22 IgG4 相关性疾病诊疗规范

【诊疗要点】

- 典型部位受累,如颌下腺、腮腺、泪腺、胰腺、胆道、腹膜后病变,单发或多发,血清 IgG4 水平升高,除外肿瘤、淋巴增殖性等疾病,应考虑 IgG4-RD 可能。
- IgG4-RD 诊断标准经历了日本 2011 年综合诊断标准、2019 年 ACR/EULAR 分类标准、2020 年日本更新版综合诊断标准的变迁。诊断时,应结合受累部位临床表现、血清 IgG4 水平、特征性影像学及病理学表现等多方面因素。应用上述诊断或分类标准时,需要积极做鉴别诊断。
- 确诊 IgG4-RD 后,应根据 IgG4-RD 反应指数对疾病活动性、严重程度和治疗反应进行评估。
- 根据器官受累部位及疾病活动情况,选择个体化的治疗方案。糖皮质激素为一线治疗,可联合传统免疫抑制剂,难治性患者可应用 CD20 单抗。
- 确诊后,应在风湿专科医师指导下治疗和定期复诊,调整治疗方案。维持期或停药后疾病复发常见,应密切监测。

IgG4 相关性疾病(immunoglobulin-G4 related disease,IgG4-RD)是近年来新被定义的一种由免疫介导的慢性炎症伴纤维化的疾病,可累及全身多个部位,绝大多数患者出现血清 IgG4 水平升高,受累器官组织中可见大量 IgG4 阳性浆细胞浸润和纤维化。IgG4-RD 确切的病因和发病机制目前仍不清楚。研究表明,多因素参与了该病发生,包括遗传、环境特别是微生物感染和分子模拟、自身抗体、固有免疫和适应性免疫等。IgG4-RD 好发于中老年,男女比例约为 8:3。我国尚无流行病学数据,日本报道的 IgG4-RD 患病率为 (0.28~1.08)/10 万。尽管该病是一种良性炎症性疾病,少数患者可有自愈倾向,但多数患者病程呈逐渐进展趋势,可导致重要脏器功能障碍。

在中国,IgG4-RD 的规范化诊断和治疗落后于其他常见的风湿免疫病。因此,由中华医学会风湿病学分会组织专家在总结国内诊治经验和借鉴国外指南的基础上,制定了《IgG4 相关性疾病诊疗规范》(以下简称本规范),旨在规范 IgG4-RD 的诊断方法、治疗时机,并对患者的短期与长期治疗方案和策略给予建议,以减少对该病的误诊和漏诊,预防和纠正受累器官不可逆损伤的发生,改善患者的预后。

一、临床表现

IgG4-RD 多为慢性隐匿性或亚急性起病,显著升高的血清 IgG4 水平和肿块样病灶是最常见的临床表现。本病全身症状不突出,发热罕见,部分患者出现乏力、体重下降等。合并过敏性疾病较常见,如过敏性鼻炎、哮喘、湿疹、荨麻疹等。

IgG4-RD 可累及全身多个器官和组织,其起病症状和临床表现也多种多样。最常见的受累组织 / 器官为淋巴结、颌下腺、泪腺和胰腺,其他包括肺、胆管、鼻窦、腮腺、腹膜后组织、大动脉、肾脏、皮肤、甲状腺、垂体、硬脑膜 / 硬脊膜、心包和纵隔等。大多数患者同时或先后出现多个器官病变,仅少数患者为单一器官受累。该病病程进展也存在个体差异,偶见病情自发缓解者,但大多数为持续进展,或反复发作。肿块样病变和持续性免疫炎症反应导致的炎症和纤维化可对受累脏器及其周围组织造成压迫和不可逆的损伤,甚至器官功能衰竭。本病主要受累器官的临床特征见下:

1. 唾液腺 大唾液腺炎在 IgG4-RD 最常见,典型表现为双侧或单侧颌下腺、腮腺或舌下腺无痛性肿大,触诊质地较硬,可伴有口干症状。初期症状不明显,容易被忽视,器官肿大明显时易被误诊为肿瘤。

2. 眶部病变 包括泪腺、眼肌及眶内炎性假瘤样病变。泪腺受累较常见,表现为单侧或双侧无痛性泪腺肿大,患者可有异物感、眼部不适;眼肌病变可表现为眼肌增粗,严重时可出现眼球突出、视物模糊、重影等;眶内炎性假瘤样病变可压迫视神经,出现视力下降,亦可表现为突眼;此外,个别病例可出现眼眶骨性结构破坏。患者眼干不明显。突眼的表现要注意与格雷夫斯眼病(Graves'ophthalmopathy)相鉴别。

3. 胰腺 胰腺是 IgG4-RD 最常受累的内脏器官之一,主要表现为 I 型自身免疫性胰腺炎。多以无痛性梗阻性黄疸起病,部分患者出现上腹痛、脂肪泻及体重减轻,少数可表现为新发糖尿病。典型的影像学表现为胰腺弥漫性肿大,动态增强 CT 或 MRI 显示胰腺实质延迟强化。有时可见胰周低密度 / 低信号的包鞘样改变;也可出现局灶性病变,类似瘤样肿块,易与胰腺恶性肿瘤混淆。

4. 胆道 IgG4-RD 累及胆道是以胆管壁炎症、增厚、IgG4 阳性浆细胞浸润和明显纤维化为特征的一种硬化性胆管炎,病变也可累及胆囊壁。主要临床表现为胆管酶升高为主的肝功能异常,梗阻性黄疸的表现较突出。影像学显示弥漫性或节段性肝内和 / 或肝外胆管狭窄、胆管壁增厚。约 90% 的患者同时合并 AIP。

5. 腹膜后组织 IgG4-RD 累及腹膜后组织可发生腹膜后纤维化、腹主动脉炎或腹主动脉周围炎。临床主要表现为腰腹部疼痛或不适、下肢水肿。腹膜后纤维化典型影像学表现为腹膜后不规则的软组织病变,包绕腹主动脉、髂动脉、下腔静脉、输尿管及腰大肌等,输尿管受压者可以出现肾盂积水或肾衰竭。

6. 胸腔器官 肺、胸膜以及纵隔均可受累,患者可无症状或出现咳嗽、哮喘、气短、胸闷或胸痛等。影像学表现为支气管血管征、小叶间隔增厚、胸膜病变、肺间质病变、肺内结节、硬化性纵隔炎、纵隔淋巴结肿大等。胸膜受累主要表现为结节性胸膜增厚,类似于间皮瘤,偶见胸腔积液。

7. 泌尿系统 肾实质、肾盂和输尿管均可受累。肾实质受累主要表现为小管间质性肾炎,少数患者出现以蛋白尿为主的肾小球病变,严重者可引起急性或慢性肾功能不全。影像学表现为肾实质肿块或皮质多发结节、肾脏弥漫性增大、肾盂占位、肾盂或输尿管管壁增厚等。前列腺受累主要表现为前列腺增大,导致排尿困难、尿频等症状。激素治疗后短期患者临床症状缓解,有助于与其他原因导致的前列腺增生相鉴别。

8. 内分泌系统 常见受累器官为甲状腺,称为 IgG4 相关硬化性甲状腺炎,常累及单个甲状腺叶或整个甲状腺,表现为甲状腺弥漫性肿大、变硬,或局部肿块。临床症状有疼痛、局部肿胀、吞咽困难、声嘶、气管受压所致呼吸困难等。绝大多数患者甲状腺功能减退,血清中可检测出抗甲状腺抗体,组织病理活检可明确诊断。值得一提的是,以往认为的慢性纤维性甲状腺炎(Riedel thyroiditis)中,有部分患者为 IgG4 相关性甲状腺炎。

IgG4 相关性垂体受累较少见,临床表现为垂体功能减退或垂体性尿崩,影像学上多提示腺垂体和 / 或垂体柄肿大。

9. 淋巴结 淋巴结肿大在 IgG4-RD 很常见,可见于半数以上的患者,表现为浅表或深部淋巴结肿大;浅表淋巴结肿大为无痛性,边界清晰。淋巴结病多与其他器官受累伴随发生,也可单独发病。需与多种病变鉴别,如卡斯尔曼病(Castleman disease)、淋巴滤泡反应性增生、淋巴瘤等。

10. 皮肤 IgG4-RD 皮肤受累报道较少见,表现为 IgG4$^+$ 浆细胞直接浸润导致的斑块、结节或假性淋巴瘤样肿块,或由 IgG4$^+$ 浆细胞或 IgG4 沉积导致的继发改变,如银屑病样皮疹、非特异性丘疹或红斑、高丙种球蛋白血症性紫癜等。

11. 心血管系统 IgG4-RD 的心血管受累少见。主要表现为主动脉瘤和主动脉炎、缩窄性心包炎、冠状动脉周围炎性假瘤,该系统受累影响患者预后,因此早期诊断及治疗至关重要,冠脉 CT、超声心动、正电子发射断层成像(^{18}FDG-PET)有助于诊断及判断炎症严重程度。

12. 其他部位受累 IgG4-RD 可累及鼻、鼻窦或中耳乳突等,主要表现为鼻塞、嗅觉减退,在有过敏病史的患者中更为常见。IgG4-RD 累及中枢神经系统少见,包括 IgG4 相关性肥厚性硬脑膜 / 硬脊膜炎及颅内炎性假瘤。此外,少见患者有硬化性肠系膜炎、乳腺炎等。

二、辅助检查

1. 一般实验室检查 20%~30% 患者外周血嗜酸性粒细胞增多。胰腺和胆道受累者可出现肝酶、胆管酶和胆红素升高,部分间质性肾病或腹膜后纤维化导致肾盂积水者血肌酐上升。疾病活动期红细胞沉降率、C 反应蛋白等炎症指标可升高。病变受累部位不同,患者炎症指标的升高程度也不一致。

2. 免疫相关实验室检查

(1) 血清 IgG4 水平是本病重要的筛查指标。血清 IgG4 水平升高对该病诊断的灵敏度和特异度分别为 97%、79.6%。90% 左右患者血清 IgG4 升高,是 IgG4-RD 的重要特征,也是该病诊断标准之一,随着血 IgG4 水平升高,其诊断特异性也升高,且与受累器官数量和 IgG4-RD 病情活动评分有很好的相关性;但血清 IgG4 水平升高不是 IgG4-RD 特异的生物学指标,也并非所有 IgG4-RD 患者的血清 IgG4 水平都会升高,诊断 IgG4-RD 时 IgG4 水平需要与临床表现、影像学检查及病理检查结果相结合。

IgG4-RD 患者病情控制后血清 IgG4 水平可以下降,然而相当比例尤其是治疗前 IgG4

数值明显增高的患者不能降至正常。维持治疗期间 IgG4 高于正常并不代表疾病复发,但治疗下降后再次进行性升高者提示疾病复发风险增加,需要密切监测病情变化。

(2)约 2/3 患者血清 IgG 升高,个别患者突出表现为高球蛋白血症,应注意鉴别有无浆细胞病。绝大多数患者血清总 IgE 水平升高。

(3)30% 左右的患者血清类风湿因子阳性,20%~30% 补体下降。少数患者血清抗核抗体低滴度阳性,但特异性自身抗体,如抗双链 DNA 抗体、抗可提取核糖核蛋白抗体、抗中性粒细胞胞质抗体均阴性。其他如肿瘤标记物、免疫固定电泳等也为阴性。

3. 组织病理学 病理学检查是诊断 IgG4-RD 重要的依据,IgG4-RD 典型病理特征为:①受累组织中大量淋巴细胞和浆细胞浸润,IgG4$^+$ 浆细胞>10 个/HP,IgG4$^+$/IgG$^+$ 浆细胞比例>40%;②纤维组织增生,特征性表现为席纹状或轮辐状纤维化;③闭塞性静脉炎。另外,嗜酸性粒细胞浸润和管腔未闭塞的静脉炎对 IgG4-RD 的诊断也有帮助。在 2019 年公布的 ACR/EULAR 关于 IgG4-RD 分类诊断标准中,进一步将上述病理特征和 IgG4$^+$ 浆细胞浸润的程度按照权重进行评分。

临床上有多种疾病与 IgG4-RD 的组织病理学表现相类似,需进行鉴别诊断,如肿瘤、慢性感染、其他自身免疫病(系统性血管炎)、多中心卡斯尔曼病、罗萨伊-多尔夫曼病(Rosai-Dorfman disease)、炎性肌纤维母细胞瘤等,上述疾病可模拟 IgG4-RD,造成误诊。出现以下病理表现不支持 IgG4-RD,如大量组织细胞浸润、大量中性粒细胞浸润、细胞异形性、巨细胞浸润、明显坏死、原发性肉芽肿性炎和坏死性血管炎等。

4. 影像学检查 超声检查无创、简便,是 IgG4-RD,尤其是胰腺、泪腺、唾液腺等脏器受累的重要筛查工具。CT 和 MRI 检查是最广泛应用本病诊断和筛查受累器官的工具,尤其对于超声不容易发现的器官损害,如肾脏病变、腹膜后病变等;此外,CT 和 MRI 显示的典型影像学特征对疾病诊断有重要的提示。IgG4-RD 导致的器官损害往往在 CT 表现为器官肿大或瘤样肿块,而在 MRI 的 T$_2$ 加权像表现为低信号。主动脉或肠道病变通常在 CT 或 MRI 上表现为管壁增厚或管腔狭窄,^{18}FDG-PET 有助于 IgG4-RD 的诊断、鉴别诊断,判断受累器官和监测复发。

三、疾病诊断

IgG4-RD 临床表现复杂多样,有时与肿瘤、感染和其他免疫性疾病难以鉴别,诊断需要结合临床病史、血清学、影像学和组织病理学特征。推荐应用日本制定的《2020 年更新版 IgG4-RD 综合诊断标准》(表 22-1)、ACR/EULAR 于 2019 年制定并公布的《IgG4-RD 国际分类标准》(表 22-2)。

(一)2020 年更新版 IgG4-RD 综合诊断标准

表 22-1 2020 年更新版 IgG4-RD 综合诊断标准

1. 临床及影像学特征
　一个或多个器官显示特征性的弥漫性/局限性肿大、肿块形成或结节样表现
　单一器官受累时,不包括单纯淋巴结肿大

续表

2. 血清学诊断

　　血清 IgG4 水平升高（>135mg/dl）

3. 病理学诊断（下列 3 条标准中符合 2 条）

　　(1)大量淋巴细胞和浆细胞浸润，伴纤维化

　　(2)组织中浸润的 IgG4$^+$ 浆细胞与 IgG$^+$ 浆细胞比值>40%，且每高倍镜视野下 IgG4$^+$ 浆细胞>10 个

　　(3)典型的组织纤维化，尤其是席纹状纤维化，或闭塞性静脉炎

确定诊断：1+2+3

可能诊断：1+3

可疑诊断：1+2

（二）2019 年 ACR/EULAR 制定的 IgG4-RD 国际分类标准

表 22-2　2019 年 ACR/EULAR 制定的 IgG4-RD 国际分类标准

步骤	内容	
1. 纳入标准	包含以下典型器官的临床或影像学特征 ^{a}，例如胰腺、唾液腺、胆管、眼眶、肾、肺、主动脉、腹膜后、硬脑脊膜或甲状腺［纤维硬化性甲状腺炎（Riedel thyroiditis）］，或以上器官不明原因的炎症伴淋巴浆细胞浸润的病理证据	是或否（如果不符合纳入标准，则该患者不能进一步考虑为符合 IgG4-RD 分类标准）
2. 排除标准	**领域及项目（对是否符合排除标准的项目，应根据患者的临床情况进行个体化评估）**	是或否（如果符合排除标准，则该患者不能进一步被考虑为符合 IgG4-RD 分类标准）
	临床表现	
	发热	
	对激素治疗无客观反应	
	血清学特征	
	不明原因的白细胞减少症和血小板减少症	
	外周血嗜酸性粒细胞增多	
	ANCA 阳性（特异性针对蛋白酶 3 或髓过氧化物酶）	
	抗 SS-A(Ro)或 SS-B(La)抗体阳性	
	抗 dsDNA,核糖体蛋白或 Smith(Sm)抗体阳性	
	其他疾病特异性自身抗体	
	冷球蛋白血症	
	影像学表现	
	怀疑恶性肿瘤或感染的影像学检查,尚未充分证实	

193

步骤	内容	
2. 排除标准	**影像学进展迅速**	
	长骨病变符合埃德海姆 - 切斯特病（Erdheim-Chester disease）	
	脾大	
	病理学特征	
	细胞浸润提示恶性肿瘤,尚未充分评估	
	符合炎性肌纤维母细胞瘤的标记	
	突出的中性粒细胞炎症	
	坏死性血管炎	
	显著的坏死改变	
	原发性肉芽肿性炎症	
	巨噬细胞 / 组织细胞病的病理特征	
	已知的以下诊断	
	多中心型卡斯尔曼病	
	克罗恩病或溃疡性结肠炎（如果只存在胰胆病）	
	桥本甲状腺炎（如果只有甲状腺受累）	
	如果病例符合纳入标准,同时不符合任何一项排除标准,进行步骤3	

步骤	领域及项目	权重
3. 包含标准		**注意：每项领域中只计入最高权重分数**
	病理学方面	
	无信息病理	+0
	密集淋巴浆细胞浸润	+4
	密集淋巴浆细胞浸润和闭塞性静脉炎	+6
	密集淋巴浆细胞浸润和席纹状纤维化伴或不伴闭塞性静脉炎	+13
	免疫组化染色（淋巴结,胃肠道黏膜表面和皮肤的病理检查不计入免疫组化染色组合分配权重）	+0~16 计分如下： 0 分：IgG4$^+$/IgG$^+$ 比例 0~40% 或不确定^b,且 IgG4$^+$ 细胞数 /HP 为 0~9 7 分：① IgG4$^+$/IgG$^+$ 比例 ≥41%,且 IgG4$^+$ 细胞数 /HP 为 0~9 或不确定^b；② IgG4$^+$/IgG$^+$ 比例 0~40% 或不确定^b,且 IgG4$^+$ 细胞数 /HP ≥ 10 或不确定^b 14 分：① IgG4$^+$/IgG$^+$ 比例 41%~70%,且 IgG4$^+$ 细胞数 /HP ≥ 10；② IgG4$^+$/IgG$^+$ 比例 ≥ 71% 或不确定^b,且 IgG4$^+$ 细胞数 /HP 为 10~50 16 分：IgG4$^+$/IgG$^+$ 比例 ≥ 71%,且 IgG4$^+$ 细胞数 / 高倍 ≥ 51

续表

步骤	内容	
3. 包含标准	**血清 IgG4 水平**	
	正常或未检查	+0
	<2 倍参考值上限	+4
	2~<5 倍参考值上限	+6
	≥5 倍参考值上限	+11
	双侧泪腺、腮腺、舌下腺和颌下腺	
	无任何 1 组腺体受累	+0
	1 组腺体受累	+6
	2 组或更多腺体受累	+14
	胸部	
	未检查或下列项目均未出现	+0
	支气管血管束增粗和小叶间隔增厚	+4
	胸椎旁带状软组织	+10
	胰腺及胆管系统	
	未检查或下列项目均未出现	+0
	弥漫性胰腺增大（无分叶）	+8
	弥漫性胰腺增大和包膜样低强化带	+11
	胰腺（上述任一种）和胆管受累	+19
	肾脏	
	未检查或下列项目均未出现	+0
	低补体血症	+6
	肾盂增厚/软组织	+8
	双侧肾皮质低密度区	+10
	腹膜后	
	未检查或下列项目均未出现	+0
	腹主动脉壁弥漫性增厚	+4
	肾动脉以下的主动脉或髂血管周围或前外侧软组织	+8
4. 总分	**符合初始纳入标准，同时不符合任何 1 项排除标准，累积权重分数 ≥20 可诊断**	

注：[a] 指受累器官肿大或肿瘤样肿块，但以下器官受累常为非肿块病变：①胆管，更倾向发生狭窄；②主动脉，典型特征是管壁增厚或动脉瘤扩张；③肺部，常见支气管血管束增厚。[b] 指在某些特殊情况下，无法清楚地量化染色阳性细胞的浸润，但仍可确定细胞数至少 10 个/HP。由于多种原因，通常与免疫染色的质量有关，无法精确计算 IgG4+ 浆细胞的数量，但仍可以自信地将结果分组到适当的免疫染色类别中。

结合器官特异性诊断标准:如果根据本标准不能确诊,也可结合脏器特异性诊断标准(IgG4 相关性自身免疫性胰腺炎、IgG4 相关性泪腺、唾液腺炎、IgG4 相关性肾脏疾病、IgG4 相关性硬化性胆管炎、IgG4 相关性眼病、IgG4 相关性呼吸道疾病、IgG4 相关性大动脉周围炎 / 动脉周围炎 / 腹膜后纤维化等的诊断标准)进行诊断。

排除诊断:IgG4-RD 必须与累及脏器的肿瘤相鉴别(如癌、淋巴瘤),与类似疾病相鉴别(如干燥综合征、原发性硬化性胆管炎、多中心 Castleman 病、继发性腹膜后纤维化、肉芽肿性多血管炎、变应性肉芽肿性多血管炎、结节病)等。高热、C 反应蛋白 / 中性粒细胞明显升高的患者,应除外感染、炎症相关的疾病。

病理学诊断:与针吸活检或内镜活检获得的组织样本相比,IgG$^+$ 浆细胞计数通常在手术切除器官,尤其是剔除的组织中更丰富。因此,对针吸活检或内镜活检标本,可降低对 IgG$^+$ 浆细胞计数的要求。

席纹状纤维化是指梭形细胞、炎症细胞和胶原纤维排列整齐,形成席纹状或漩涡状;闭塞性静脉炎是指纤维静脉闭塞伴炎性细胞浸润。两者都有助于 IgG4-RD 的诊断。病理标准中符合① + ③无②,仅适用于 IgG4 和 / 或 IgG 染色不佳者。

激素治疗反应:不提倡激素试验性治疗。如果患者对激素治疗反应不好,建议重新考虑诊断。

1. 排除标准的定义

(1)临床表现:

1)发热:有记录的反复发热,体温>38℃,为患者突出的临床表现。无任何感染证据。

2)对激素治疗无客观反应:指患者接受泼尼松至少 40mg/d [0.6mg/(kg·d)]治疗 4 周,仍无任何客观临床反应,包括临床表现、血生化异常或影像学检查的改善。激素无反应还需要考虑以下两个方面,即仅血清 IgG4 水平下降,无临床方面的改善,视为无临床反应;与长期纤维化相关的某些 IgG4-RD 类型,如腹膜后纤维化或硬化性肠系膜炎,激素的治疗后影像学可能无明显改善。

(2)血清学检查:

1)不明原因的白细胞减少症和血小板减少症:白细胞和血小板总数低于正常参考值下限,可能由其他疾病导致。在 IgG4-RD 中白细胞和血小板减少不常见,但在某些疾病,如骨髓增生异常综合征、血液系统恶性疾病、系统性红斑狼疮等自身免疫病中常见。

2)外周血嗜酸性粒细胞增多:指嗜酸性粒细胞计数>3×10^6/ml。

3)ANCA 阳性:酶联免疫吸附法检测特异性针对蛋白酶 3 或髓过氧化物酶的 ANCA 阳性。

4)抗体阳性:指明确提示某些自身免疫病的抗体,如抗 Ro、抗 La、抗双链 DNA、抗 RNP 或抗 Sm 抗体;具有较高特异性的自身抗体,如抗合成酶抗体(抗 Jo-1 抗体)、抗拓扑异构酶Ⅲ(Scl-70)和抗磷脂酶 A$_2$ 受体抗体。此处不包括特异性低的自身抗体,如类风湿因子、抗核抗体、抗线粒体抗体、抗平滑肌抗体和抗磷脂抗体。

5)冷球蛋白血症:冷球蛋白血症(Ⅰ、Ⅱ或Ⅲ型)发生在某些临床疾病中。

(3)影像学检查:

1)怀疑恶性肿瘤或感染的影像学检查,尚未充分证实:包括尚未明确评估的肿块、坏死、空洞、血运丰富或外生性肿块、淋巴结肿大粘连、可定位的腹腔积液等。

2）影像学进展迅速：4~6 周内明显恶化。

3）长骨病变符合埃德海姆 - 切斯特病：长骨多灶性骨硬化性病变，通常双侧骨干受累。

4）脾大：>14cm，无其他原因可以解释（如门静脉高压）。

（4）病理学诊断：

1）细胞浸润提示恶性肿瘤，尚未充分评估：高度提示恶性肿瘤的表现，细胞非典型性，免疫组化单型性，或原位杂交轻链限制性等。

2）符合炎性肌纤维母细胞瘤的标记：已知的标记物为间变性淋巴瘤激酶（ALK1）或原癌基因 1 酪氨酸激酶（ROS）。

3）突出的中性粒细胞炎症：中性粒细胞浸润在 IgG4-RD 中少见，只有在肺部或黏膜部位周围偶尔出现。大量中性粒细胞浸润或中性粒细胞性脓肿强烈提示非 IgG4-RD。

4）坏死性血管炎：尽管血管损伤（例如闭塞性静脉炎或动脉炎）是 IgG4-RD 的典型特征，但血管壁中存在纤维蛋白样坏死为非 IgG4-RD 的有力证据。

5）显著的坏死改变：小坏死灶偶尔可出现在有导管器官的管腔表面，但带状坏死如无合理解释（如支架植入），属于非 IgG4-RD 的有力证据。

6）原发性肉芽肿性炎症：炎症丰富的上皮样组织细胞，包括多核巨细胞和肉芽肿形成不属于 IgG4-RD 的典型表现。

7）巨噬细胞 / 组织细胞病的病理特征：如 S100 阳性常为罗萨伊 - 多尔夫曼病的病理特征。

（5）已知的以下诊断：

1）多中心型卡斯尔曼病。

2）克罗恩病（如果存在胰腺胆道疾病）。

3）溃疡性结肠炎（如果存在胰腺胆道疾病）。

4）桥本甲状腺炎（如果只有甲状腺受累）：IgG4-RD 患者很少仅患有桥本甲状腺炎，但桥本甲状腺炎亦属于 IgG4-RD 疾病谱。

2. 包含标准的定义

（1）免疫染色：IgG 染色或者 CD138 染色均可用于鉴定 IgG⁺ 细胞。

（2）头颈部腺体受累：①一组腺体是指两个泪腺或两个颌下腺等。② IgG4-RD 中泪腺和大唾液腺受累多为双侧（可不对称）。腺体受累的判断可通过临床体检，亦可通过影像学检查（PET/CT 或者 CT）。

（3）胸部：①肺部的支气管血管束增粗和小叶间隔增厚必须通过胸部横断面成像检查确定；②胸部的椎旁带状软组织通常位于右侧，第 8 胸椎和第 11 胸椎之间，且不包绕主动脉。

（4）胰腺和胆管系统：①弥漫性胰腺肿大通常指病变范围占胰腺的 2/3 以上。②符合 IgG4 相关性硬化性胆管炎的胆管受累主要涉及近端胆道（即肝内胆管和肝外胆管的胰外部分）。胆管壁通常光滑、增厚。

（5）肾脏：①低补体血症指血清补体 C3、C4 或两者均低于参考值下限；②影像学显示肾盂壁增厚，可为单侧或双侧，通常无严重狭窄或管腔不规则；③两侧肾皮质中的低密度区域仅在增强 CT 中可见，通常是斑片状或圆形外观。

（6）腹膜后：IgG4 相关性腹膜后纤维化或主动脉周围炎通常位于主动脉周围或前外侧。受累的动脉常位于肾动脉以下的腹主动脉，通常延伸至髂动脉。

日本制定的 IgG4-RD 综合诊断标准是该病最早的分类诊断标准,也是迄今为止临床医师应用最广泛的标准,该标准于 2011 年初次公布,2020 年进行更新,主要包括临床表现、血清 IgG4 升高和特征性病理表现三个方面。2019 年 ACR/EULAR 制定的 IgG4-RD 国际分类标准强调典型器官的特征性临床或影像学表现,引入排除标准,提高了诊断的特异性,更适用于 IgG4-RD 的临床研究;其优势为在缺乏病理诊断或血清 IgG4 正常时仍可以将患者分类为 IgG4-RD。经 2 个独立队列研究验证,其特异度分别为 99.2% 和 97.8%,灵敏度分别为 85.5% 和 82.0%。临床应用上述诊断标准过程中,要注意鉴别诊断。

四、病情评估

诊断 IgG4-RD 后应对患者的病情进行全面评估,评估内容包括临床、实验室及影像学检查等诸方面反映受累器官情况、疾病活动程度以及是否需要紧急治疗等,建议参考国际上公布的 IgG4-RD 治疗反应指数(IgG4-RD RI)(表 22-3)。IgG4-RD RI 最初于 2012 年公布,之后分别在 2015 年和 2018 年更新修订。该反应指数评估近 28 天的疾病情况,按不同器官受累程度(无受累或缓解、改善但持续、停药后新发或复发 / 或治疗下无好转、治疗下加重或新发)分别给予 0~3 分,各器官的评分总和为总分;当重要器官受累为紧急情况时,需要积极治疗以防止功能障碍,该器官的评分加倍。需要注意的是:①对 IgG4-RD 患者病情的评估不能单纯依赖血清 IgG4 水平,更重要的是评估受累器官的情况;②评估治疗反应,即受累器官的改善情况,大部分受累器官糖皮质激素治疗后都会得到明显改善,包括临床改善及影像学改善。但与长期纤维化相关的某些 IgG4-RD 类型,如腹膜后纤维化或硬化性肠系膜炎,糖皮质激素治疗后影像学可能无明显改善。

表 22-3　IgG4 相关性疾病反应指数(IgG4-RD RI)表

评分规则:评分指在既往 28 天内出现的 IgG4-RD 活动表现评分,即 0 分为无器官等受累或疾病缓解。1 分为改善,疾病持续。2 分为停药后新发或疾病复发;或治疗下疾病无好转。3 分为治疗下疾病加重或新发。

器官 / 部位	活动性			器官受损	
	器官 / 部位分数 (0~3 分)	症状(有 / 无)	紧急(有 / 无)	有 / 无	症状(有 / 无)
硬脑膜					
垂体					
眶周病变(标注部位)					
泪腺					
腮腺					
颌下腺					
其他唾液腺(标注部位)					
乳突炎或中耳疾病					
鼻腔					
鼻窦					

续表

器官 / 部位	活动性			器官受损	
	器官 / 部位分数 (0~3 分)	症状(有 / 无)	紧急(有 / 无)	有 / 无	症状(有 / 无)
其他耳鼻喉部位,如扁桃体炎等(标注部位)					
甲状腺					
肺部					
淋巴结(勾选以下淋巴结区)					
颏下,颌下,颈部,腋下,纵隔,肺门,腹部 / 盆腔,腹股沟,其他					
主动脉及大血管					
心脏及心包					
腹膜后纤维化					
硬化性纵隔炎					
硬化性肠系膜炎					
胰腺					
胆管					
肝					
肾					
皮肤					
全身症状(非特异性器官病变所致),如体重下降、发热、乏力					
其他,如前列腺、乳腺等(标注部位)					

注:①器官 / 部位评分:IgG4-RD 特定器官或部位活动的分数;②症状:特定器官 / 系统的病变是否有临床症状;③紧急情况:受累器官是否存在需立即治疗以防止严重器官功能障碍的情况(出现紧急情况者该评分加倍);④器官损害:是否存在因 IgG4-RD 导致的不可逆的器官功能障碍。

总的活动评分为各器官 / 受累部位(紧急情况 ×2)评分总和:

有症状 / 活动的器官总数:

紧急情况受累器官总数:

损伤器官总数:

有症状的损伤器官总数:

五、治疗方案及原则

IgG4-RD 的治疗目标是控制病灶炎症,恢复器官功能,并维持疾病缓解。早期治疗可防止炎性和纤维化导致不可逆的脏器损伤。治疗的原则如下：有症状、病情活动进展的患者均需治疗；无症状性内脏器官受累的患者，如评估病情处于发展阶段，也需要及时治疗。重要脏器受累且病变为活动期者，如胰腺、胆道、肾脏、肺部、腹膜后纤维化、主动脉炎、中枢神经系统等，及时治疗可阻止器官损伤，改善预后。少数无症状性淋巴结病或轻度浅表腺体肿大，且疾病进展很缓慢的患者，如 IgG4 相关性泪腺炎、颌下腺炎、淋巴结肿大，可密切观察随诊。一旦出现症状或病情活动进展加速，应给予积极治疗。

IgG4-RD 的治疗分为诱导缓解和维持治疗两个阶段。目前 IgG4-RD 的治疗药物种类包括糖皮质激素、传统免疫抑制剂和生物制剂。其他辅助治疗包括梗阻部位置管引流、手术等。

1. 糖皮质激素　迄今为止，糖皮质激素仍是治疗 IgG4-RD 公认的一线药物，激素治疗起效迅速，短期内症状可显著改善。常用激素起始剂量为口服泼尼松 30~40mg/d，但可根据患者的年龄、体重及病情严重程度等做相应调整。2~4 周病情得到有效控制后可规律减量，至小剂量维持。激素维持时间目前尚无定论。基线 IgG4 水平显著升高、多器官受累、过敏史、减停激素复发史是疾病复发的危险因素，该部分患者推荐长期小剂量糖皮质激素维持治疗。

糖皮质激素治疗过程中需注意感染、消化道溃疡、血糖升高、血压升高、骨质疏松等不良反应。

2. 传统免疫抑制剂　免疫抑制剂在 IgG4-RD 治疗中的地位还需进一步探讨。目前该类药物的使用原则为：当患者存在单用激素治疗不能充分控制疾病、疾病活动不能递减糖皮质激素剂量、激素减量过程中病情反复或糖皮质激素不良反应明显等上述情况的任何一种时，推荐激素联合免疫抑制剂。多项研究表明，初始治疗应用激素联合免疫抑制剂的患者复发率低于单用激素者，因此，对于复发风险较高的患者激素初始治疗时联合免疫抑制剂获益更大。文献报道用于 IgG4-RD 治疗的免疫抑制剂包括吗替麦考酚酯、硫唑嘌呤、环磷酰胺、来氟米特、甲氨蝶呤、环孢素、他克莫司、艾拉莫德等，由于目前高循证医学级别临床试验的数据尚不充分，上述免疫抑制剂的应用可参考其他风湿免疫病，但应结合本病患者特点，给予个体化治疗。高龄或病情轻且发展缓慢的患者治疗不宜过强。

用药期间需密切监测患者的血常规、肝肾功能等，警惕药物不良反应。由于传统免疫抑制剂起效较慢，因此不推荐单用免疫抑制剂治疗急性活动期患者。

3. 生物制剂　利妥昔单抗是抗 CD20 的单克隆抗体，主要用于清除 B 细胞。较多的研究已证实，利妥昔单抗对于初治或复发难治性 IgG4-RD 患者均有显著的疗效，治疗后临床症状缓解，血清 IgG4 水平也显著下降。目前根据国外治疗经验推荐利妥昔单抗的使用方法包括 375mg/m^2，每周 1 次，静脉注射 ×4 周，或每次 1 000mg×2 次，隔 2 周 1 次。临床上可根据患者具体情况作为二线用药推荐。

其他生物制剂，如抗 CD19 单克隆抗体、B 细胞活化因子抑制剂、CTLA-4 拮抗剂、布鲁顿酪氨酸激酶（Bruton's tyrosine kinase，BTK）抑制剂以及拮抗滤泡辅助性 T 细胞的药物从作用机制看有望用于治疗 IgG4-RD，但其疗效尚需临床试验进一步证实。

4. 特殊情况时手术或介入治疗　当 IgG4-RD 患者出现可能导致器官功能障碍的紧急情况，如药物治疗不能迅速解除的器官压迫或梗阻时需要采取手术或介入治疗进行干预，以尽快缓解症状。如 IgG4 相关性腹膜后纤维化导致输尿管梗阻而引起急性肾衰竭时，可置入输尿管支架或行肾造瘘术解除梗阻;IgG4 相关性大动脉炎引起动脉瘤样扩张有破裂的风险时,需要紧急行动脉支架置入、动脉管壁置换或修复等手术;IgG4 相关性硬化性胆管炎引起严重胆道梗阻时,支架植入引流可快速减轻黄疸;IgG4 相关性甲状腺炎引起气管、食管压迫时需要手术解除压迫。此外,对于长期且不可逆的器官纤维化,例如眶周纤维性假瘤和硬化性肠系膜炎等,对激素等药物治疗效果不佳时,可考虑选择手术切除病变组织。

六、预后

本病认识时间较短,长期生存率尚无数据。整体来说激素治疗反应佳,无重要脏器不可逆损伤者长期预后好,有重要脏器损伤且发生功能障碍者预后与器官损伤的程度相关,如胰腺、肾、肺、硬脑膜或垂体等受累导致器官功能障碍者预后不佳。该病目前尚不能治愈,且容易复发,因此在风湿专科医师指导下规律随诊、监测病情,对改善预后尤为重要;同时,治疗过程中对药物不良反应的监测也是提高预后和生活质量的关键因素。

执　　笔:费允云　刘燕鹰　董凌莉

审　　校:张　文

撰写组成员:向　阳

23 幼年特发性关节炎诊疗规范

幼年特发性关节炎（juvenile idiopathic arthritis,JIA）是儿童时期常见的风湿性疾病,以慢性关节滑膜炎为主要特征,并伴有全身多脏器功能损害,亦是造成儿童时期残疾和失明的重要病因。JIA 的定义是 16 岁以前起病,持续 6 周或 6 周以上的单关节炎或多关节炎,并除外其他已知病因。JIA 的每一型均需除外其他可能的疾病。2001 年国际风湿病联盟（ILAR）将 JIA 分为全身型、类风湿因子（RF）阳性多关节型、RF 阴性多关节型、少关节型、附着点炎相关关节炎（ERA）、银屑病关节炎（PsA）和未分化关节炎 7 个亚型。2019 年儿童风湿病国际试验组织（PRINTO）提出 JIA 新的分型标准,两者之间的比较详见表 23-1。幼年脊柱关节炎（SpA）包括了 ERA 和 PsA。巨噬细胞活化综合征（MAS）是风湿性疾病常见的严重并发症,尤其易继发于全身型 JIA。中华医学会风湿病学分会组织有关专家,在借鉴国内外诊治经验和指南的基础上,制定本规范,本规范将对各型 JIA 进行介绍。

表 23-1　2001 年 ILAR 提出的及 2019 PRINTO 提出的 JIA 定义与分型

	2001 年 ILAR 标准	2019 年 PRINTO 标准
定义	JIA 是一种原因不明的关节炎,发生在 16 岁前,关节炎持续时间至少为 6 周;排除其他已知病因	JIA 是一种炎症疾病,发生在 18 岁前,炎症持续时间至少 6 周（必须满足 JIA 分类标准中的一项）;排除其他已知病因
分型	(1)全身型 JIA (2)少关节型 JIA (3)RF 阳性多关节型 JIA (4)RF 阴性多关节型 JIA (5)银屑病关节炎 (6)附着点炎相关关节炎 (7)未分化关节炎	(1)全身型 JIA (2)RF 阳性 JIA (3)附着点炎 / 脊柱关节炎相关 JIA (4)早发性 ANA 阳性 JIA (5)其他 JIA (6)未分类 JIA
小结	• 2019 年版将 JIA 的年龄划分标准从 16 岁改为 18 岁 • 2019 年版删除 2001 年版中的少关节型 JIA、RF 阳性多关节型 JIA、RF 阴性多关节型 JIA 和银屑病关节炎 • 2019 年版新增 RF 阳性 JIA、早发性 ANA 阳性 JIA	

注:ILAR,国际风湿病联盟;PRINTO,儿童风湿病国际试验组织;JIA,幼年特发性关节炎;RF,类风湿因子;ANA,抗核抗体。

全身型幼年特发性关节炎诊疗规范

【诊疗要点】

- 全身型 JIA 是儿童时期的一种以高炎症状态为特点的疾病,可伴有关节炎或关节痛,全身各系统和脏器均可受累。
- 全身型 JIA 是一种排除性诊断,无特异性诊断标准,诊断过程中需除外感染性疾病、血液系统恶性病及其他风湿性疾病等,临床上一直采用 2001 年 ILAR 提出并修订的 JIA 分型标准,2019 年 PRINTO 提出的 JIA 新的分型标准强调了白细胞计数在全身型 JIA 诊断中的重要作用。
- 全身型 JIA 的治疗药物主要包括糖皮质激素、改善病情抗风湿药和生物制剂,根据病情严重及主要临床表现不同,酌情选择不同的药物。
- 全身型 JIA 的预后较 JIA 其他分型相对差。

全身型 JIA 是儿童时期以高炎症状态为特点的全身性炎症性疾病,约占 JIA 患儿的 10%。全身型 JIA 定义是关节炎伴随全身临床症状,典型的弛张热,每日高峰超过 39℃或更高,持续时间超过 2 周,至少合并下述症状之一:易消散的皮疹,淋巴结肿大,多浆膜炎或肝脾肿大。全身型 JIA 可发生于任何年龄,但 5 岁前略多见,无明显性别差异,发病率大约是 10/10 万。

由于全身型 JIA 无特异性诊断指标,需与感染性疾病和恶性病鉴别,且本病起病多急骤,病情进展快,易合并 MAS 而危及生命,儿童风湿科医师对这种儿童危重症的经验欠缺,规范化诊疗水平有待进一步提高。本文旨在规范全身型 JIA 的诊断与治疗方案,以降低致死率和严重并发症的发生率,改善患儿预后。

一、临床表现

1. 发热　弛张型高热是本病的特点,体温每日波动于 36~41℃,骤升骤降,一日内可出现 1~2 次高峰,高热时可伴寒战和全身中毒症状,如乏力、食欲减退、肌肉和关节疼痛等,热退后患儿活动如常,无明显痛苦。发热可持续数周至数月,自然缓解后常复发。

2. 皮疹　亦是本病典型症状,其特征为发热时出现,随着体温升降而出现或消退。皮疹呈淡红色斑丘疹或荨麻疹样皮疹,可融合成片。可见于身体任何部位,但以胸部和四肢近端多见。

3. 关节症状　关节痛或关节炎是主要症状之一。发生率在 80% 以上。可为多关节炎或少关节炎。常在发热时加剧,热退后减轻或缓解。以膝关节最常受累,手指关节、腕、肘、肩、踝关节亦常受累。反复发作数年后,部分患儿可形成关节强直。关节症状既可首发,又可在急性发病数月或数年后才出现。半数以上患儿有不同程度肌肉酸痛,多在发热时明显。

4. 肝脾及淋巴结肿大　约半数患儿有肝脾大,可伴有轻度肝功能异常,少数患儿可出现黄疸。体温正常后肝脾可缩小。多数患儿可有全身淋巴结肿大,肠系膜淋巴结肿大时可出现腹痛。

5. **胸膜炎及心包炎** 约 1/3 患儿出现胸膜炎或心包炎,但无明显症状。心肌亦可受累,但罕见心内膜炎。少数患儿可有间质性肺炎。

二、辅助检查

1. **血常规** 白细胞计数和中性粒细胞计数明显升高,白细胞计数可高达 $(30\sim50)\times10^9/L$,并有核左移;中度贫血、正常红细胞性贫血;血小板计数增高,特别是病情加剧者。

2. **红细胞沉降率(ESR)和 C 反应蛋白(CRP)** 明显升高。

3. **其他化验指标** 重症患儿可有肝酶、血清铁蛋白、凝血功能的异常,并伴有多克隆高球蛋白血症。

4. **影像学检查** 关节影像学检查有助于了解关节病变情况,心电图、心脏彩色超声、胸部 CT 和头颅 CT 等有助于评估脏器受累情况,必要时进行头颅磁共振成像(MRI)。

三、全身型 JIA 的分型标准

2001 年 ILAR 提出并修订的 JIA 分型标准和 2019 年 PRINTO 提出的 JIA 新的分型标准中,全身型 JIA 分型标准的比较(表 23-2)。2019 年 JIA 新标准强调 JIA 是一种炎症性疾病,与疾病的本质更加贴近,另外强调了白细胞计数在全身型 JIA 诊断中的重要作用。

四、治疗方案及原则

1. **糖皮质激素(简称激素)** 全身型 JIA 轻症只需口服非甾体抗炎药(NSAIDs),若发热和关节炎未能为足量 NSAIDs 所控制时,可加服泼尼松 0.5~1mg/(kg·d),1 次顿服或分次口服。一旦得到控制,即逐渐减量至停药。合并心包炎时,则需大剂量泼尼松 2mg/(kg·d),分 3~4 次口服,待控制后逐渐减量至停药,或甲泼尼龙冲击治疗,10~30mg/(kg·d),最大量不超过 1 000mg,每天 1 次,连续 3 天,随后口服小剂量泼尼松。

表 23-2 全身型 JIA 2001 年 ILAR 标准和 2019 年 PRINTO 标准的比较

版本	分型	诊断标准	排除标准
2001 年版	SOJIA	1 个至多个关节受累,伴有至少持续 2 周的发热,其中至少有 3 天每天均出现弛张热(热峰 ≥39℃ 每天 1 次,可降至 ≤37℃),同时满足以下 1 项或以上内容:①可消退的(不固定的)红斑样皮疹;②淋巴结肿大;③肝或脾肿大;④浆膜炎	(1)有银屑病或一级亲属有银屑病病史(2)6 岁后起病的男性且人类白细胞抗原(HLA)-B27 阳性的关节炎患儿(3)有强直性脊柱炎、附着点炎相关关节炎、炎性肠病中有骶髂关节炎表现、急性前葡萄膜炎病史,或者一级亲属中有上述病史(4)间隔 3 个月查类风湿因子至少有 2 次阳性

续表

版本	分型	诊断标准	排除标准
2019 年版	SOJIA	不明原因发热(排除感染、肿瘤、自身免疫病或单基因型自身炎症性疾病)每天记录体温(发热,热峰 ≥ 39℃,每日至少 1 次,在 2 个热峰之间降至 ≤ 37℃)至少连续 3 天,发热持续时间至少 2 周,并伴有 2 个主要标准或 1 个主要标准及 2 个次要标准 主要标准:①可消退的(不固定的)红斑样皮疹;②关节炎 次要标准:①全身淋巴结肿大、肝肿大和 / 或脾肿大;②浆膜炎;③关节痛持续时间>2 周(无关节炎);④外周血白细胞计数增多(中性粒细胞计数 ≥ 15 × 10^9/L)	

2. 改善病情抗风湿药(DMARDs) 又称慢作用抗风湿药(SAARDs),如甲氨蝶呤、环孢素 A。甲氨蝶呤每周口服 10~15mg/m²,最大剂量为 15mg,如口服效果欠佳或出现恶心、呕吐及转氨酶增高,可酌情短期停用。环孢素 A 2~3mg/(kg·d),分 2 次口服,定期查血常规和肝肾功能,并密切监测血压。其他免疫抑制剂可选用环磷酰胺和硫唑嘌呤,均需定期查血常规和肝功能。需注意的是,有些 DMARDs 有诱发全身型 JIA 并发 MAS 的可能(如柳氮磺吡啶、甲氨蝶呤)。沙利度胺具有特异性免疫调节作用,能抑制单核细胞产生肿瘤坏死因子(TNF),还能协同刺激人 T 淋巴细胞,辅助 T 细胞应答,并可抑制血管的形成和黏附分子的活性。沙利度胺可有效缓解关节症状和控制体温,安全性亦较好。

3. 生物制剂 全身型 JIA 根据病程不同,针对慢性反复发作型和持续活动型,传统的激素联合免疫抑制剂的治疗效果甚微,且长期应用引起的相关不良反应显著。因此,生物制剂成为治疗全身型 JIA 的新武器。TNF 受体剂、IL-1 拮抗剂、IL-6 拮抗剂在全身型 JIA 患儿的疗效已引起医学界的关注和认可,且 IL-1 拮抗剂、IL-6 拮抗剂的效果更好。但目前国内尚无 IL-1 拮抗剂。

托珠单抗是一种 IgG1 亚型的重组人源性 IL-6 受体单克隆抗体,可以阻止 IL-6 与 IL-6 受体结合,从而抑制 IL-6 受体和 IL-6 诱导的信号传导而发挥作用。托珠单抗推荐剂量为患儿体重<30kg,每次 12mg/ kg;患儿体重 ≥ 30kg,每次 8mg/kg,每 2 周 1 次,静脉滴注。

TNF-α 拮抗剂包括依那西普、英夫利西单抗、阿达木单抗。最典型的 TNF-α 拮抗剂是依那西普,其是第一个应用于儿童的 TNF-α 拮抗剂,是 TNF-α 受体 P75 与人 IgG1 Fc 段融合表达形成的蛋白,剂量为每次 0.4mg/kg,最大量为每次 25mg/ 次,每周 2 次,皮下注射。英夫利西单抗是人鼠嵌合抗 TNF-α IgGlκ 同型链单克隆抗体,可与细胞膜表面 TNF-α 结合。用法为 3~5mg/kg,缓慢静脉滴注,第 1 次注射后,第 2 次及第 3 次注射将分别于第 2 及第 4 周进行,后续用药间隔视病情而定。阿达木单抗是全人源化的 TNF-α 单克隆抗体,皮下注射给药,患儿体重<30kg 每次 20mg,患儿体重 ≥ 30kg 每次 40mg,每 2 周 1 次。

4. 国际指南及建议 2013 年美国风湿病学会(ACR)对 JIA 的治疗建议指出,针对有活动性全身症状和不同程度滑膜炎的全身型 JIA 患儿,应用 NSAIDs、DMARDs 和激素效果不佳时可加用阿那白滞素,阿那白滞素治疗 1 个月病情控制欠佳时加用托珠单抗;受累关节数>4 个的患儿可采用 TNF 拮抗剂;对无活动性全身症状,但有不同程度活动性滑膜炎的全身型 JIA 患儿,在免疫抑制剂治疗 3 个月后,疾病活动性仍未降低者可加用生物制剂。2018年德国全身型 JIA 专家共识提出,达标治疗及药物减停策略,即在停用激素后至少在达到临床非活动疾病状态,才开始考虑减量生物制剂。2018 年日本全身型 JIA 诊疗流程中强调,在药物减停过程中要密切监测指标,防范 MAS 的发生。

五、预后

全身型 JIA 在严重度、病程、预后方面存在异质性,有三种表现形式:①表现为单次发病,2~4 年内病情缓解;②反复复发,以全身症状伴轻度关节炎为特点;③病情持续活动表现为发热和活动性关节炎持续存在。重症患儿可在任何时间以关节外症状出现疾病的复发,或者尽管正规治疗仍表现为活动性关节炎直至成人期。总之,全身型 JIA 预后较差,多数患儿会有长期的功能残疾。目前认为,全身型 JIA 的病死率仍高于 JIA 的其他亚型。

少关节型和多关节型幼年特发性关节炎诊疗规范

【诊疗要点】

- 少关节型和多关节型 JIA 是儿童风湿病中的常见病,除关节受累外,还可出现关节外表现,最常见的是虹膜睫状体炎和间质性肺炎。
- 治疗药物包括 NSAIDs、激素、DMARDs、生物制剂和小分子靶向药,依据受累关节的部位、数量,结合 RF 和抗 CCP 等重要实验室指标,遵循 2011 年和 2019 年 ACR 制定的 JIA 指南推荐进行治疗。
- 大多数少关节型和多关节型 JIA 预后良好,但需要早期诊断并积极治疗。

少关节型是 JIA 最常见的亚型,占 JIA 的 27%~56%,多发生于女性患儿(女性:男性为4:1),发病高峰年龄<6 岁。多关节型亦是 JIA 较为常见的亚型,占 JIA 的 18%~30%,其中RF 阴性型更为多见,占 JIA 的 11%~28%,发病年龄高峰为 3.5 岁左右及 10~11 岁;RF 阳性型占 JIA 的 2%~7%,多见于女性患儿。

少关节型和多关节型 JIA 虽在儿童风湿性疾病中属于常见病,但由于国内儿童风湿免疫专业发展较晚,国内同行对儿童风湿性疾病的诊治经验仍不足,本病规范化诊疗的普及依然欠缺,本文旨在规范少关节型和多关节型 JIA 的诊断分型和治疗方案,以降低致残率及严重并发症的发生率,改善患儿预后。

一、临床表现

1. **少关节型 JIA** 少关节型 JIA 在发病最初 6 个月内有 1~4 个关节受累。如果病程大于 6 个月,关节受累数大于 4 个,定义为扩展型少关节型 JIA;病程中受累关节 ≤ 4 个,定义为持续型少关节型 JIA。膝、踝、肘或腕等大关节为好发部位,常为非对称性。腕关节受累预示疾病可能进展为扩展型或多关节型,也预示病情相对较难控制。肩关节受累罕见。颈椎棘突受累可表现为斜颈。多数患儿以关节疼痛和晨僵为主诉。25% 的患儿可无关节疼痛而仅有关节肿胀。虽然关节炎反复发作,但很少致残。

2. 多关节型 JIA 本型起病隐匿,受累关节 ≥ 5 个,呈对称性或非对称性分布,可同时累及大、小关节。掌指 / 跖趾关节、近端指间关节和趾间关节等小关节受累较为常见。颈椎及颞颌关节常易累及。病初可能伴有低热,热型多为不规则型。RF 阳性型患儿可发生 Felty 综合征(脾大伴白细胞减少)。约 10% 患儿可出现类风湿结节,常见于肘关节和膝关节周围。本型关节症状较重,如不及时治疗,半数以上发生关节强直变形而影响关节功能。

3. 关节外表现

(1)虹膜睫状体炎:少关节型和多关节型 JIA 常见的关节外表现为虹膜睫状体炎,又名前葡萄膜炎。20%~30% 患儿发生慢性虹膜睫状体炎而造成视力障碍甚至失明。部分患儿表现为眼睛发红、畏光、流泪等不适,但有部分患儿并无眼睛不适表现,仅在常规裂隙灯检查中发现。葡萄膜炎常见于抗核抗体阳性的少关节型和多关节型 JIA 患儿。

(2)肺部损害:多关节型 JIA 可出现肺部病变,其中最常见的是间质性肺炎,严重者可出现间质性纤维化。此外,还可出现胸膜炎、肺部类风湿结节、闭塞性细支气管炎、肺血管病变和肺动脉高压。

(3)肝、脾和淋巴结肿大:严重的少关节型和多关节型 JIA 可出现肝、脾和淋巴结肿大,经治疗可好转。

二、辅助检查

1. 血常规和 CRP 多数少关节型 JIA 患儿血常规和 CRP 正常,仅少数患儿出现白细胞计数、血小板计数和 CRP 轻度升高,出现轻度贫血;多关节型 JIA 患儿可出现白细胞计数、血小板计数和 CRP 中重度升高等炎症表现,亦可以出现轻中度贫血。

2. ESR 少关节型 JIA 患儿 ESR 基本正常,ESR 增快预示疾病可进展为扩展型 JIA。多关节型 JIA 患儿可出现 ESR 中重度增快,尤其 RF 阳性的多关节型患儿更为突出。

3. 自身抗体 50%~70% 的少关节型患儿抗核抗体检测可呈阳性,滴度波动在 1:(40~320)。约 25% 的多关节型患儿抗核抗体检测可呈阳性,在幼年发病的女孩中 ANA 阳性出现的频率更高。

4. RF 和抗环瓜氨酸多肽(CCP)抗体 RF 阳性的多关节型患儿抗 CCP 抗体阳性率约为 48%,RF 和抗 CCP 抗体阳性预示着关节损害重,另外 RF 阳性患儿可能合并肺损害。

5. 影像学检查 X 线早期显示关节附近软组织肿胀,关节腔增宽,近关节处骨质疏松,指、趾关节常有骨膜下新骨形成;后期关节面骨质破坏,以腕关节多见,骨骺早期关闭,骺线过度增长,关节腔变窄甚至消失。受累关节易发生半脱位。其他影像学检查如关节超声和 MRI 均有助于了解关节腔积液、骨髓水肿和骨质破坏的情况。

三、分型标准

少关节型和多关节型 JIA 目前仍采用 2001 年 ILAR 提出并修订的 JIA 分型标准（表 23-3）。

表 23-3　2001 年国际风湿病联盟提出的少关节型和多关节型 JIA 分型标准

分类	定义	排除标准
少关节型 JIA	发病最初 6 个月 1~4 个关节受累。分 2 个亚类： (1) 持续型少关节型：全疾病过程中受累关节数 ≤4 个 (2) 扩展型少关节型：病程 6 个月后受累关节数>4 个	(1) 银屑病或患儿的一级亲属有银屑病病史 (2) 大于 6 岁、HLA-B27 阳性的男性关节炎患儿 (3) 患强直性脊柱炎、附着点炎相关关节炎、伴炎症性肠病的骶髂关节炎、瑞特综合征或急性前葡萄膜炎，或一级亲属中有上述疾病之一 (4) 至少 2 次类风湿因子 IgM 阳性,2 次间隔至少 3 个月 (5) 有全身型 JIA 的表现
多关节型 JIA(RF 阴性)	发病最初 6 个月,受累关节 ≥5 个,RF 阴性	(1) 银屑病或患儿的一级亲属有银屑病病史 (2) 大于 6 岁、HLA-B27 阳性的男性关节炎患儿 (3) 患强直性脊柱炎、附着点炎相关关节炎、伴炎症性肠病的骶髂关节炎、瑞特综合征或急性前葡萄膜炎，或一级亲属中有上述疾病之一 (4) 至少 2 次类风湿因子 IgM 阳性,2 次间隔至少 3 个月 (5) 有全身型 JIA 的表现
多关节型 JIA(RF 阳性)	发病最初 6 个月,受累关节 ≥5 个；在疾病的前 6 个月 RF 阳性 ≥2 次,2 次间隔至少 3 个月	(1) 银屑病或患儿的一级亲属有银屑病病史 (2) 大于 6 岁、HLA-B27 阳性的男性关节炎患儿 (3) 患强直性脊柱炎、附着点炎相关关节炎、伴炎症性肠病的骶髂关节炎、瑞特综合征或急性前葡萄膜炎，或一级亲属中有上述疾病之一 (4) 有全身型 JIA 的表现

注:JIA,幼年特发性关节炎;RF,类风湿因子;HLA,人类白细胞抗原。

JIA 是一类排除性疾病,诊断时需除外其他可能的疾病：

1. 其他类型的 JIA　如 ERA 和 PsA,应结合详细病史进行鉴别。

2. 其他结缔组织病　如系统性红斑狼疮和幼年皮肌炎等疾病引起的关节炎,应询问病史中有无皮疹和肌无力等表现,结合自身抗体、脏器相关的辅助检查来明确。

3. 感染性关节炎　如化脓性关节炎、结核性关节炎、布鲁氏菌病等,结合临床表现和病原学检测结果进行鉴别。

4. 血液系统恶性病　如急性白血病、淋巴瘤、恶性组织细胞病等,通过影像学检查和活组织检查如骨髓细胞学检查、淋巴结和局部病灶活组织检查进行鉴别诊断。

5. 其他　如色素沉着绒毛结节性滑膜炎、动静脉畸形、出凝血障碍(如血友病)及严重创伤。

四、治疗方案及原则

本病的治疗原则:控制病变的活动度,减轻或消除关节疼痛和肿胀;预防感染和关节炎症的加重;预防关节功能不全和残疾;恢复患儿的关节功能及生活与劳动能力。

(一)一般治疗

保证患儿适当休息和足够的营养。鼓励患儿参加适当的运动,尽可能像健康儿童一样生活。采用医疗体育、理疗等措施,可防止关节强直和软组织挛缩。此外,心理治疗亦很重要,应克服患儿因患慢性疾病或残疾而造成的自卑心理,增强自信心,使其身心得以健康成长。

(二)药物治疗

1. NSAIDs 儿童常用的 NSAIDs(表 23-4)。

表 23-4 儿童常用的非甾体抗炎药

药物	开始年龄	剂量 /(mg·kg^{-1}·d^{-1})	用法 /(次·d^{-1})	最大剂量 /(mg·d^{-1})
双氯芬酸钠	6 个月	1~3	3	150
萘普生	2 岁	10~15	2	400
布洛芬	6 个月	30~40	3~4	1 200
塞来昔布	2 岁	6~12	2	400

2. 激素 虽可减轻 JIA 患儿的关节炎症状,但不能阻止关节破坏,故无论全身或关节局部给药均不作为首选或单独使用,应严格掌握指征。

(1)少关节型 JIA:不主张用激素全身治疗,大关节如膝关节大量积液的患儿,除用其他常规药物治疗外,可在关节腔内抽液后,注入复方倍他米松或地塞米松,能缓解疼痛,防止再出现关节积液,并有利于恢复关节功能。

(2)多关节型 JIA:对 NSAIDs 和 DMARDs 未能控制病情或炎症反应较剧烈的患儿,加用小剂量泼尼松口服,0.5~1mg/(kg·d)(每日总量 ≤ 60mg)。

(3)虹膜睫状体炎:轻者可用扩瞳剂及肾上腺皮质激素类眼药水点眼。对严重影响视力的患儿,除局部注射激素外,需加用口服泼尼松。虹膜睫状体炎对泼尼松很敏感,剂量一般不宜过大。

3. DMARDs

(1)羟氯喹:剂量为 5~6mg/(kg·d),总量不超过 0.25g/d,分 1~2 次服用,疗程为 3 个月至 1 年。不良反应可有视网膜炎、白细胞计数减少、肌无力和肝功能损害。

(2)柳氮磺吡啶:剂量为 30~50mg/(kg·d),服药 1~2 个月即可起效。不良反应包括恶心、呕吐、皮疹、哮喘、贫血、骨髓抑制、中毒性肝炎和不育症等。

(3)甲氨蝶呤:剂量为 10~15mg/m^2,每周 1 次顿服,服药 3~12 周即可起效。甲氨蝶呤不良反应较轻,有不同程度胃肠道反应、一过性转氨酶升高、胃炎和口腔溃疡、贫血和粒细胞减少等。长期使用增加发生肿瘤的风险。

(4)来氟米特：用于年龄偏大的患儿，剂量为 10~15mg/d，常见的不良反应是腹泻、转氨酶升高、脱发、皮疹、白细胞下降和瘙痒等。

(5)环孢素 A：可单用，亦可与甲氨蝶呤配合使用，常用的剂量是 3~5mg/(kg·d)。不良反应包括齿龈增生、多毛症、肾功能不全和高血压。

(6)环磷酰胺：可用于合并严重肺间质病变的多关节型 JIA 患儿，应用剂量每次 300~400mg/m²，每月 1 次，可以配合其他免疫抑制剂，但需要注意药物不良反应，尤其肝功损害和骨髓抑制。

4. 生物制剂　用于治疗 JIA 效果良好。可能的风险包括结核感染、其他机会致病菌感染、肝炎及肿瘤的发生等，使用前需常规行结核菌素(PPD)试验、胸部 X 线和肝炎病毒抗体检测等。目前常用于少关节型和多关节型 JIA 的生物制剂如下：

(1)TNF 拮抗剂：TNF 受体抗体融合蛋白适用于关节症状比较明显的患儿，每次 0.4mg/kg，每周 2 次皮下注射。患儿经传统的标准治疗后反应不佳或不能耐受传统治疗，且处于病情活动期为英夫利西单抗治疗的适应证，每次 3~5mg/kg，缓慢静脉滴注，第 1 次注射后，第 2 次和第 3 次注射分别于第 2 及第 4 周进行，后续用药间隔视病情而定。英夫利西单抗治疗可达很好的临床疗效，并可抑制影像学进展，但该药为静脉使用，可能引起 1% 的患儿发生严重过敏反应。另外，反复用药后可能产生抗英夫利西单抗抗体，同时应用甲氨蝶呤可减少抗体产生。阿达木单抗已被国家药品监督管理局(NMPA)批准用于治疗 ≥4 岁的多关节型 JIA，患儿体重＜30kg 时 20mg/ 次，患儿体重 ≥30kg 时 40mg/ 次，每 2 周 1 次皮下注射。

(2)IL-6 拮抗剂：托珠单抗用于难治性全身型 JIA 有较好的疗效，静脉滴注，每次 8~12mg/kg，每 2 周 1 次。目前有研究认为，托珠单抗用于难治性多关节型 JIA 患儿可有效改善症状和体征。不良反应可能增加感染风险，其他如胃肠道症状、皮疹和头疼等。

(3)阿巴西普：是可溶性融合蛋白，通过与抗原提呈细胞表面 CD80 和 CD86 结合，阻止这些分子与其配体即 T 细胞表面的 CD28 结合，抑制 T 细胞的有效活化，对多关节型 JIA 有效，每次 10mg/kg，静脉滴注，第 1 次治疗后，第 2 次和第 3 次治疗分别于第 2 周及第 4 周进行，之后每 4 周接受 1 次治疗。

5. 小分子靶向药　国外的 JIA 临床研究数据表明，Janus 激酶(JAK)抑制剂用于治疗 JIA 的安全性比较可靠，且对疾病活动度、身体功能和 ACR 应答率均有所改善。

6. 中成药　白芍总苷作为免疫调节剂可用于治疗 JIA，有助于改善关节症状，同时亦有保护肝功能的作用。

(三) 少关节型 JIA 治疗方案

治疗方案仍采用 2011 年 ACR 提出的关于少关节型 JIA 的治疗指南。若对单一 NSAIDs 治疗效果不好或关节腔注射耐药，应考虑加用 DMARDs 如甲氨蝶呤或 TNF-α 拮抗剂。

(四) 多关节型治疗方案

2019 年 ACR 结合最新发表的相关数据，根据循证医学推荐意见分级的评估、制定及评价(GRADE)方法提出了关于非全身型多关节炎 JIA 患儿的治疗指南，其中的药物和非药物干预措施见表 23-5。激素的桥接治疗定义为短期疗程(＜3 个月)的口服激素，旨在

DMARDs 升级或生物制剂治疗初期快速控制疾病活动度,使用最短的持续时间和最低的剂量来控制症状。桥接治疗的持续时间主要由其他 DMARDs 或生物制剂治疗的起效时间来确定。甲氨蝶呤的试验性用药时间是 3 个月。指南中将存在下述一种或一种以上因素时被认为存在危险因素,RF 阳性,抗 CCP 抗体阳性,关节破坏。JIA 临床疾病活动度评估(cJADAS-10)>2.5,为中、高疾病活动度;JIA 临床疾病活动度评估 ≤ 2.5,且 ≥ 1 个关节存在关节炎(关节肿胀,或关节活动受限伴疼痛和 / 或压痛),为低疾病活动度。针对非全身型多关节炎 JIA 患儿治疗的总体建议中提出了关于 NSAIDs、DMARDs、关节腔内注射激素和生物制剂的应用建议,具体推荐内容见表 23-6 和表 23-7。

表 23-5　2019 年 ACR 制定的非全身型多关节型 JIA 患儿的干预措施

干预措施	类型
非甾体抗炎药	任何一种非甾体抗炎药
DMARDs	来氟米特,甲氨蝶呤,柳氮磺吡啶,非生物制剂 DMARDs 的三药联合(甲氨蝶呤、柳氮磺吡啶和羟氯喹)
生物制剂	
TNF 拮抗剂	阿达木单抗,依那西普,英夫利西单抗,戈利木单抗
非 TNF 拮抗剂	阿巴西普,托珠单抗,利妥昔单抗
糖皮质激素	
口服	任何一种
关节腔内注射	曲安奈德,己曲安奈德,醋酸甲泼尼龙
其他干预措施	物理治疗和作业治疗

注:ACR,美国风湿病学会;JIA,幼年特发性关节炎;DMARDs,改善病情抗风湿药;TNF,肿瘤坏死因子。

表 23-6　2019 年美国风湿病学会制定的活动性多关节型幼年特发性关节炎治疗总体推荐

推荐建议	推荐级别	证据级别
非甾体抗炎药		
非甾体抗炎药可作为一种辅助用药	条件性推荐	极低
改善病情抗风湿药		
甲氨蝶呤作为优于来氟米特和柳氮磺吡啶	条件性推荐	中(来氟米特)极低(柳氮磺吡啶)
皮下注射甲氨蝶呤优于口服	条件性推荐	极低
糖皮质激素		
关节腔内注射糖皮质激素可作为一种辅助治疗方法	条件性推荐	极低
关节腔内注射己曲安奈德优于曲安奈德	强烈推荐	中
在高、中疾病活动度患儿初始治疗或升级治疗过程中,可短期(<3 个月)口服糖皮质激素作为桥接治疗,桥接治疗应用于活动明显受限和 / 或伴有明显症状的患儿	条件性推荐	极低
不推荐在低疾病活动度患儿中采用口服糖皮质激素的桥接治疗	条件性不推荐	极低
不推荐在不考虑危险因素和疾病活动度的情况下加用长期低剂量糖皮质激素	强列不推荐	极低

推荐建议	推荐级别	证据级别
生物制剂		
建议将生物制剂(依那西普、阿达木单抗、戈利木单抗、阿巴西普或托珠单抗)与改善病情抗风湿药联合治疗,而非生物制剂单一疗法	条件性推荐	极低(依那西普、戈利木单抗) 低(阿巴西普、托珠单抗) 中(阿达木单抗)
推荐英夫利西单抗与改善病情抗风湿药联合治疗	强烈推荐	低
物理治疗和作业治疗		
对存在功能障碍或具有功能障碍危险因素的患儿进行物理治疗和/或作业治疗	条件性推荐	低(物理治疗) 极低(作业治疗)

表 23-7　2019 年 ACR 制定的活动性多关节型 JIA 初始及后续治疗推荐

推荐建议	推荐级别	证据级别
初始治疗(所有患儿)		
初始治疗加用一种 DMARDs 优于 NSAIDs 单药治疗	强烈推荐	中
在初始治疗中,甲氨蝶呤单药治疗优于 DMARDs 三药治疗	条件性推荐	低
无危险因素患儿		
初始治疗使用一种 DMARDs 优于生物制剂	条件性推荐	低
有危险因素患儿		
初始治疗使用一种 DMARDs 优于生物制剂。但在具有高风险关节(颈椎、腕和髋关节)受累、高疾病活动度和/或医师评估关节破坏具有高致残风险时,可优先使用生物治疗作为初始治疗	条件性推荐	低
序贯治疗		
低疾病活动度(cJADAS-10 ≤ 2.5 且 ≥ 1 个关节存在关节炎)		
接受 DMARDs 和/或生物制剂治疗		
升级治疗优于不升级治疗	条件性推荐	极低
升级治疗包括关节腔内注射糖皮质激素;增加 DMARDs 剂量,应用甲氨蝶呤,加用或更换生物制剂	条件性推荐	
中/高疾病活动度(cJADAS-10>2.5)		
如果患儿正在接受 DMARDs 单药治疗		
原有 DMARDs 治疗基础上加用一种生物制剂优于更换另一种 DMARDs	条件性推荐	低
原有 DMARDs 治疗基础上加用一种生物制剂优于三种 DMARDs 联合	条件性推荐	低
如果患儿正在接受第一种 TNF 拮抗剂(联合或未联合 DMARDs)		
原有生物制剂更换为非 TNF 拮抗剂(托珠单抗或阿巴西普)优于更换另一种 TNF 拮抗剂	条件性推荐	极低
如果患儿正在接受第二种生物制剂治疗		
应用 TNF 拮抗剂、阿巴西普或托珠单抗(根据初始应用生物制剂来选择)优于利妥昔单抗	条件性推荐	极低

注:ACR,美国风湿病学会;JIA,幼年特发性关节炎;DMARDs,改善病情抗风湿药;NSAIDs,非甾体抗炎药;cJADAS-10,幼年特发性关节炎临床疾病活动度评估;TNF,肿瘤坏死因子。

五、预后

大多数少关节型 JIA 患儿预后良好,但部分患儿病情易反复。最坏的预后是视力丧失,尤其是在早期即有明显的眼睛受累。其他后遗症包括双下肢不等长,其他关节受累,如颞下颌关节。约 30% 的多关节型 JIA 患儿可达到长期缓解,对称性关节及早期手部关节受累的患儿容易远期致残及预后较差。此类患儿最终身高受限,但较全身型患儿预后稍好。

幼年脊柱关节炎诊疗规范

【诊疗要点】

- 幼年 SpA 的主要症状是附着点炎,关节炎通常不对称,少关节,累及下肢大关节,可出现跗骨炎(足中部炎症)和髋关节炎,与成人比,儿童的外周关节受累多见,中轴关节受累少见,腰背痛很少见。
- 诊断标准参照 ILAR 对 ERA、PsA 和未分化关节炎的诊断标准。
- 治疗的目的在于控制炎症,缓解疼痛,保持良好的姿势和关节功能。选择治疗药物主要根据疾病活动关节数及是否出现骶髂关节炎决定。
- 引起幼年 SpA 不良预后的因素包括体重指数增加、踝关节炎、髋关节关节炎、骶髂炎及 HLA-B27 阳性。

SpA 是一组遗传异质性疾病,以关节炎、附着点炎及 HLA-B27 相关的遗传易感性基础上中轴关节受累为特点,包括强直性脊柱炎、PsA、反应性关节炎、炎性肠病性关节炎和未分化 SpA。SpA 可在儿童期起病,并延续到成人阶段,幼年 SpA 因此得名,是指在 16 岁以前发生的 SpA。随着 2001 年 ILAR 提出的 JIA 分类标准的广泛推广应用,幼年 SpA 的名称逐渐被取代,并归类于 ERA、PsA 和未分化关节炎。但关于使用 ILAR 分类或幼年 SpA 来定义这一组疾病一直在广泛讨论,而且新的命名未将炎性肠病性关节炎及反应性关节炎囊括其中。2019 年 PRINTO 关于 JIA 新诊断标准中,再次提出了附着点炎 /SpA 相关 JIA 的概念,定义为外周关节炎和附着点炎,或关节炎 / 附着点炎,加炎性腰背痛 ≥ 3 个月,伴影像学发现的骶髂关节炎,或关节炎或附着点炎,加下述条件中的 2 项:①骶髂关节压痛;②炎性腰背痛;③ HLA-B27 阳性;④急性(症状)前葡萄膜炎;⑤一级亲属 SpA 家族史;⑥男性大于 6 岁出现关节炎。这一新标准尚未得到广泛认可,故本文仍使用 ILAR 的 JIA 分类标准对 SpA 类疾病的诊疗规范进行阐述。

幼年 SpA 在我国的患病率尚不明确,国外资料对其患病率的估计也来源于 JIA 的数据,全世界 JIA 的患病率为 (7~400)/10 万,其中 ERA 和 PsA 占 2%~11%,每 10 万例儿童中有 0.28~88 例。

我国幼年 SpA 并不少见,但其规范化诊疗的普及依然欠缺,本文旨在规范幼年 SpA 的诊断方法、治疗时机及治疗方案,减少误诊和漏诊,以减少不可逆损伤的发生,改善患儿预后。

一、概述

根据 ILAR 诊断标准,ERA 是以肌腱附着点炎为主要特征,附着点又称起止点,是指韧带、肌腱、关节囊或筋膜与骨骼连接的部位,附着点炎症是指在附着点部位出现疼痛、肿胀及压痛。国内外的资料均表明,本病男性多发,男∶女为(6~9)∶1,以 8~15 岁儿童起病多见。PsA 是指一种影响皮肤和关节,并有相关关节外表现及合并症的免疫炎性疾病,患儿兼有关节炎和银屑病,无银屑病表现者需兼具以下至少两条:指(趾)炎、指甲凹陷(任何时间至少在一个或更多指甲上有 2 个凹面)或甲脱离、一级亲属有银屑病史。未分化关节炎是指不完全符合任何一型关节炎的诊断标准或剔除标准,或同时符合一型以上关节炎诊断标准。未分化关节炎中属于 SpA 范畴的类型是指同时符合附着点炎和 PsA 特点的关节炎。未分化关节炎占 JIA 的 1%~2%。

二、临床表现

幼年 SpA 主要的症状是附着点炎,关节炎通常不对称,少关节,累及下肢大关节,可出现跗骨炎(足中部炎症)和髋关节关节炎,与成人比,儿童的外周关节受累多见,中轴关节受累少见,腰背痛很少见,腰背痛对 SpA 预测价值较低。据报道,确诊后幼年 SpA 未干预的患儿在 15 个月发展为中轴关节炎,10 年后 2/3 患儿可发展为中轴关节炎。部分患儿可能逐渐进展为具有成人强直性脊柱炎典型特点的骶髂关节炎和脊柱炎。儿童骶髂关节炎和髋关节炎都是活动关节炎的表现,幼年 SpA 的共同表现还包括男性多见、下肢关节炎、肌腱附着性炎、肠道炎症、脊柱和骶髂关节炎症、症状性前葡萄膜炎、银屑病、指(趾)炎,可存在 HLA-B27 阳性。部分患儿会出现关节外症状。不同亚型的关节炎临床表现又有所不同。

1. ERA　附着点炎的好发部位包括足跟、跟腱、足背、足底、坐骨结节、胫骨粗隆、胸锁关节、骶髂关节和脊椎棘突等,表现为相应部位的疼痛和/或肿胀。关节炎以髋关节、膝关节、踝关节为著。表现为关节肿痛和活动受限,部分患儿有夜间痛,体检可见受累关节肿胀、触痛、活动受限。部分患儿可能逐渐进展为具有成人强直性脊柱炎典型特点的骶髂关节炎和脊柱炎。骶髂关节病变可于起病时发生,但多数于起病数月至数年后才出现,典型症状为下腰部疼痛,初为间歇性,数月或数年后转为持续性,疼痛可放射至臀部甚至大腿,体检可有骶髂关节压痛,"4"字征阳性。

随病情进展,腰椎受累时可致腰部活动受限,向前弯腰时腰部平直。严重者病变可波及胸椎和颈椎,使整个脊柱呈强直状态。当胸椎受累时,胸廓扩展受限,测定腰部前屈活动的方法为 Schober 试验,在髂后上棘连线中点与垂直向上 10cm 处及向下 5cm 处各作一标志,测定腰部前屈时两点间的距离,正常人前屈时此两点间距可长达至 20cm 以上(即增加 5cm 以上)。

ERA 可伴急性前葡萄膜炎,表现为急性红眼、眼痛,还可有全身症状如低热、乏力、食欲低下、消瘦等。

2. PsA　患儿兼有关节炎和银屑病,无银屑病表现者会有指(趾)炎、指甲异常、一级亲属有银屑病史。远端指(趾)间关节受累是 PsA 的特征性表现,早期累及手关节较足关节多见。临床表现为关节疼痛、红肿、晨僵,进一步发展可出现不同程度的功能障碍,甚至发生残毁。关节炎多为非对称性分布,大、小关节均可受累(大关节通常为膝关节和踝关节),典型症状为指(趾)炎,足趾较手指更为显著。少数可累及骶髂关节及脊柱。根据发病部位可将 PsA 分为外周关节炎型和中轴(脊柱)关节炎型,部分患儿可以外周和脊柱同时受累。15% 的 PsA 患儿可发生葡萄膜炎。本病有强烈的遗传倾向。

银屑病皮损是 PsA 与类风湿关节炎(RA)等炎症性关节病的重要区别点,另外,指(趾)甲改变是 PsA 的重要特征,80% 患儿有指(趾)甲病变,表现为甲床、甲基质病变,前者包括甲分离、甲下角化过度、裂片状出血和油斑改变,甲基质受累的特征性表现有点状凹陷、白甲、甲半月红斑和甲破碎。甲受累患儿出现关节受累的比例为 43%~70%,是 PsA 最强的预测因素。

三、辅助检查

1. ERA   80%~90% 的 ERA 患儿可检测到 HLA-B27,并有助于明确诊断,但 ERA 目前尚无特异性实验室检查手段。ESR 可轻度或显著增快,可伴轻度贫血。约 13% 的 ERA 患儿 RF 阳性,且阳性率随着年龄的增长而增加;约 5% 的 ERA 患儿抗 CCP 抗体阳性。ANA 可阳性。超声检查可鉴别附着点炎。早期骶髂关节炎 X 线表现有时很难确定,CT、MRI 分辨率高,有利于发现骶髂关节轻微的变化,适于骶髂关节炎的早期诊断。

2. PsA   PsA 患儿的 ESR、CRP、血小板计数可能轻度升高,可有轻度贫血。约 50% 的患儿 ANA 阳性。RF 检测为阴性。影像学检查早期 PsA 以骨髓水肿和附着点炎、腱鞘滑膜炎、滑囊炎、软组织水肿为主要表现,进展期或残毁型关节炎以骨质侵蚀、骨赘、骨桥形成或韧带钙化、关节畸形为主要表现。对 SpA 型 PsA,建议选择 MRI 进行骶髂关节和脊柱检查;外周关节炎型 PsA,可选择 X 线、超声和 / 或 MRI 检查;超声和 MRI 更有助于附着点炎、指(趾)炎等炎症性病变的发现和评估。

四、诊断

ILAR 制定的 PsA、ERA、未分化关节炎的诊断标准见表 23-8。

表 23-8   国际风湿病联盟制定的银屑病关节炎、附着点炎相关关节炎、未分化关节炎的诊断标准

疾病	分类标准	排除标准
银屑病关节炎	关节炎合并银屑病,或关节炎合并以下至少 2 项:①指(趾)炎;②指甲凹陷(任何时间至少在一个或更多指甲上有 2 个凹面)或甲脱离;③一级亲属患银屑病	(1)大于 6 岁、人类白细胞抗原 -B27 阳性的男性关节炎患儿 (2)患强直性脊柱炎、附着点炎相关的关节炎、伴炎症性肠病的骶髂关节炎、瑞特综合征或急性前葡萄膜炎,或一级亲属中有上述疾病之一 (3)至少 2 次类风湿因子 IgM 阳性,2 次间隔至少 3 个月

续表

疾病	分类标准	排除标准
附着点炎相关关节炎	关节炎和附着点炎症，或关节炎或附着点炎症伴以下至少 2 项：①骶髂关节压痛或炎症性腰骶部疼痛，或既往有上述疾病；②人类白细胞抗原 -B27 阳性；③6 岁以后发病的男性关节炎患儿；④急性症状性前葡萄膜炎；⑤一级亲属中有强直性脊柱炎、与附着点炎相关的关节炎、伴炎症性肠病的骶髂关节炎、瑞特综合征或急性前葡萄膜炎病史	(1)患银屑病或患儿一级亲属有银屑病病史 (2)至少两次类风湿因子 IgM 阳性，2 次间隔至少 3 个月 (3)有全身型幼年特发性关节炎的表现
未分化关节炎	不符合上述任何一项或符合上述 2 项或 2 项以上标准的关节炎	

五、治疗

治疗的目的在于控制炎症，缓解疼痛，保持良好的姿势和关节功能。患儿宜睡木板床或硬床垫，避免睡高枕。加强功能锻炼及体育活动，以改善姿势和增强腰肌力量。

药物治疗：NSAIDs 中的双氯芬酸较常用，对减轻疼痛、缓解关节肿胀有较好的作用。若患儿胃肠道对 NSAIDs 难以耐受，可以选用环氧化酶 2 抑制剂（塞来昔布）。DMARDs 包括甲氨蝶呤、柳氮磺吡啶等。炎症明显者可短期加用口服激素。生物制剂包括 TNF 拮抗剂，如依那西普或阿达木单抗等。在 2019 年 ACR 对本病的诊疗建议中，强烈推荐早期加用 TNF-α 拮抗剂。新近的研究表明，IL-17 拮抗剂司库奇尤单抗在成年 SpA 患者中已得到肯定的疗效，在儿童的应用尚在研究中。IL-12/23 拮抗剂乌司奴单抗在儿童 SpA 的治疗中亦有较好的应用前景。

治疗药物的选择主要是根据疾病活动关节数以及是否出现骶髂关节炎决定，推荐 4 个以下的疾病活动关节可用 NSAIDs 和甲氨蝶呤，可加用关节腔注射；5 个以上的疾病活动关节，将 NSAIDs 和甲氨蝶呤作为初始治疗，合并骶髂关节炎的患儿建议加用生物制剂治疗。对合并肠病、葡萄膜炎患儿，单抗类 TNF-α 拮抗剂优于受体融合蛋白类 TNF-α 拮抗剂。

PsA 的治疗与少关节型 JIA 的治疗相似；局限性关节受累的患儿对关节腔内注射激素反应较好。甲氨蝶呤对银屑病皮肤及关节损害有效。对难治性 PsA 患儿，建议应用 TNF-α 拮抗剂，可显著减少骨破坏。通常不选用口服激素。

六、预后

据文献报道，约 20% 的幼年 SpA 患儿在治疗 5 年后达到临床缓解，引起幼年 SpA 不良预后的因素包括体重指数增加、踝关节炎、髋关节炎、骶髂炎、HLA-B27 阳性。

全身型幼年特发性关节炎合并巨噬细胞活化综合征诊疗规范

【诊疗要点】

- MAS 是一种有潜在生命危险的风湿性疾病严重并发症,可以并发于各种风湿性疾病,但最常并发于全身型 JIA。
- 弛张高热或稽留热,伴持续性风团样皮疹,是最常见的临床表现。此外,合并肝、脾、淋巴结肿大,脑、心脏、呼吸及肾脏等多脏器功能损害是活动期 MAS 突出临床表现。
- 实验室检查主要为铁蛋白、甘油三酯、天冬氨酸转移酶升高;血小板计数及纤维蛋白原下降;其中铁蛋白升高为必备条件,满足其他 2 条或 2 条以上实验室指标可诊断 MAS。
- 诊断标准经历了从 2002 年至 2016 年欧洲抗风湿病联盟 /ACR/PRINTO 制定的 MAS 分类标准变迁,需除外其他导致噬血细胞综合征的疾病,在诊断全身型 JIA 及其他风湿病基础上伴相应实验室指标异常,可确诊 MAS。
- 确诊 MAS 后应依据临床及实验室表现,评估疾病活动性及脏器受累程度。
- 根据上述评估结果,选择全身性治疗及随诊评估方案,及时调整治疗。
- 早期识别、早期诊断、早期治疗,及时进行阶段性评估,调整治疗方案,可明显改善 MAS 的预后。

MAS 是一种有潜在生命危险的风湿性疾病严重并发症,可并发于各种风湿性疾病,但最常并发于全身型 JIA。引起 MAS 的原因目前尚不清楚,可能与患儿自身免疫细胞功能紊乱有关。MAS 的发病机制亦未完全明确,T 淋巴细胞和分化完好的巨噬细胞的增生与过度活化是 MAS 的发病基础,其持续的过度增生可以造成细胞因子如 TNF-α、IL-1、IL-6 短期内瀑布样释放,进而出现 MAS 的临床特征和实验室指标变化。此外,遗传背景和炎症反应在本病的发生中亦发挥重要作用。全身型 JIA 患儿中 MAS 的患病率约为 10%,而亚临床 MAS 患儿比率则可达 40%。有报道显示,全身型 JIA 并发的 MAS 的病死率为 8%~22%。

我国全身型 JIA 合并 MAS 的患病率虽然不高,但该病由于早期临床症状不典型,漏诊及误诊率高,规范化诊疗的普及依然欠缺。本文旨在规范儿童风湿病继发 MAS 的诊断方法、治疗时机及治疗方案,以减少误诊和漏诊;对患儿的短期与长期治疗及护理方案给予建议,以降低严重并发症的发生率,改善患儿预后。

一、临床表现

1. 病程　全身型 JIA 是一种异质性疾病,起病时全身非特异性症状突出,以高炎症状态为主;可能缺乏典型关节炎及"热出疹出、热退疹退"的临床特点,后期可能出现上述临床表现伴或不伴骨侵蚀的影像学改变。该病的自然病程表现为三种形式,即单峰型、多峰型及持续进展型,其中单峰型临床表现异质性最为显著,具有自限性,临床误诊和漏诊率最高。

2. 症状

(1)发热:持续高热常是 MAS 的首发症状,稽留热为主要表现形式,但亦有表现为全身型 JIA 高活动性时的弛张热。

(2)皮疹:持续不退的充血性"荨麻疹"样皮疹,是该病急性起病期的主要表现之一,多与发热并行,是全身高炎症反应、血管炎表现的重要特点之一。少数患儿皮疹可融合成片,不易消退,重症病例可表现为"红皮病"样皮疹或斯 - 琼综合征(Stevens-Johnson syndrome,SJS)。进展期 MAS 患儿皮肤黏膜易出血,可表现为紫癜、易损伤、黏膜出血,消化道出血,亦可能出现弥散性血管内凝血(DIC)。

(3)肝、脾及淋巴结肿大:肿大具体程度不同;肝功能急剧恶化,可表现为恶心、呕吐、黄疸及肝酶在短期内迅速升高,并可出现肝脏其他代谢功能紊乱。

(4)中枢神经系统功能障碍:可以有嗜睡、烦躁、定向力障碍、头痛、抽搐、昏迷,重症患儿可出现脑疝。

(5)合并多系统损害及脏器功能异常:可出现心功能不全、血压下降;肾功能损害、肝功能异常、高胆红素血症等;合并肺损害时,重症可出现急性呼吸窘迫综合征(ARDS)、呼吸衰竭表现。

该病临床表现差异很大,可非常严重,由于脑、心脏、呼吸及肾脏等多脏器功能衰竭而危及生命,亦可仅表现为持续发热,不伴有显著多系统受累,病程可迁延反复。

二、实验室检查

1. 末梢血细胞减低　可表现为白细胞计数减低,贫血,血小板计数减低,累及血细胞一系或三系。

2. 血清肝酶增高　丙氨酸转移酶、天冬氨酸转移酶、谷氨酰转肽酶等均可增高,以天冬氨酸转移酶升高更明显,其特点为短期快速增高,可出现于数小时内;部分患儿可出现总胆红素升高,以直接胆红素升高为主。

3. 凝血功能异常　可有凝血酶原时间、活化部分凝血活酶时间延长,纤维蛋白原降低,纤维蛋白(原)降解产物增加,D- 二聚体增高。

4. 血液生化的改变　可有甘油三酯、乳酸脱氢酶增高,尤其乳酸脱氢酶升高迅速且程度较高;其他肌酶也可不同程度增高;钠离子、白蛋白减低。

5. ESR 可迅速降低　这可能由血液纤维蛋白原降低所致,与全身高炎症状态不匹配。

6. 血清铁蛋白增高　是本病特点之一,增高程度往往达数千甚至上万,大量研究结果表明,血清铁蛋白增高可作为评价 MAS 病情活动性的指标。

7. 组织病理学特征　可以在骨髓穿刺活检、淋巴结活检或肝脾活检时发现分化完好且极度增生活跃的噬血细胞。但并不是所有患儿均可发现,尤其在疾病早期。骨髓细胞学检查早期可表现为反应性组织细胞增生,后期出现可吞噬红细胞、血小板、有核细胞的噬血细胞。骨髓细胞学检查虽然不是诊断的必备条件,但如果发现噬血细胞,则对诊断有非常重要的意义。

三、影像学检查

MAS 的影像学改变取决于脏器受累程度和范围,需结合病例特点综合考虑。如出现心脏电生理异常,心脏血流动力学改变,头颅 MRI 可能出现脑水肿或脑疝、肺部影像学改变以肺水肿、通气及含气不良为主要改变等,需严格与该系统原发性疾病影像学改变相鉴别。

四、诊断及鉴别诊断

MAS 是一种威胁生命的并发症,故早期诊断及快速和有效的治疗是抢救生命的关键。MAS 的诊断既往参考 2002 年和 2005 年的 Ravelli 诊疗方案。2016 年欧洲抗风湿病联盟 /ACR 和 PRINTO 提出了全身型 JIA 合并 MAS 的分类标准,目前临床主要参考 2016 年 MAS 的诊断标准,具体如下:①铁蛋白>684ng/ml;②血小板计数 $\leq 181 \times 10^9$/L;③天冬氨酸转移酶>48U/L;④甘油三酯>1.76mmol/L(156mg/dl);⑤纤维蛋白原 ≤ 3.6g/L。

诊断条件:确诊或疑似全身型 JIA 的发热患儿,符合以上条件可以诊断为 MAS,第 1 条为必备条件,第 2~5 条满条足任意 2 条或 2 条以上(实验室指标异常需除外免疫性血小板减少、传染性肝炎、内脏利什曼病或家族性高脂血症等疾病)。

五、治疗

MAS 是儿童风湿免疫病的一种危重并发症,有报道死亡率达 8%~22%,早期诊断、积极治疗可以极大改善预后。

全身型 JIA 合并 MAS 时,应根据系统症状的严重程度、疾病活动性、预后不良因素和有无并发 MAS,基于治疗安全性、有效性、耐受性、依从性,制定个体化治疗方案。

一般治疗包括:卧床休息、避免感染,合理制定饮食结构,避免或减少接触致敏原。同时注意液体摄入量和滴速,必要时予抗感染、对症支持治疗。在稳定内环境的基础上,加强原发病的药物治疗。

目前常用的药物治疗方案:

1. NSAIDs 有助控制发热等全身症状、减轻关节疼痛和炎症。常用 NSAIDs 包括:布洛芬 30~40mg/(kg·d),分 3~4 次口服,用于 6 个月以上儿童;双氯芬酸 1~3mg/(kg·d),分 3 次口服,用于 6 个月以上儿童;萘普生 10~15mg/(kg·d),分 2 次口服,用于 2 岁以上儿童。应注意不能同时服用 2 种及以上 NSAIDs 药物。NSAIDs 不能阻止关节病变进展,不建议长期使用,并关注其肝肾毒性作用,少数患儿可能因不当应用 NSAIDs 诱发或加重 MAS(NSAIDs 具体治疗方案参见"全身型幼年特发性关节炎诊疗规范")。

2. 激素 静脉应用激素是治疗 MAS 的首选治疗方法,常需大剂量甲泼尼龙冲击治疗,剂量为 30mg/(kg·d),一般最大剂量为 1g/d,连用 3~5 天后改为口服。足量口服泼尼松剂量为 2mg/(kg·d),全天最大剂量为泼尼松 60mg、甲泼尼龙 48mg,足量激素治疗有效,口服时间一般不超过 4~6 周。如病情需要,可以重复应用大剂量甲泼尼龙冲击,控制炎症反应,减少全身性大量口服激素治疗对患儿的不良反应。

大剂量甲泼尼龙冲击时,可能造成心脏传导功能异常、血压增高、高眼压等症状,需要在治疗过程中监测生命体征。

3. 环孢素 A　激素耐药者要应用环孢素 A 治疗。有报道,环孢素 A 治疗重症 MAS,有的患儿在 12~24 小时出现明显的临床及实验室检查指标的改善。其通过抑制巨噬细胞和 T 细胞而达到治疗 MAS 的有效作用,故亦有学者将其定为治疗 MAS 的一线药物。常用剂量为 2~8mg/(kg·d),急性期以静脉用药为佳,一旦病情控制,即改为口服治疗,应用本药时需监测血药浓度。

4. 生物制剂　生物制剂是全身型 JIA 治疗的重要药物,以 IL-1 拮抗剂(阿那白滞素)和 IL-6 拮抗剂(托珠单抗)为主,早期、合理使用生物制剂有助于减停激素。因国内尚无 IL-1 拮抗剂上市,目前主要使用 IL-6 拮抗剂(托珠单抗)。针对全身炎症反应轻、关节炎为主的全身型 JIA 患儿,亦可选择使用 TNF-α 拮抗剂。2013 年 ACR 提出,全身型 JIA 合并 MAS 的首选治疗是激素、钙调磷酸酶抑制剂和生物制剂阿那白滞素。针对恢复期患儿,若存在激素减量困难和 / 或高活动度关节炎时,可参考全身型 JIA 生物制剂的治疗方案。

5. 其他治疗　其他治疗还有静脉注射免疫球蛋白(IVIG),应用依托泊苷及血浆置换,但报道较少,作用尚不确定。

六、预后

全身型 JIA 合并 MAS 的预后,关键取决于早期治疗的时机,及时、有效的病情活动性监测是减少重症及死亡的主要影响因素。合并 MAS 的患儿,治疗达标率低于单一全身型 JIA。对有活动性全身表现的全身型 JIA,需每周进行疗效评估;对病情好转,但全身炎症反应较重的患儿,至少每半个月随访 1 次;疾病控制达缓解状态后,评估频率可 4~6 周不等。达到治疗目标后,尝试减少治疗频次或剂量,直至停药。规律随诊,动态评估病情变化,调整治疗方案,精细化、个体化治疗方案在慢性病管理方面很重要。应加强对全身型 JIA 患儿的长期管理,针对满 18 岁者,建议将就诊信息转至成人风湿病专科医院。

执　　笔:黄新翔　张俊梅　邓江红　檀晓华

审　　校:李彩凤

撰写小组:王永福　郑朝晖　黄艳艳

24 风湿热诊疗规范

【诊疗要点】

- 学龄儿童及青少年出现游走性、多发性关节痛,环形红斑、皮下结节,体检心脏听诊发现杂音,前驱有上呼吸道感染,实验室检测炎症指标升高,ASO 阳性,咽拭子培养阳性或抗 DNA 酶 -B 阳性,超声心动图提示心脏炎症,应高度怀疑风湿热。
- Jones 诊断标准经历了从 1992—2015 年的变迁。2015 年新的 Jones 诊断标准增加了对低风险人群和中高风险人群的定义,区分了两者临床表现的差异。另外,将多普勒超声心动图作为诊断心脏受累的工具。所有确诊和疑似风湿热的病例都应进行多普勒超声心动图检查。
- 一旦确诊风湿热,应用抗生素消灭链球菌感染灶,并抗风湿治疗,迅速控制关节炎、心脏炎、舞蹈病等临床症状。治疗并发症和合并症,改善预后。
- 对于有风湿热史或已患风湿性心脏病者,需要长期、持续地应用有效抗生素,预防风湿热再发。

风湿热是一种因 A 族链球菌(group A streptococcus, GAS)咽部感染后反复发作的急性或慢性的全身结缔组织炎症,主要累及关节、心脏、皮肤和皮下组织,偶可累及中枢神经系统、血管、浆膜及肺、肾等内脏器官。该病具有多种临床表现,以关节炎和心脏炎为主,也可伴有发热、皮疹、皮下结节、边缘性红斑、舞蹈病等。本病发作呈自限性,风湿热反复或严重发作后常遗留轻重不等的心脏损害,导致永久性心脏瓣膜损伤和风湿性心脏病(rheumatic heart disease)。

本病多发于冬春阴雨季节,寒冷和潮湿是重要的诱因。任何年龄均可发病,最常见人群是 5~15 岁的儿童和青少年,3 岁以内的婴幼儿极少见。男女患病率大致相等。流行病学研究显示,A 族乙型溶血性链球菌感染与风湿热密切相关,并且感染途径也至关重要,链球菌咽部感染是本病发病的必要条件。A 族乙型溶血性链球菌的感染往往与社会经济因素相关,居室过于拥挤、营养低下和医药缺乏有利于链球菌繁殖和传播,多构成本病的流行。不同国家、地区的发病率差异较大,发病率较高的地区包括中东、亚洲、东欧和澳大利亚[(10~350)/(10 万人·年)],发病率较低的地区包括美国和西欧[(0.5~3)/(10 万人·年)]。

20 世纪中期世界各国风湿热发病率明显下降,尤其是发达国家,但其仍是导致发展中国家心血管疾病和死亡的重要因素。

在中国,风湿热虽然并不少见,但其规范化诊断和治疗依然落后于其他风湿性疾病。中国医师协会风湿免疫科医师分会风湿热协作组在借鉴国内外诊治经验和指南的基础上,制定了本诊疗规范,旨在规范风湿热的诊断方法、治疗时机及治疗方案,对患者的短期与长期治疗给予建议,以减少不可逆损伤的发生,改善预后。

一、临床表现

1. 前驱症状   在典型症状出现前 1~6 周,常有咽喉炎或扁桃体炎等上呼吸道链球菌感染表现,如发热、咽痛、颌下淋巴结肿大、咳嗽等症状。50%~70% 的患者有不规则发热,轻、中度发热较常见,亦可有高热。脉率加快,大量出汗,往往与体温不成比例。但发热无诊断特异性,并且临床上超过半数患者因前驱症状轻微或短暂而忽视此现病史。

2. 典型表现   风湿热有 5 个主要表现,即游走性多发性关节炎、心脏炎、皮下结节、环形红斑、舞蹈病,这些表现可以单独出现或合并出现,并可产生许多临床亚型。单纯的皮肤和皮下组织的表现不常见,通常只发生在已有关节炎、舞蹈病或心脏炎的患者中。

(1)关节炎:是最常见的典型表现。呈游走性、多发性关节炎,以膝、踝、肘、腕、肩等大关节受累为主,局部可有红、肿、热、疼痛和压痛,可伴有渗出,但无化脓。关节疼痛通常在 2 周内消退,发作后无遗留变形,但常反复发作,症状可在气候变冷或阴雨天出现或加重,水杨酸制剂对缓解关节症状疗效颇佳。轻症及不典型病例可呈单关节或寡关节、少关节受累,或累及一些不常见的关节如髋关节、指关节、下颌关节、胸锁关节、胸肋间关节,后者常被误认为心脏炎症状。

(2)心脏炎:表现为运动后心悸、气短、心前区不适。二尖瓣炎时,可有心尖区高调、收缩期吹风样杂音或短促低调舒张中期杂音(Carey Coombs 杂音)。主动脉瓣炎时,在心底部可听到舒张中期柔和吹风样杂音。窦性心动过速(入睡后心率仍 > 100 次 /min)常是心脏炎的早期表现,心率与体温升高不成比例,水杨酸类药物可使体温下降,但心率未必恢复正常。心包炎多为轻度,超声心动图可发现心包积液。心脏炎严重时,可出现充血性心力衰竭;心脏炎可以单独出现,也可与其他症状同时出现。在初次发病的有关节炎的风湿热患者中,大约 50% 有心脏炎。大约 50% 心脏受累的成年患者,其心脏损害在更晚时才被发现。

(3)环形红斑:发生率为 6%~25%。皮疹为淡红色环状红斑,中央苍白,时隐时现,骤起,数小时或 1~2 天消退,分布在四肢近端和躯干。常在 GAS 感染后较晚期才出现。

(4)皮下结节:为稍硬、无痛性小结节,位于关节伸侧的皮下组织,尤其是肘、膝、腕、枕或胸腰椎棘突处,与皮肤无粘连,表面皮肤无红肿等炎症改变,常与心脏炎同时出现,是风湿活动的表现之一,发生率为 2%~16%。

(5)舞蹈病:常发生于 4~7 岁儿童。这是一种无目的、不自主的躯干或肢体动作,面部可表现为挤眉眨眼、摇头转颈、努嘴伸舌,肢体表现为伸直或屈曲、内收或外展、旋前或旋后等无节律的交替动作,激动兴奋时加重,睡眠时消失,情绪常不稳定,需与其他神经系统的舞蹈症相鉴别。国内外报道,发生率为 3%~30%。

(6)其他：多汗、鼻出血、瘀斑、腹痛也不少见。发生肾损害时,尿中可出现红细胞及蛋白。肺炎、胸膜炎、脑炎近年已少见。

二、辅助检查

1. 常规化验　包括血、尿、便常规、肝肾功能、血糖、电解质、血脂、心肌酶、红细胞沉降率(ESR)、C 反应蛋白(CRP)等。急性期 ESR 和 CRP 阳性率较高,可达 80%。但来诊较晚或迁延型风湿热,ESR 增快的阳性率仅 60% 左右,CRP 阳性率可下降至 25% 或更低。血清糖蛋白电泳 α_1 及 α_2 增高可达 70%,较前二者敏感。

2. 链球菌感染指标　咽拭子培养阳性率在 20%~25%;抗链球菌溶血素"O"(ASO)滴度超过 1:400 为阳性,在感染后 2 周左右出现,以往急性风湿热患者 ASO 阳性率在 75% 以上,但由于近年来抗生素的广泛应用及因临床表现不典型而造成取材延误,ASO 的阳性率已低至 50%;抗 DNA 酶 -B 阳性率在 80% 以上,两者联合阳性率可提高到 90%。以上检查只能证实患者在近期内有 GAS 感染,不能提示体内是否存在 GAS 感染诱发的自身免疫反应。

3. 免疫学检查　非特异性免疫指标如免疫球蛋白(IgM、IgG)、循环免疫复合物(CIC)和补体 C3 增高占 50%~60%。抗心肌抗体(AHRA)用间接免疫荧光法和酶联免疫吸附试验(ELISA)测定阳性率分别为 48.3% 和 70%。抗 A 族链球菌菌壁多糖抗体(ASP)阳性率为 70%~80%,外周血淋巴细胞促凝血活性试验(PCA)阳性率在 80% 以上,后者有较高的灵敏度和特异度。肿瘤坏死因子(TNF)α、血清白介素(sIL)2 受体参与急性风湿热的发病过程,在急性风湿热活动期显著增高,治疗后明显下降,并且静止期其血清浓度较对照组增高,有望成为监测风湿活动和观察药物疗效的指标。

4. 心电图及影像学检查　对风湿性心脏炎有较大意义。风湿性心脏炎的心电图可表现为窦性心动过速、P-R 间期延长和各种心律失常等改变。超声心动图可发现早期、轻症心脏炎以及亚临床型心脏炎,对轻度心包积液较敏感。心肌核素检查(ECT)可显示轻症及亚临床型心肌炎。

三、风湿热分类诊断标准

1. 典型的风湿热　风湿热临床表现多种多样,迄今尚无特异性的诊断方法,此前临床上多沿用美国心脏协会(American Heart Association, AHA)1992 年修订的 Jones 诊断标准(表 24-1),2015 年 AHA 再次对 Jones 诊断标准进行了修订(表 24-2)。该标准主要依靠临床表现,辅以实验室检查。最新的标准将超声心动图和多普勒彩色血流图作为心脏炎的诊断工具,此外,将总体人群发病风险分为低风险人群和中高风险人群,单发性关节炎或多发性关节痛是中高风险人群的主要标准之一。新的标准提高了风湿热诊断的特异性,尤其是在风湿热罕见的低风险人群。需要说明的是,目前临床上最常用的还是 1992 年 Jones 诊断标准,该标准只能指导诊断,不意味着它是"金标准"。

表 24-1　1992 年修订的 Jones 诊断标准

主要表现	次要表现	链球菌感染证据
1. 心脏炎 　(1)杂音 　(2)心脏增大 　(3)心包炎 　(4)充血性心力衰竭	1. 发热 2. 关节痛 3. 急性期反应物（CRP、ESR）升高 4. 心电图　PR 或 QT 间期延长	1. 咽喉拭子培养溶血性链球菌阳性 2. 快速链球菌抗原试验阳性 3. ASO 滴度或抗 DNA 酶 -B 升高
2. 多发性关节炎		
3. 舞蹈症		
4. 环形红斑		
5. 皮下结节		

注：如有前驱的链球菌感染证据，并有 2 项主要表现或 1 项主要表现加 2 项次要表现者，高度提示可能为急性风湿热。如关节炎已列为主要表现，则关节痛不能作为 1 项次要表现；如心脏炎已列为主要表现，则心电图不能作为 1 项次要表现。

表 24-2　2015 年修订的 Jones 诊断标准

A 所有患者必须具备前驱的 GAS 感染证据 [a]	
初发风湿热	2 项主要表现或 1 项主要表现加 2 项次要表现
复发风湿热	2 项主要表现或 1 项主要表现加 2 项次要表现或 3 项次要表现

B 主要表现	
低风险人群 [b]	**中高风险人群**
1. 心脏炎（临床或亚临床上）[c]	1. 心脏炎（临床或亚临床上）
2. 关节炎（必须为多发性关节炎）	2. 关节炎
3. 舞蹈病	1）单发性关节炎或多发性关节炎
4. 环形红斑	2）多发性关节痛 [d]
5. 皮下结节	3. 舞蹈病
	4. 环形红斑
	5. 皮下结节

C 次要表现	
低风险人群	**中高风险人群**
1. 多关节痛	1. 单关节痛
2. 发热 ≥38.5℃	2. 发热 ≥38.0℃
3. ESR ≥60mm/h 和 / 或 CRP ≥3.0mg/dl	3. ESR ≥30mm/h 和 / 或 CRP ≥3.0mg/dl
4. 心电图　年龄调整后的 PR 间期延长 [e]	4. 心电图　年龄调整后的 PR 间期延长

注：[a] 前驱的 GAS 感染证据是指：① ASO 滴度或抗 DNA 酶 -B 升高；②咽喉拭子培养溶血性链球菌阳性；③快速链球菌抗原试验阳性。满足以上任何一条即可。[b] 低风险人群是指风湿热的发病率在学龄儿童（5~14 岁）中小于 2/（10 万人·年），或所有风湿性心脏病患病率小于 1/（1 000 人·年）。[c] 临床心脏炎是指听诊提示二尖瓣和主动脉瓣反流杂音。亚临床心脏炎是指瓣膜区听诊无反流杂音但超声心动图提示有心脏瓣膜炎。[d] 关节表现不能同时列为主要表现和次要表现。[e] 如心脏炎已列为主要表现，则心电图表现不能作为 1 项次要表现。

但对以下 3 种情况,又找不到风湿热病因者,可不必严格遵循上述诊断标准,即:①以舞蹈病为唯一临床表现者;②隐匿发病或缓慢发生的心脏炎;③有风湿热史或现患风湿性心脏病,当再感染 A 族链球菌时,有风湿热复发高度危险者。

2. 世界卫生组织(WHO)2002—2003 年修订标准 针对近年发现的问题,2002—2003 年 WHO 在 1965 年及 1984 年诊断标准基础上对其进行修订。新标准最大的特点是对风湿热分类地提出诊断标准,有关主要和次要临床表现,沿用 1992 年修订 Jones 诊断标准的内容,但对链球菌感染的前驱期作了 45 天的明确规定,并增加了猩红热作为链球菌感染证据之一(表 24-3)。

表 24-3　2002—2003 年 WHO 风湿热和风湿性心脏病诊断标准

初发风湿热[a]	2 项主要表现或 1 项主要及 2 项次要表现加上前驱的 GAS 感染证据
复发性风湿热不患有风湿性心脏病[b]	2 项主要表现或 1 项主要及 2 项次要表现加上前驱的 GAS 感染证据
复发性风湿热患有风湿性心脏病	2 项次要表现加上前驱的 GAS 感染证据[c]
慢性风湿性心瓣膜病(患者第一时间表现为单纯二尖瓣狭窄或复合性二尖瓣病和/或主动脉瓣病)[d]	不需要风湿热任何标准即可诊断风湿性心脏病
主要表现	心脏炎、多关节炎、舞蹈病、环形红斑、皮下结节
次要表现	临床表现:发热、多关节痛 实验室:急性期反应物升高(ESR 或白细胞数) 心电图:P-R 间期延长
近 45 天内有支持前驱链球菌感染的证据	ASO 或风湿热链球菌抗体升高,咽拭子培养阳性或 A 族链球菌抗原快速试验阳性或新近患猩红热

注:[a] 患者可能有多关节炎(或仅有多关节痛或单关节炎)以及有数项(3 个或 3 个以上)次要表现,联合有近期 A 族链球菌感染证据。其中有些病例后来发展为风湿热,一旦风湿热诊断被排除,应慎重把这些病例视作"可能风湿热",建议进行继发预防。这些患者需予以密切追踪和定期检查其心脏情况。这尤其适用于高发地区和易患年龄患者。[b] 感染性心内膜炎必须被排除。[c] 有些复发性病例可能不满足这些标准。[d] 先天性心脏病应予排除。

对比 1992 年修订的 Jones 标准,2002—2003 年 WHO 标准由于对风湿热作出了分类诊断,实现了如下的改变:①对伴有风湿性心脏病的复发性风湿热的诊断明显放宽,只需具有 2 项次要表现及前驱链球菌感染证据即可确立诊断;②对隐匿发病的风湿性心脏炎和舞蹈病也放宽,不需要有其他主要表现,即使前驱链球菌感染证据缺如,也可作出诊断;③对多关节炎、多关节痛或单关节炎可能发展为风湿热给予重视,以避免误诊及漏诊。

在一些情况下,出现部分风湿热临床表现,但尚达不到诊断标准,可归为"可能风湿热",如只出现一项主要或一项次要表现,或者无前驱的 GAS 感染证据。此时,临床医师需要仔细的询问病史和体检,必要时需要重复检查超声心动图。

风湿热的许多临床表现是非特异的,需要与众多疾病鉴别:①类风湿关节炎:与本病的区别是关节炎呈持续性,伴晨僵,类风湿因子效价升高,骨及关节损害明显。②反应性关节炎：有肠道或泌尿道感染史，以下肢关节炎为主。伴肌腱端炎、腰痛、人类白细胞抗原（HLA）-B27 阳性。③结核感染过敏性关节炎［结核性风湿症，又称"蓬塞综合征"（Poncet syndrome）］：有结核感染史，结核菌素皮试阳性，非甾体抗炎药疗效不佳，抗结核治疗有效。④亚急性感染性心内膜炎：有进行性贫血、瘀斑、脾大、栓塞、血培养阳性；上述疾病易与风湿热混淆，容易造成误诊，排除性诊断是确诊风湿热的一个不可缺少的诊断步骤。

四、治疗方案及原则

治疗原则包括如下四个方面：去除病因，消灭链球菌感染灶；抗风湿治疗，迅速控制关节炎、心脏炎、舞蹈病等临床症状；治疗并发症和合并症，改善预后；实施个别化处理原则。

1. 一般治疗　注意保暖，避免劳累和受刺激。风湿热急性发作时要绝对卧床休息，无心肌炎者卧床休息 2~3 周，有心肌炎者应延长卧床时间，待体温正常、心动过速控制、心电图改善后，继续卧床休息 3~4 周后恢复活动。饮食上应采取少量多餐，多摄取清淡、高蛋白、高糖饮食来维持足够的营养，以对抗发热和感染。

2. 抗生素应用　目的是消除咽部链球菌感染，避免风湿热反复发作或迁延不愈。需要强调的是，单纯 ASO 滴度升高 1:800 无须治疗。迄今为止，青霉素仍被公认为是杀灭链球菌最有效药物。对初发链球菌感染，体重在 10kg 以下者可肌内注射青霉素 45 万 U/次，体重在 10~20kg 者剂量为 60 万 U/次，体重在 20kg 以上者剂量为 120 万 U/次，每 3 周 1 次。对于无法肌内注射者，可口服青霉素 V，儿童为 15mg/kg（最大剂量为 500mg），成人为 500mg，2 次/d，疗程为 10 天。对再发风湿热或风湿性心脏病的预防用药可视病情而定。如青霉素过敏，可改用头孢菌素类或大环内酯类抗生素和阿奇霉素等。

3. 抗风湿治疗　对于单纯关节受累者，首选非甾体抗炎药，常用阿司匹林，开始剂量成人为 3~4g/d，小儿为 80~100mg/(kg·d)，分 3~4 次口服。亦可用其他非甾体抗炎药。单纯关节炎治疗疗程为 6~8 周。对于已发生心脏炎者，一般采用糖皮质激素治疗，常用泼尼松，开始剂量成人为 30~40mg/d，小儿为 1.0~1.5mg/(kg·d)，分 3~4 次口服，病情缓解后减量至 10~15mg/d 维持治疗。为防止停用激素后出现反跳现象，可于停用激素前 2 周或更早一些时间加用阿司匹林，待激素停用 2~3 周后才停用阿司匹林。有心包炎、心脏炎并急性心力衰竭者可静脉注射地塞米松 5~10mg/d 或静脉滴注氢化可的松 200mg/d，至病情改善后改口服糖皮质激素治疗。心脏炎使用激素治疗的疗程最少为 12 周，如病情迁延，应根据临床表现及实验室检查结果，延长疗程至病情完全恢复为止。舞蹈病患者尽量避免强光噪声刺激；治疗上首选丙戊酸，该药无效或严重舞蹈病如瘫痪的患者，可应用卡马西平治疗；其他多巴胺受体拮抗药物（如氟哌啶醇）也可能有效。

4. 并发症的预防和治疗　在治疗过程中或风湿热反复活动时，防止出现肺部感染、心功能不全、高脂血症等疾病。应及时处理各种并发症，如心功能不全，可予小剂量洋地黄、利尿剂，感染时及时有效选择抗菌药物。对当合并心房颤动时，在排除中度及以上的二尖瓣狭窄及机械性瓣膜后，可使用非维生素 K 拮抗剂口服抗凝血剂；对于中度及以上二尖瓣狭窄伴心房颤动患者，选择维生素 K 拮抗剂口服抗凝药物（如华法林）。对于严重的心脏瓣膜狭窄或反流者，可通过介入或手术方法修补或置换瓣膜。

五、预防

1. 初发预防（一级预防）　是指对致病因素或危险因素采取措施,预防疾病的发生。包括改善居住环境,提高卫生条件,积极预防上呼吸道感染等。对高风险和易感人群接种抗链球菌疫苗以预防链球菌的感染。对儿童(包括 4 岁以上的儿童)、青年、成人,有发热、咽喉痛拟诊上呼吸道链球菌感染者,为避免其诱发风湿热,给予青霉素或其他有效抗生素治疗。青霉素过敏者,可选用磺胺类、头孢菌素、红霉素、阿奇霉素等治疗。

2. 再发预防（二级预防）　是指对有风湿热史或已患风湿性心脏病者持续应用有效抗生素,避免 GAS 侵入而诱发风湿热再发。复发多于前次发病后 5 年内发生,故再发预防不论有无遗留瓣膜病变,应在初次风湿热发病后开始施行,目的是避免风湿热再发,防止心脏损害加重。应视病情肌内注射长效青霉素,体重在 20kg 以下者剂量为每次 60 万 U,体重在 20kg 以上者剂量为每次 120 万 U,每 3 周 1 次,至链球菌感染不再反复发作后,可改为每 4 周肌内注射 1 次。对青霉素过敏或耐药者,可改用红霉素 0.25g、每日 4 次或罗红霉素 150mg、每日 2 次,疗程为 10 天;或用林可霉素、头孢类或喹诺酮类亦可。二级预防的期限及超声心动图复查频率应视风湿热发作次数、有无心脏受累及其严重程度而定。对于无心脏受累的患者,预防期限至少 5 年,或至 21 岁,并在第 1、3、5 年复查 1 次超声心动图。对于有过心脏炎患者,二级预防至少为 10 年,根据轻、中、重度心脏炎,分别至 21、35 或 40 岁,其间分别每 2 年、1 年、半年复查 1 次超声心动图。

六、预后

约 70% 的急性风湿热患者可在 2~3 个月内恢复。急性期心脏受累者,如不及时、合理地治疗,可发生心脏瓣膜病。

执　笔:古洁若　林智明　肖　敏
审　校:杨娉婷
撰写组成员:王友莲　李　龙

25 结缔组织病相关肺动脉高压诊疗规范

【诊疗要点】

- 结缔组织病（connective tissue disease，CTD）是动脉型肺动脉高压（pulmonary arterial hypertention，PAH）的主要病因之一（约占 1/4）。在我国，系统性红斑狼疮、原发性干燥综合征及系统性硬化症分别为最常见的三种 CTD-PAH。
- PAH 无特异临床表现，早期症状隐匿。临床医师应有意识地对高危 CTD 患者进行 PAH 筛查，争取早期诊断、早期治疗。
- 超声心动图是 PAH 的初筛手段，任何疑诊 PAH 的患者均应完善。右心导管检查（right heart catheterization，RHC）为诊断"金标准"：在海平面、静息状态下，RHC 测得肺动脉平均压（mPAP）≥ 25mmHg，肺动脉楔压（PAWP）≤ 15mmHg，肺血管阻力（PVR）> 3WU 可诊断 PAH。同时，应完善 WHO 心脏功能评估、6 分钟步行试验、BNP 或 NT-proBNP、心脏超声等检查以明确 PAH 危险分层。初诊患者还应完善肺/肺血管相关评估除外其他类型肺高压。
- CTD-PAH 的治疗目标是原发病和 PAH 的"双重达标"。
- CTD-PAH 为有病因的 PAH，应积极追求 CTD 病情的持续缓解。强化免疫抑制治疗为主要原则，免疫抑制剂以环磷酰胺为首选。具体患者应根据其具体疾病类型、疾病活动程度、其他脏器受累等综合判断，拟定个体化治疗方案。
- CTD-PAH 患者的靶向药物治疗应根据 PAH 危险分层来决定起始单药还是联合治疗，并在规律随访过程中调整方案，以尽快实现低风险状态并长期维持。PAH 患者减停靶向药物须谨慎。

肺动脉高压（pulmonary hypertension，PH）是结缔组织病（connective tissue disease，CTD）的严重并发症之一。其中，第一大类 PH，即动脉型肺动脉高压（pulmonary arterial hypertension，PAH）最为常见，其起病隐匿，临床表现缺乏特异性，早期诊断困难，治疗效果不佳。尽管目前治疗手段已经得到极大的改进，PAH 仍然是 CTD 患者死亡的重要因素之一，因此得到风湿学界越来越多的重视。

近年来，PAH 领域研究进展迅速，多项国际及国内高质量临床研究提供更多循证医学证据,诊疗指南也持续更新。为增强临床医师对 CTD-PAH 的认识,中华医学会风湿病学分会撰写了此诊疗规范,旨在提倡 CTD-PAH 早期筛查、早期诊断和早期干预,以及如何进行患者随访与管理,帮助改善 CTD-PAH 患者长期预后。

一、CTD-PAH 患病率及危险因素

PAH 在 CTD 患者群体中平均发病率约为 4.2%,且多种常见结缔组织病均可发病,包括系统性硬化症(systemic sclerosis,SSc)、混合性结缔组织病(mixed connective tissue disease,MCTD)、系统性红斑狼疮(systemic lupus erythematosus,SLE)、原发性干燥综合征(primary Sjögren syndrome,pSS)、炎性肌病(idiopathic inflammatory myositis,IIM)、成人斯蒂尔病(adult-onset Still disease,AOSD)等。尽管国际上的研究显示,SSc-PAH 为 CTD-PAH 的主要人群,占比约 68%,但亚洲及我国的研究发现 SLE 及 pSS 为我国最常见的两种 CTD-PAH。

1. 系统性红斑狼疮 中国系统性红斑狼疮研究协作组(Chinese Systemic lupus erythematosus Treatment and Research Group,CSTAR)的研究数据显示,约 3.89% 的 SLE 患者合并 PAH。基于我国庞大的 SLE 人群数目,SLE-PAH 患者占据了所有 CTD-PAH 中近 50% 的比例,为我国最常见的 CTD-PAH 亚型。我国多中心 SLE-PAH 的队列研究显示,浆膜炎、抗 RNP 抗体阳性、肺功能提示一氧化碳弥散量(carbon monoxide diffusing capacity,DLCO)小于预计值的 70% 为 SLE 患者罹患 PAH 的独立危险因素,有上述危险因素的 SLE 患者应在随访过程中警惕 PAH 的出现。

2. 原发性干燥综合征 亚洲及中国 CTD-PAH 人群的第二常见亚型,在所有 CTD-PAH 中约占 19%。干燥患者并发 PAH 的比例约为 0.22%,但由于干燥基数人群大,因而不容忽视。基于我国多中心 pSS-PAH 的队列研究显示,抗 RNP 抗体、抗 SSB 抗体阳性、干燥起病年龄小为 pSS 患者并发 PAH 的独立危险因素,此类 pSS 患者应在随访过程中警惕 PAH 的出现。

3. 系统性硬化症 患病率最高的 CTD-PAH 亚型,不同研究结果不同,SSc 人群中 PAH 患病率为 7.7%~18.8%。然而,SSc 患病率显著低于其他常见 CTD,因此 SSc-PAH 患病总体人数少于 SLE 及 pSS-PAH。SSc 患者已被国际上公认为 PAH 的高危人群,临床上推荐使用"DETECT 软件"评估罹患 PAH 的风险。尤其当患者具有毛细血管扩张、血清 NT-proBNP 及尿酸升高、心电图提示电轴右偏时,应进行超声心动图做肺动脉压力初步评估。

二、临床表现与体征

PAH 的典型临床表现和病程相关:①与既往相比活动耐量减低,多为 PAH 早期表现,但因进展缓慢易被患者忽视;② PAH 患者就诊时最常见的症状为活动后气促,可伴有胸闷、胸痛、咳嗽等,提示 PAH 已进展出相关症状;③剧烈活动时可出现头晕、黑矇、晕厥等,往往提示 PAH 程度较重,已引起心输出量不足的相关症状;④当肺动脉压力持续升高至右心无法代偿时,患者可出现右心衰竭的症状,如下肢水肿、腹胀、食欲缺乏等。

PAH 临床最常见的体征为肺动脉压力升高引起的第二心音亢进,以及三尖瓣关闭不全

引起三尖瓣区收缩期杂音。查体时出现上述体征的患者应注意筛查PH,但需注意并非所有患者均出现上述体征。其他体征往往与临床症状相对应,如出现右心衰竭时,可发现颈静脉充盈、肝大、下肢水肿、多浆膜腔积液等。

三、早期筛查与诊断

(一) CTD 患者的 PAH 早期筛查

CTD-PAH 患者早期缺乏特异性的临床症状,且 CTD 疾病本身亦可出现乏力等类似表现,容易掩盖 PAH 相关症状。既往研究发现,40%~73%CTD-PAH 患者确诊时,病情已经进展至 WHO 心功能Ⅲ~Ⅳ级。欧洲 DETECT 研究发现,通过对具有 PAH 高危因素的患者进行规律 PAH 筛查,能够有效地早期识别并诊断 PAH 患者,提高确诊时 WHO 心功能Ⅰ~Ⅱ级的患者比例,从而改善其长期预后。因而,临床医师应注意识别 PAH 高危因素,强化 PAH 早期筛查,在尚无明显症状的亚临床期诊断出潜在的 PAH,争取实现 PAH 早期诊断:①对于 SSc/MCTD 等 PAH 高危患者群体,应每年常规进行超声心动图筛查;②对于 SLE/pSS 患者群体,如具有前文所述 PAH 高危因素,除每次就诊时追问是否有相应症状,亦应定期行超声心动图筛查。

(二) PAH 的筛查手段

疑诊 CTD-PAH 的患者,应首先进行超声心动图、心电图及胸部 X 线等评估,以初步判定 PAH 的可能性。若结果高度提示 PAH,则行右心导管以确诊。

1. 超声心动图 目前国际及国内指南均推荐将静息状态下经胸超声心动图检查作为筛查 PAH 的主要方法。根据静息状态下超声心动图测量的三尖瓣反流峰值流速初步估测肺动脉收缩压(在无右室流出道梗阻的情况下,肺动脉收缩压≈右室收缩压≈4× 三尖瓣反流峰值流速 ^{2}+ 右房压);同时,结合超声其他指标共同评估 PAH 的可能性(表 25-1,表 25-2)。

表 25-1 可疑 PAH 患者超声心动图诊断 PAH 的可能性

三尖瓣反流峰值流速 /(m·s^{-1})	存在其他支持 PAH 的超声心动图征象	PAH 的可能性
≤2.8 或测不出	无	低
≤2.8 或测不出	有	中
2.9~3.4	无	中
2.9~3.4	有	高
>3.4	不需要	高

表 25-2 其他支持 PAH 的超声心动图征象

A 心室 [a]	B 肺动脉 [a]	C 下腔静脉和右心房 [a]
右心室 / 左心室内径比>1.0	多普勒右室流出道加速时间<105ms 和 / 或收缩中期切迹	下腔静脉直径>21mm 伴吸气时塌陷(深吸气时塌陷率<50% 或平静呼吸时塌陷<20%)
室间隔扁平(收缩期和 / 或舒张期左室偏心指数>1.1)	舒张早期肺动脉反流速度>2.2m/s	收缩末期右心房面积>18cm²
	主肺动脉直径>25mm	

注：[a] 至少满足 A、B、C 三类指标中的两项，方可说明存在支持 PAH 的超声心动图征象。

2. 胸部 X 线片 / 心电图　胸部 X 线片及心电图是最简单易行的检查，且相对超声的主观性而言，可更客观评估 PAH 的存在。PAH 患者典型胸部 X 线表现为肺动脉段凸出及中心肺动脉扩张，这些表现对于早期患者往往不具备(胸部 X 线片可正常)，所以有可能漏诊。PAH 患者典型心电图表现包括肺性 P 波、QRS 电轴右偏、右心室肥厚、右束支传导阻滞、QTc 间期延长等。

(三) PAH 患者的 CTD 病因筛查

对于就诊心内科、呼吸科的 PAH 患者，应积极筛查 CTD。既往研究提示在动脉型肺动脉高压人群中，CTD-PAH 占 25%。因此，对于所有诊断 PAH 患者，均应常规进行 CTD 筛查，包括详细询问病史，有无关节肿痛、雷诺现象、紫癜样皮疹、口腔溃疡、脱发、光过敏、口眼干、腮腺肿大、牙齿脱落等症状，仔细体格检查，有无腊肠指、指端溃疡、蝶形红斑、猖獗性龋齿、镜面舌等体征，同时送检抗核抗体、抗 dsDNA 抗体、抗 ENA 抗体、抗磷脂抗体等。不同 CTD-PAH 的临床表现特点、治疗策略及预后均有不同，应请风湿免疫科医师参与协助鉴别诊断，明确 CTD 类型并进行原发病病情评估，从而拟定更准确的治疗方案。

四、诊断及鉴别诊断

疑诊 CTD-PAH 的患者经初步筛查支持 PAH 诊断后，应尽早完善右心导管检查(right heart catheterization，RHC)，必要时完善肺功能、肺通气灌注显像、CT 肺动脉造影等检查进行准确诊断分类(图 25-1)。RHC 不仅是确诊 PAH 的"金标准"，也是进行鉴别诊断、评估病情和进行相关临床研究必不可少的手段。

(一) 诊断标准

根据 2015 年 ESC/ERS 指南，PAH 的定义为：在海平面、静息状态下，RHC 测得肺动脉平均压(mPAP)≥25mmHg，肺动脉楔压(PAWP)≤15mmHg，肺血管阻力(PVR)>3WU。2018 年，第 6 届世界肺动脉高压大会(WSPH)发布 PAH 新的定义，将 mPAP 临界值下调，即满足 mPAP>20mmHg 可诊断为肺动脉高压(PAWP、PVR 不变)，这使得 PAH 能够更早得到诊断。2021 年的中国肺动脉高压诊断及治疗指南(中华医学会呼吸病学分会肺栓塞与肺血管疾病学组、中国医师协会呼吸医师分会肺栓塞与肺血管病工作委员会等提出)并没有采纳相关更改,仍以 mPAP ≥ 25mmHg 作为诊断标准;但对于 CTD-PAH 患者而言,mPAP 临界值降低可能会利于实现早期筛查、早期干预,建议适当增加筛查频率,密切观察疾病进展程度。但需知,该类患者(mPAP 21~24mmHg)能否在 PAH 特异性治疗中获益有待进一步临床研究证实。

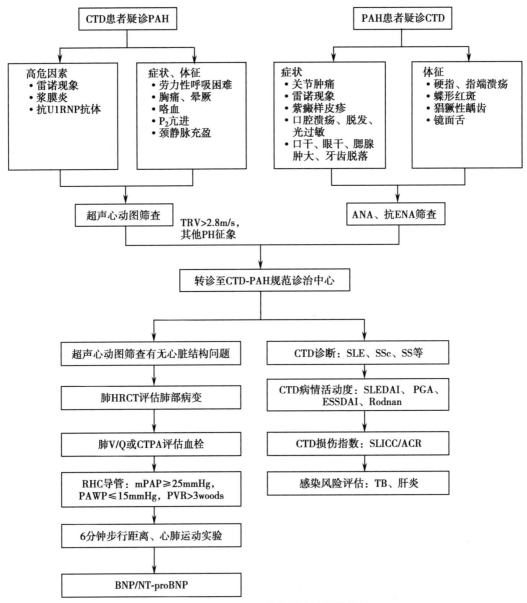

图 25-1 CTD-PAH 筛查及病情评估流程

(二) 鉴别诊断

CTD 相关 PH 并不仅限于 PAH,应注意鉴别可能存在或并发其他导致 PH 的病因,包括左心疾病、呼吸系统疾病和 / 或低氧、肺动脉阻塞性疾病等相关因素（表 25-3）。

表 25-3　第六届世界肺动脉高压会议（WSPH）肺高压临床诊断分类

1 动脉型肺动脉高压（PAH）	3 肺病和 / 或缺氧导致的 PH
1.1 特发性 PAH	3.1 阻塞性肺疾病
1.2 急性肺血管扩张试验阳性 PAH	3.2 限制性肺疾病 [a]
1.3 遗传性 PAH	3.3 其他混合性限制 / 阻塞性肺疾病
1.4 药物和毒物相关性 PAH	3.4 缺氧但不合并肺疾病
1.5 相关因素	3.5 肺发育异常性疾病
1.5.1 结缔组织病 [a]	**4 肺动脉阻塞导致的 PH [a]**
1.5.2 HIV 感染	
1.5.3 门静脉高压	4.1 慢性血栓栓塞性肺高血压
1.5.4 先天性心脏病	4.2 其他肺动脉阻塞性病变
1.5.5 血吸虫病	
1.6 肺静脉 / 肺毛细血管受累 PAH（PVOD/PCH）	
1.7 新生儿持续性肺高血压（PPHN）	
2 左心疾病导致的 PH [a]	**5 未知因素导致的 PH**
2.1 射血分数保留心力衰竭导致的 PH	5.1 溶血性疾病
2.2 射血分数降低心力衰竭导致的 PH	5.2 系统性疾病
2.3 心脏瓣膜病	5.3 其他
2.4 先天性毛细血管后阻塞性病变	5.4 复杂先天性心脏病

注：[a] 可由 CTD 引起的 PH 亚型。

1. 研究显示有 12%SSc-PH 患者继发于左心疾病，并且均通过 RHC 证实存在毛细血管后 PH（即 PAWP>15mmHg），潜在的可能原因包括心肌纤维化所致左心功能不全等。

2. 少数 CTD 患者因出现瓣膜病变导致 PH，如无菌性心内膜炎、二尖瓣或主动脉瓣大量反流，超声心动图或者经食管超声心动图多能明确提示。

3. 肺间质病变（ILD）是 CTD 常见的并发症之一，特别是 SSc、炎性肌病等。肺间质的病变导致肺毛细血管床受损，缺氧诱导毛细血管重塑，从而造成 ILD-PH。在肺通气功能筛查 PAH 时出现通气功能障碍提示此类 PH，进一步行胸部高分辨率 CT 多能明确。

4. CTD 患者是静脉血栓栓塞事件的高危人群，特别是合并抗磷脂抗体阳性患者。抗磷脂抗体阳性亦是急性肺栓塞转变为慢性血栓栓塞性肺动脉高压（chronic thromboembolic pulmonary hypertension，CTEPH）的重要危险因素之一。因此，对于 CTD 发生 PH 患者，推荐采用核素肺通气 / 灌注显像进行筛查，如结果阴性可除外 CTEPH，而肺动脉 CTA 阴性不能作为除外 CTEPH 的依据；如核素肺通气 / 灌注显像提示 CTEPH，肺动脉造影则可作为确诊或除外 CTEPH 的依据。

5. 其他　CTD 亦可合并肺动脉狭窄、肺小静脉闭塞病等特殊情况，但临床非常少见。

另外，还需注意的是，CTD 患者可能出现 PAH 与其他类别 PH 同时存在的情况，如存在先天性心脏病等结构异常、门静脉高压等，更需要多学科协作明确诊断。

五、CTD-PAH 的病情评估

确诊 CTD-PAH 的患者应进行病情的全面评估,从而获得病情的严重程度和可逆性的整体判断,以指导相应治疗策略的选择。针对 CTD,根据不同疾病类型进行疾病活动度及损伤程度评估;针对 PAH,应当评估 WHO 心功能分级、运动耐量、血清生化标记物、超声心动图及血流动力学指标等,并进行危险等级分层,以便在随访过程中根据危险分层酌情调整治疗方案。

(一) CTD 的评估

针对 CTD 的评估,首先需要确定原发病是否活动,脏器受累是否存在可逆性,应针对不同风湿病进行全面评估。CTD 病情活动性的评估目前主要依据各 CTD 公认的整体活动性评估体系和针对主要受累器官的评分方法,如 SSc 的皮肤改良 Rodnan 评分、系统性红斑狼疮疾病活动指数(SLEDAI)、不列颠群岛狼疮评估组评分(BILAG)和 SS 的欧洲抗风湿病联盟疾病活动度指数(ESSDAI)。临床医师的整体评估(PGA)往往是风湿科医师最终的评判,通常 PGA<1 分表示 CTD 病情处于临床相对缓解状态,而 PGA 评分增加 0.3 分提示病情有活动表现。

(二) PAH 的评估

因目前尚无单独指标能准确判断 PAH 病情和评估预后,故需综合多个临床指标进行评估。最近几年,PAH 预后危险分层理念已经深入人心,国际多项前瞻性多中心队列研究均已证实,危险分层量表能够很好地预测 PAH 患者的转归,并且该量表被研究证实同样适用于 CTD-PAH 患者群体。2018 年 WSPH 大会上提出简化版 PAH 危险分层表格(表 25-4),因其更贴近于临床应用而被推荐使用。CTD-PAH 患者在规律随访过程中,应不断修订其风险等级并据此调整治疗方案,争取让患者尽早达到低危风险层,从而改善其长期预后。

表 25-4　简化版 PAH 危险分层

	预后决定因素		低危	中危	高危
A	WHO 心功能分级		I、II	III	IV
B	6min 步行距离 /m		>440	165~440	<165
C	血浆 BNP/(ng·L^{-1})		<50	50~300	>300
	NT-proBNP 水平 /(ng·L^{-1})		<300	300~1 400	>1 400
	或 RAP/mmHg		<8	8~14	>14
D	血流动力学指标	CI/(L·min^{-1}·m^{-2})	≥2.5	2.0~2.4	<2.0
		SvO$_2$	>65%	60%~65%	<60%

注:评判标准,A、B、C、D 四个标准综合分析。低危,至少符合三项低危标准且不具有高危标准;高危,符合两项高危标准,其中包括心脏指数(CI)或 SvO$_2$;中危,不属于低危和高危者均属于中危。低、中、高危患者 1 年预期死亡率分别为 <5%、5%~10%、>10%。

1. 运动耐量评估　所有 PAH 患者均应完成 WHO 心功能分级及 6 分钟步行实验,是 PAH 患者评估病情严重程度和预测生存的重要指标,而治疗前后的功能分级变化也是评估疗效的主要指标。① WHO 心功能具体分级(表 25-5),其与 NYHA 心功能分级类似,但增加晕厥等右心衰竭征;② 6 分钟步行实验通过对患者在规定时间内尽最大努力可步行的距离(6MWD)来评估患者的活动耐量。其结果受多种因素影响,包括性别、年龄、身高、体重、并发症、需氧量、认知水平、积极性以及有无下肢关节受损等、其与 BORG 呼吸困难指数联合用于评估 PAH 的心肺功能和尽力程度。

表 25-5　WHO 心功能分级

分级	分级标准
Ⅰ级	患者体力活动不受限,日常体力活动不会导致呼吸困难、乏力、胸痛或接近晕厥
Ⅱ级	患者体力活动轻度受限,休息时无不适,但日常体力活动会出现呼吸困难、乏力、胸痛或接近晕厥
Ⅲ级	患者体力活动明显受限,休息时无不适,但低于日常体力活动会出现呼吸困难、乏力、胸痛或接近晕厥
Ⅳ级	患者不能进行任何体力活动,存在右心衰竭征象,休息时可出现呼吸困难或乏力,任何体力活动均可加重症状

2. 血清学评估　包括 BNP 及 NT-proBNP,其已广泛用于评价右心功能、PAH 危险分层和评价预后。BNP 及 NT-proBNP 水平升高为 PAH 预后不良的重要因素,水平降低则提示 PAH 病情好转。研究表明 BNP 与 PAH 血流动力学指标关系更紧密,而 NT-proBNP 则更好地用于 PAH 患者的预后评估。与 BNP 相比,NT-proBNP 水平受患者年龄、肾功能影响较大。

3. 超声心动图评估　不仅为 PAH 初筛手段,同时可通过右室面积变化分数(FAC%)、三尖瓣环收缩期位移(TAPSE),三尖瓣环右室壁组织速度等来评估右室功能,通过右房面积、右室径线及右室壁厚度等来评估心脏的大小。因此,超声心动图可成为随访过程中的评估工具。需特别强调的是,单纯根据三尖瓣反流速度估计的肺动脉压力与 PAH 严重程度之间无确切相关性,临床需要结合其他指标评估。此外,超声心动图可协助除外存在先天性心脏病(如室间隔缺损、动脉导管未闭)及左心相关疾病(如二尖瓣狭窄、重度反流)等导致的肺动脉高压。

4. 血流动力学评估　RHC 是最为可靠的评估 PAH 严重程度的方法。其测得的右房压(RAP)升高、心输出量(CO)下降、PVR 升高和混合静脉血氧饱和度(SvO_2)降低均提示 PAH 病情进展,预后不佳。但因其为有创性操作,难以在随访过程规律复查。建议在出现 PAH 规律治疗反应不佳或长期维持低危拟减靶向药物前等情况下,复查 RHC 有效地评判 PAH 病情变化,以辅助决定是否已达到治疗目标或仍需加强治疗。

5. 心脏磁共振 / 心肺运动试验　心脏磁共振(MR)为目前评价右心大小、形态和功能的 "金标准",且具有较高的可重复性。心肺运动试验是一项客观、定量评价心肺储备功能的重要检查项目,可以用于评估 PAH 患者的治疗效果和判断预后。有条件的诊疗中心可根据实际情况进行评估。

虽然危险分层为目前 PAH 的首推评估方式,但临床医师需意识到任何危险分层量表都具有局限性。由于大多数队列研究缺乏系统收集的数据(如超声心动图、心脏磁共振等),所以相关指标在预后评估中是缺乏的,并不代表它们与预后不相关。此外,与疾病严重程度密切相关的咯血、肺动脉瘤样扩张及心律失常等也未列入表中,但临床医师需知这些并发症的危险性。

六、治疗方案及原则

CTD-PAH 治疗原则是早期、个体化治疗,最大程度地延缓疾病进展、降低器官损害,最终延长患者生存期,提高生活质量,改善预后。治疗目标应是 CTD 和 PAH "双重达标"(图 25-2)。

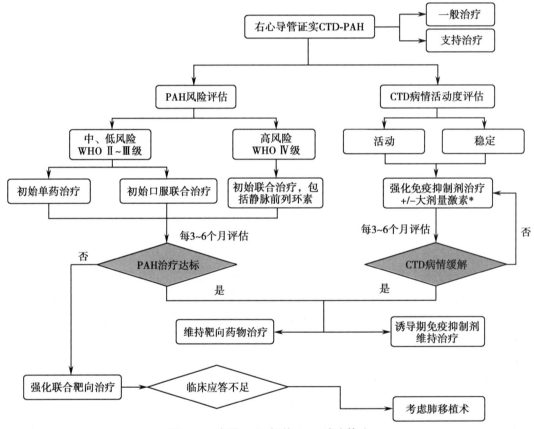

图 25-2　中国 CTD 相关 PAH 诊疗策略

*强化免疫抑制治疗为一线免疫抑制剂,如环磷酰胺、吗替麦考酚酯、硫唑嘌呤、钙调蛋白抑制剂。

(一) 一般性治疗及日常注意事项

1. 严格避孕　PAH 患者妊娠期病死率显著升高,CTD 患者多数为育龄期女性,应嘱患者严格避孕。考虑到含有性激素的避孕药物存在增加血栓形成且诱发原发病活动的风险,通常推荐工具避孕的方式。若妊娠期间被确诊 CTD-PAH,最好在孕 22 周前终止妊娠,选择继续妊娠者,必须转至有诊治能力的 CTD-PAH 诊治中心进行全面评估和密切随诊。

2. 康复锻炼 病情相对稳定的 CTD-PAH 患者应进行适度运动和康复训练,有助于提高运动耐量、心肺功能和改善生活质量。建议在有经验的心脏或呼吸病中心接受康复训练,运动以不引起明显气短、眩晕、胸痛为宜。

3. 预防感染 CTD 患者固有的免疫异常和长期使用免疫抑制剂,令其成为感染的高危人群。需重视 PAH 患者感染的风险,建议患者日常注意防护,避免感染;同时应平衡免疫抑制治疗的强度并定期进行流感疫苗、肺炎疫苗及其他灭活疫苗的接种。

4. 心理支持 CTD-PAH 患者易产生不同程度的焦虑和 / 或抑郁状态,应充分考虑并评估患者的精神心理状态,鼓励家属给予心理支持,教育患者及家属应坚定治疗信心,避免悲观和放弃治疗的情绪,积极配合诊治。必要时请专科医师进行干预和疏导。

5. 出行 对于心功能 WHO Ⅲ~Ⅳ级或者动脉血气氧分压<60mmHg 的患者应当避免缺氧条件的旅行(如海拔>1 500~2 000m 的高原、飞行、潜水)。

(二) 基础治疗

1. 利尿 CTD-PAH 患者出现失代偿右心衰竭往往合并水钠潴留,表现为中心静脉压升高、肝淤血、腹水和外周水肿,利尿剂可有效改善上述症状。常用利尿剂包括袢利尿剂和醛固酮受体拮抗剂。应用利尿剂时应监测肾功能和血生化指标,避免出现电解质紊乱和血容量下降引起的肾前性肾功能不全。临床中对容量不足,尤其 RHC 测定右心房压力偏低,超声心动图提示左心室严重受压且血压偏低的患者,应谨慎使用利尿剂。

2. 吸氧 有研究证实,对于 PAH 患者,长期氧疗有助于降低肺动脉平均压力和肺血管阻力,当外周血氧饱和度<91% 或动脉血氧分压<60mmHg 时建议吸氧,使动脉血气氧分压维持在 60mmHg 以上。

3. 地高辛 地高辛可增加心脏收缩力,改善 PAH 患者心输出量,控制心室率,但长期疗效尚不清楚。心力衰竭程度较重的患者可酌情考虑使用。

4. 铁剂 铁缺乏在 PAH 患者中较为普遍,尤其是 CTD-PAH 患者,其可使 CTD-PAH 患者运动耐量下降,病死率增加。铁缺乏的病因考虑 PAH 存在铁代谢障碍,同时长期慢性炎症也是重要原因之一,严重患者会出现缺铁性贫血。建议在随诊过程中常规监测,必要时应用补铁药物纠正。

5. 抗凝 口服抗凝治疗在 CTD-PAH 的风险 - 获益比尚不明确,应根据患者血栓风险程度评估后制定抗凝策略。通常 CTD 患者合并抗磷脂抗体阳性,或者核素肺通气 / 灌注显像结果提示存在中、高度可疑肺栓塞等情况,建议口服维生素 K 拮抗剂药物长期抗凝,国际标准化比值(INR)目标为 2.0~3.0。新型口服抗凝药在 CTD-PAH 中的疗效尚不明确。

6. 钙通道阻滞剂 只有急性血管反应试验阳性的特发性 PAH 患者才可能从钙通道阻滞剂(calcium channel blockers,CCBs)治疗中获益,而试验阳性的 CTD-PAH 患者接受 CCBs 治疗获益情况不明确;如应用 CCBs 需每 3 个月评估治疗反应,对疗效不佳的患者应尽快转至 PAH 靶向药物治疗。

(三) 针对 CTD 的治疗

不同于特发性肺动脉高压,CTD-PAH 被认为是一种"有病因"的肺动脉高压,是原发病累及肺血管的一种表现。因此,在靶向药物"对症"降低肺动脉高压的同时或之前,针对原发病的"对因"治疗为重中之重。原发病的控制,不仅可以防止肺动脉高压的继续进展,甚至有可能"逆转"肺动脉高压。

1. 治疗目标 应积极追求 CTD 病情缓解。总体以 PGA<1 分表示 CTD 处于临床缓解状态。以三种常见 CTD 为例:① SLE 低疾病活动度,SLE 活动度评分(SLEDAI-2K)≤ 4 分,BILAG 各系统评分为 C/D/E 级,PGA<1 分,泼尼松剂量每天 ≤7.5mg,未使用免疫抑制剂;SLE 缓解,SLEDAI 为 0 分,PGA<0.5 分,仅服用抗疟疾药物。②pSS 低疾病活动度,SS 欧洲抗风湿病联盟疾病活动度指数(ESSDAI)<4 分;pSS 治疗反应目标,ESSDAI 分数降低 ≥3 分。③SSc,虽无确切的活动性评估体系,但短期内无进展性皮肤、肺部纤维化病变或血管病变(指端溃疡、PAH)可作为治疗目标。

2. 治疗方案 强化免疫抑制治疗有助于 CTD-PAH 病情改善。应根据 CTD 类型、疾病活动度、病程、受累器官及严重程度制订个体化的免疫抑制方案。与 IPAH 相比,CTD-PAH 治疗更为复杂,在治疗 PAH 同时还需积极控制 CTD 病情,进而实现"双重达标",方能改善远期预后,提高患者生活质量。

判断原发病是否活动为治疗的第一步。①若原发病活动明显或者有明确的其他重要脏器受累,应根据原发病的治疗原则制订方案。②若原发病存在活动证据(如 SLE 患者补体减低、抗 ds-DNA 明显升高或 pSS 患者紫癜明显、IgG 升高等),但除 PAH 之外无其他脏器严重受累,亦应积极免疫抑制治疗。既往研究发现,在 SLE、pSS 及 MCTD-PAH 患者群体中,通过大剂量糖皮质激素联合免疫抑制剂诱导缓解治疗可有效地控制 PAH。应选择较强的免疫抑制剂如环磷酰胺(CTX)、吗替麦考酚酯(MMF)等,其中环磷酰胺具有最多循证医学证据。部分患者若原发病活动明显,或处于病程早期,评估相关风险后可酌情加用激素冲击治疗,为其争取"逆转"PAH 的希望,建议结合具体病情进行个体化选择。③若原发病稳定,肺动脉高压仍进展的患者,治疗重心可稍向"靶向治疗"偏倚。原发病方面可维持原激素用量,亦可结合实际情况增加至半或足量激素治疗,但应尽快逐渐减量;免疫抑制剂建议适当强化,因 PAH 的出现提示原治疗方案强度不足以抑制 PAH,结合其病情可强化为 CTX、MMF、硫唑嘌呤等。④原发病及肺动脉高压均稳定,建议采用维持缓解期的治疗方案,即小剂量糖皮质激素及能够长期应用的免疫抑制剂,例如吗替麦考酚酯、硫唑嘌呤、钙调磷酸酶抑制剂、甲氨蝶呤或羟氯喹等药物。⑤对于 SSc-PAH 患者,现有研究都显示激素及免疫抑制剂不能改善患者症状、血流动力学及预后,因此是否加用激素及免疫抑制剂,建议根据 SSc 疾病分期以及其他脏器受累情况决定。

特别需要指出,虽然 SLE、SS 及 SSc 的疾病活动性评分均未将 PAH 纳入评估,但不能片面地将 PAH 完全隔离出来单独评估,应将 PAH 作为 CTD 系统受累的一部分进行全面地综合考虑,在临床实践中进行个体化治疗。

(四) PAH 靶向药物治疗

针对 PAH,应当评估 WHO 功能分级、运动耐量、血清生化标记物、超声心动图及血流动力学指标等,并进行危险等级分层,以便在随访过程中根据危险等级分层酌情调整治疗方案。治疗目标为 PAH 临床达标,即根据简化版 PAH 危险分层量表评估处于低危状态。

CTD-PAH 患者应根据危险分层决定靶向药物单药或联合治疗,并在规律随访过程中根据危险分层调整方案,最终实现"低危状态"。靶向药物作为 PAH 治疗的最新进展,极大改善了 PAH 患者的预后,现有的靶向药物主要包括内皮素受体拮抗剂(ERAs)、前列腺环素类似物(PGs)及前列环素 IP 受体激动剂、磷酸二酯酶 V 型抑制剂(PDE5I)和鸟苷酸环化酶激动剂(表 25-6),除作用于肺血管平滑肌细胞抑制收缩外,亦有拮抗平滑肌细胞增殖、改善血管内皮细胞功能作用,所有的靶向药物均已经被证实可单独或联合治疗尚未达标的 CTD-PAH。目前我国注册 PAH 适应证的药物已经扩大至 7 种,包括波生坦、安立生坦、马昔腾坦、伊洛前列素、曲前列尼尔、司来帕格和利奥西呱。西方国家已经批准西地那非、他达拉非、伐地那非等磷酸二酯酶 V 型抑制剂用于 PAH 治疗,尽管在我国 PDE5I 暂无 PAH 适应证,但由于其疗效可靠、价格相对低廉,已被国内广泛使用,并成为我国 PAH 的一线治疗药物。

表 25-6　PAH 靶向药物的类型、推荐用法和不良反应

药物通用名	适应证	推荐用法(成人用法)	不良反应
内皮素受体拮抗剂			
波生坦	PAH	口服:62.5~125mg,每日 2 次	转氨酶升高、外周水肿、贫血
安立生坦	PAH	口服:5~10mg,每日 1 次	头痛、外周水肿、贫血
马昔腾坦	PAH	口服:10mg,每日 1 次	贫血
前列环素类似物			
伊洛前列素	PAH	雾化吸入:每次 10~20μg,吸入 6~9 次/d,需特殊雾化装置	面部潮红、低血压、咳嗽、头痛
曲前列尼尔	PAH	需滴定,皮下和静脉持续泵入:起始 1.25ng/(kg·min),可逐渐增加至 20~40ng/(kg·min)	注射部位疼痛、头痛、消化道症状
贝前列素	暂无	口服:40~120μg,每日 4 次	头痛、面色潮红
前列环素 IP 受体激动剂			
司来帕格	PAH	需滴定,口服:200μg,每日 2 次,每周上调 200μg 至耐受剂量,最大剂量 1 600μg,每日 2 次	头痛、消化道症状、下颌疼痛
磷酸二酯酶 V 型抑制剂			
西地那非	暂无	口服:20~80mg,每日 3 次	面部潮红、视觉障碍
他达那非	暂无	口服:10~40mg,每日 1 次	潮热、肌痛
伐地那非	暂无	口服:5~10mg,每日 2 次	潮热、肌痛

续表

药物通用名	适应证	推荐用法（成人用法）	不良反应
鸟苷酸环化酶激动剂			
利奥西呱	PAH 和 CTEPH	需滴定，口服：1mg，每日 3 次起始，每 2 周上调 1 次，每次增幅 0.5mg，逐渐加量至最大可耐受剂量，最大剂量 2.5mg，每日 3 次	低血压、消化道症状、头痛

尽管近年来 PAH 药物治疗取得巨大进展，但患者长期预后仍不够理想。对于 PAH 这种明确有多致病通路的疾病，有研究表明联合治疗较单药治疗效果更好。"序贯联合治疗"和"起始联合治疗"两种策略是 PAH 靶向药物联合的选择，多项随机对照试验结果显示，序贯联合治疗和起始联合治疗均可显著减少 PAH 患者临床恶化事件发生，因此在大部分 PAH 患者中，尤其危险分层为中危或高危的患者推荐起始联合治疗。

对于经充分内科联合 PAH 靶向药物治疗（至少使用过包括静脉或皮下注射前列环素类药物在内的联合治疗）仍反应不佳患者，可考虑肺移植或者心肺联合移植术。CTD-PAH 患者不是接受器官移植术的禁忌证，有研究显示，SSc-PAH 患者与 IPAH 患者在器官移植后预后相当。但由于 CTD-PAH 患者大部分长期应用激素及免疫抑制剂，往往处于免疫功能耐受状态，器官移植围手术期及术后机会性感染风险显著增加，需加强监测，确保移植成功。

（五）CTD-PAH 随访与风险评估

规律随诊有助于 CTD-PAH 病情控制及改善预后，建议 CTD-PAH 患者转诊至 CTD-PAH 诊治中心随诊管理。CTD-PAH 应强调规律随诊、遵嘱服药，以实现最短时间内的双重达标。随诊频率应根据病情酌情调整：在 CTD 或 PAH 病情活动（初治或复发）或免疫抑制治疗尚未稳定时需每 1~3 个月随访 1 次，当 CTD 病情缓解、PAH 病情达标后可调整每 3~6 个月随访 1 次。

随访时，临床医师仍应分别进行 CTD 及 PAH 评估：① CTD 方面，包括原发病活动度、脏器损害、并发症评估等。根据前文所述的治疗目标及策略选择，结合患者随访时的整体病情进行治疗方案调整，争取让患者维持低 / 无疾病活动状态，并减少并发症的发生。② PAH 方面，完善 WHO 心功能分级、6 分钟步行试验、BNP/NT-proBNP、超声心动图检查等。强调让患者尽快达到低危险分层状态，并长期维持。若患者通过初期治疗仍未达标，应考虑强化靶向药物治疗。若患者已处于低危险分层，万不可即刻减药。应维持低危状态至少 1 年后，且整体评估病情稳定好转的情况下，再酌情考虑是否逐渐减停靶向药物。在病情加重原因未明或评估治疗是否达标时，可考虑复查右心导管。要坚决摒弃仅靠超声心动图估测的肺动脉压来判断 PAH 病情，特别强调 PAH 全面评估的重要性。

七、CTD-PAH 的预后

PAH 是 CTD 患者长期预后不良的因素。CTD-PAH 的预后主要取决于两个方面：① PAH 的严重程度，前文所提及的危险分层即为预后预测的较好模型；② CTD 具体病种。

不同种类 CTD 预后有所差异。其中,SLE 及 pSS-PAH 的预后最好,目前相关的队列研究提示 SLE 及 pSS-PAH 的 5 年生存率分别为 72.9% 和 79%;SSc-PAH 的预后稍差,5 年生存率约为 63%。原因可能与 CTD 病理生理过程的差异相关。相信随着 PAH 诊治的规范化及更多新靶向药物的面世及价格降低,未来 CTD-PAH 患者的长期预后会较前改善。

执　笔:张　晓　王婕颖　赵久良

审　校:曾小峰

撰写组成员:丁　峰　杨　静　王　静

26 风湿性疾病相关噬血细胞综合征诊疗规范

【诊疗要点】

- 巨噬细胞活化综合征(MAS)是噬血细胞性淋巴组织细胞增多症(HLH)的一种特殊类型,是风湿性疾病的高危并发症,一旦诊治延误,预后极差。
- MAS 是因淋巴细胞、单核细胞及巨噬细胞过度激活,释放大量炎症因子,临床表现为持续发热、肝脾大、全血细胞减少以及骨髓、肝、脾、淋巴结组织出现噬血现象为特征的综合征,重者还可出现中枢神经、呼吸和循环系统的功能障碍。
- HLH-2004 诊断标准是临床诊断 MAS 的主要依据,但 MAS 的部分指标在病程早期可能存在"假性正常化"现象,临床医师不应为了等待满足诊断标准而推迟治疗。
- MAS 的治疗应首先积极控制 MAS 的诱因,如基础风湿病的病情活动、感染等,大部分患者可能免于接受 HLH 特异性化疗。病情恶化的患者应立即开始 HLH 针对性治疗,目前推荐 HLH-94 方案。

噬血细胞综合征(hemophagocytic syndrome,HPS)又称噬血细胞性淋巴组织细胞增多症(hemophagocytic lymphohistiocytosis,HLH),是一组由多种原因引起淋巴细胞、单核细胞及巨噬细胞系统过度激活和增殖,从而诱发大量炎症细胞因子释放,临床上以持续发热、肝脾大、全血细胞减少以及骨髓、肝、脾、淋巴结组织出现噬血现象为特征的综合征。

由于触发因素不同,HLH 可分为"原发性"和"继发性"两大类。前者是由于常染色体或性染色体基因缺陷导致的遗传性疾病;后者则是由感染、肿瘤、药物及风湿性疾病等多种病因诱发免疫系统异常活化所引起的一种反应性疾病。巨噬细胞活化综合征(macrophage activation syndrome,MAS)是 HLH 的一种类型,特指继发于风湿性疾病的 HLH,亦被称为"反应性噬血细胞综合征"。目前已发现超过 30 种系统性或器官特异性自身免疫性疾病和自身炎症性疾病与 MAS 相关,其中全身性幼年特发性关节炎(systemic juvenile idiopathic arthritis,sJIA)是诱发 MAS 最常见的病因,其次为成人斯蒂尔病(adult-onset Still's disease,AOSD)与系统性红斑狼疮(systemic lupus erythematosus,SLE),其他如川崎病、白塞病、皮肌炎、系统性硬化症、混合性结缔组织病、抗磷脂综合征、干燥综合征、强直性脊柱炎和结节病等也都可引起 MAS。

MAS 是风湿性疾病的高危并发症,需要风湿免疫科、血液科、重症医学科等多学科密切合作,一旦诊治延误则会进展为多器官功能衰竭并危及生命。为了提高临床医师对 MAS 的认识,规范 MAS 的临床诊治,中华医学会风湿病学分会组织国内相关专家制定此诊疗规范,以期提高我国 MAS 的诊治水平,改善患者的预后。

一、临床表现

(一) 诱因

不同于原发性 HLH,MAS 患者大多检测不到明确与 HLH 相关的遗传基因病理性突变(如 *FHL* 和 *XLP* 基因突变等),但有些风湿病患者反复发生 MAS,可能与其携带 *HLH* 基因(例如 *PRF1* 和 *UNC13D*)的杂合型突变从而导致蛋白功能部分缺失有关。MAS 急性发作最常见的诱因是患者基础风湿病的病情高度活动,导致免疫稳态破坏和免疫系统异常激活。因此,MAS 常常发生于风湿病初发或者患者自行减停药致病情复发时,其相关临床表现也往往与风湿病其他多系统表现交叠混杂,这是导致 MAS 误诊、漏诊的重要原因。

感染是 MAS 发病的另一个重要诱因,最常见为病毒感染,尤其是 EB 病毒(Epstein-Barr virus,EBV)和巨细胞病毒(cytomegalovirus,CMV),其他还包括细小病毒、疱疹病毒、麻疹病毒、流感病毒等。其他很多病原体感染,如细菌、真菌、病毒、寄生虫等也可诱发该病。使用 TNF 拮抗剂治疗的风湿病患者可能感染结核分枝杆菌而诱发 MAS。临床医师接诊 MAS 患者时应重点排查这些病原体。需要注意的是,风湿病患者由于免疫功能的紊乱,EBV 的检测阳性率常偏高,因此,对于低拷贝数的 EBV-DNA 阳性报告,临床医师既要引起高度重视,还需要同时排除其他可能的 MAS 诱因,不能简单化地完全归因于 EBV 感染。此外,亦偶有风湿病合并恶性肿瘤(尤其血液系统恶性肿瘤)、妊娠和特殊药物而诱发 MAS 的报道。

(二) 首发表现

MAS 在风湿病的整个病程中均可发病,但通常在风湿病发病后最初几日或几周内出现。10% 的 sJIA 会发生显性 MAS,另有 30%~40% 的 sJIA 患者会发生亚临床型 MAS。

96% 的 MAS 患者首发症状为持续性发热,大多为中至高热,对普通非甾体抗炎药往往疗效不佳,应用糖皮质激素后可短期缓解。体格检查还可发现淋巴结肿大、脾大(69%)和肝大(67%),但巨脾罕见,后者往往提示合并血液系统肿瘤。部分患者出现泛发性皮疹、红皮病、皮肤水肿、瘀斑和紫癜,不同于单纯活动性 sJIA 或 AOSD 中典型的皮疹,后者多与发热伴发,呈短暂性充血性红斑。

(三) 其他临床表现

1. 神经系统　表现差异较大,这些异常可能是主要临床特征,也可能作为首发症状出现。患者可出现精神萎靡、易激惹、惊厥、癫痫发作、共济失调、脑膜刺激征、偏瘫和意识障碍。脑部 MRI 可显示局部低密度或坏死,大约 50% 的患者有脑脊液检验异常,往往提示病情危重,并易出现神经系统后遗症。部分 MAS 患者还可发生可逆性后部白质脑病综合征(posterior reversible encephalopathy syndrome,PRES),表现为头痛、视觉障碍、意识模糊及癫痫发作,眼科检查可发现视乳头水肿,脑部 MRI 呈以后脑半球为主的血管源性脑水肿。

2. 呼吸系统　重症 MAS 患者可出现呼吸困难和低氧血症,肺部影像学出现弥漫性浸润影,符合急性呼吸窘迫综合征(acute respiratory distress syndrome,ARDS)表现,可能需要机械通气支持,并危及生命。MAS 引起呼吸功能恶化需与风湿病治疗中伴发肺部感染进行鉴别。

3. 心血管系统　MAS 早期可因发热等全身炎症反应导致心率增加和血压升高,重症 MAS 患者病程后期可因心肌病变出现心力衰竭和多种心律失常,伴顽固性低血压,血流动力学监测呈低排低阻性休克,可能需要使用一种或多种血管活性药维持循环稳定。

4. 肾脏系统　许多患者存在肾功能下降,甚至进展为肾衰竭,需要持续床旁肾脏替代治疗。患者还可因抗利尿激素分泌失调综合征(inappropriate antidiuretic hormone secretion,SIADH)出现稀释性低钠血症。

5. 血液系统　出血是 MAS 的常见表现,可表现为自发性出血、皮肤瘀斑,其原因可能是与纤维蛋白原过度降解导致的低纤维蛋白原血症以及非骨髓衰竭的血小板减少有关,这要与弥散性血管内凝血(disseminated intravascular coagulation,DIC)相鉴别。但是,MAS 发展过程中,也可以并发 DIC 及肝衰竭,一旦出现,出血将更加严重。

二、辅助检查

1. 常规检查　风湿病患者在出现 MAS 之前因急慢性炎症影响,常存在白细胞和血小板增高,伴或不伴有慢性病贫血,如 sJIA 或 AOSD,这是 MAS 与其他类型 HLH 不同之处。然而,一旦患者出现 MAS 后,则出现血细胞急剧下降。值得注意的是 SLE,当其病情活动时也会出现白细胞和血小板减少,临床上仅通过血常规变化较难早期识别合并 MAS。

MAS 患者的转氨酶、胆红素、乳酸脱氢酶和甘油三酯常出现快速升高,而纤维蛋白原常急剧下降,并且由于纤维蛋白原的降解,ESR 也往往从 MAS 前的增高状态进行性下降,与 C 反应蛋白的增高趋势相反,这是诊断 MAS 的重要线索。临床医师需要警惕 sJIA 或 AOSD,患者的白细胞计数、血小板计数、ESR 和纤维蛋白原基础水平通常很高,在 MAS 发生后,这些指标回落到"正常"水平时可能会产生"病情改善"的假象,然而这其实代表的是指标水平下降,标志着 MAS 的发生。

2. 血清铁蛋白　MAS 患者常出现血清铁蛋白极度增高的现象,尤其是儿童。铁蛋白>10 000ng/ml 对诊断 MAS 的灵敏度和特异度分别为 90% 和 96%,而脓毒症、感染和肝衰竭时铁蛋白极少达到这一水平。铁蛋白增高对成人 HLH 的诊断特异性较低,有研究表明,血清铁蛋白>50 000ng/ml 的成人中,只有 17% 最终诊断为 HLH,比 HLH 更常见的诊断包括肾衰竭(65%)、肝衰竭(54%)、感染(46%)和血液系统恶性肿瘤(32%)。

3. 免疫学检查　MAS 患者可出现可溶性 CD25[sCD25,或称可溶性 IL-2 受体(sIL-2R)]水平显著增高,而原发性 HLH 患者出现的 NK 细胞功能下降、细胞表面 CD107α 表达量下降并不常见,穿孔素、颗粒酶 B 蛋白表达基本正常。MAS 患者还可出现可溶性 CD163(sCD163)水平增高,免疫球蛋白(例如 IgG、IgA 及 IgM)水平可增高或降低。sCD25 与 MAS 疾病活动性的关系最密切,但其检测需要 1~2 天,其他检测更耗时,而且目前国内只有少数专业医疗中心可进行上述所有免疫学检查,因此一旦怀疑患者罹患 MAS,应尽快联系这些中心送检标本,同时临床医师不应为了等待这些免疫检测结果而推迟治疗,以免延误治疗时机。

4. 噬血现象 是指巨噬细胞吞噬血细胞的现象,其特征是巨噬细胞的胞质内含有红细胞、血小板或白细胞(或细胞的碎片)。骨髓涂片/活检及淋巴结、肝活检可发现噬血现象。需要强调的是,虽然噬血现象可以作为 MAS 的标志并支持其诊断,但并非所有 MAS 患者的骨髓涂片/活检标本都可发现噬血现象。因此噬血现象不是诊断 MAS 的必要条件,不能因未发现噬血现象否认 MAS 的诊断,也不应仅凭噬血现象确诊 MAS。

5. 其他检验

(1)细胞因子谱:MAS 患者体内的巨噬细胞、NK 细胞和细胞毒性 T 淋巴细胞(CTL)持续活化,可产生过量细胞因子,被称为"细胞因子风暴",是导致此类患者病情发展为多器官衰竭和死亡的原因。MAS 患者血浆中处于极高水平的细胞因子包括 IFN-γ、TNF-α、IL-6、IL-10、IL-12、IL-18 等。

(2)HLH 相关功能学检查和基因检测:即使临床表现为明确 MAS 的患者仍有存在原发性 HLH 的可能,推荐此类患者均应开展 HLH 相关功能学检查,包括 NK 细胞活性和脱颗粒功能检测(NK 细胞和 CTL 细胞膜$\triangle$ CD107α),以及穿孔素、颗粒酶 B、Munc-13、SAP、XIAP 等与 *HLH* 缺陷基因相对应的蛋白表达量的检测。对于功能学检测明确异常的患者或 MAS 反复发作的患者应及时送检基因测序,即应用二代测序和全外显子测序技术检测编码参与穿孔素依赖细胞毒作用机制蛋白的基因。这有助于诊断合并风湿病的原发性 HLH,对于评估 HLH 复发风险、行造血干细胞移植的必要性以及家族成员的发病风险,尤其对于儿童期 MAS 的病因鉴别有重要作用。在成人 MAS 患者中发现异常基因的概率较低,虽然偶尔有 MAS 患者携带 HLH 相关杂合型突变,但不推荐常规进行普查,仅对 MAS 反复发作的成人风湿病患者考虑基因检查。

6. 器官受累评估和影像学检查

(1)心脏:所有患者均应检查心电图、超声心动图和脑钠肽(BNP)检查,以筛查心律失常和心功能不全。

(2)肺脏:应检查胸部 X 线片、胸部 CT 和动脉血气评估患者有无低氧血症甚至 ARDS 征象,同时排查肺部感染。

(3)神经系统:所有患者均应行腰椎穿刺送检脑脊液检查,超过一半的 MAS 患者有脑脊液异常,包括细胞数增多、蛋白升高,极少数可见噬血现象。同时还应送脑脊液行病原学检查。脑部 MRI 平扫及增强扫描可见脑膜旁浸润、硬膜下积液、坏死及其他异常。

(4)颈、胸、腹、骨盆 CT 检查和腹部超声检查:以评估有无肝脾大和胸腹腔深部淋巴结肿大。

(5)必要时行正电子发射断层成像(PET)扫描排查隐匿恶性肿瘤。

三、诊断标准和诊断思路

1. HLH-2004 诊断标准 国际组织细胞协会于 2004 年修订的 HLH 诊断标准是目前临床上广泛采用的诊断 HLH 的依据。根据该标准,符合以下两条标准中任何一条时可以诊断 HLH:

（1）分子诊断符合 HLH：在目前已知的 HLH 相关基因，如 *PRF1*、*UNC13D*、*STX11*、*STXBP2*、*Rab27a*、*LYST*、*SH2D1A*、*BIRC4*、*ITK*、*AP3β1*、*MAGT1*、*CD27* 等位点发现致病性突变。

（2）符合以下 8 条指标中的 5 条：①发热：体温>38.5℃，持续>7 天；②脾大；③血细胞减少（累及外周血两系或三系）：血红蛋白<90g/L，血小板<100×10⁹/L，中性粒细胞<1.0×10⁹/L 且非骨髓造血功能减低所致；④高甘油三酯血症和 / 或低纤维蛋白原血症：甘油三酯>3mmol/L 或高于同年龄正常范围上限的 3 个标准差，纤维蛋白原<1.5g/L，或低于同年龄正常范围下限的 3 个标准差；⑤在骨髓、脾脏、肝脏或淋巴结中找到噬血细胞；⑥血清铁蛋白升高：铁蛋白 ≥500μg/L；⑦ NK 细胞活性降低或缺如；⑧ sCD25 升高：高于同年龄正常范围上限的 2 个标准差。

2. 2016 年 sJIA 的 MAS 分类标准（PRINTO 标准）　如前所述，sJIA 和 AOSD 患者在 MAS 早期血细胞计数和纤维蛋白原水平往往存在"假性正常化"现象，接受生物制剂治疗后的 MAS 患者临床特征更加不典型，且 C 反应蛋白和铁蛋白水平显著降低，使其难以满足 HLH-2004 标准而导致诊断延误。为此，儿童风湿病国际协作组织于 2016 年针对 sJIA 合并 MAS 患者制定了 PRINTO 标准，sJIA 患者满足发热及铁蛋白>684μg/L，并符合以下任意 2 条标准，即可诊为 MAS：①血小板 ≤181×10⁹/L；② AST>48U/L；③甘油三酯>156mg/dl；④纤维蛋白原 ≤360mg/dl。同时需排除其他疾病对实验室结果的影响，如免疫相关的血小板减少症、传染性肝炎、内脏型利什曼病或家族性高脂血症。

3. 其他诊断评分系统　根据建立 2016 年 PRINTO 标准时收集的多国患者数据，研究者们在 2019 年制定并验证了鉴别 sJIA 伴与不伴 MAS 的诊断评分工具，即 MAS/sJIA（MS）评分（表 26-1）。目前也有基于临床参数的诊断评分工具——MAS-HLH（MH）评分，可用于区分 HLH 与 sJIA 中的 MAS。此外，还有研究者已开发出 Hscore 评分系统（表 26-2），估算存在继发性 HLH 的概率。上述评分系统可在儿科患者临床高度疑诊 MAS 但不符合 HLH-2004 时做有益补充，其在成人患者的有效性仍有待进一步验证。

表 26-1　MS 评分（MAS/sJIA score）

参数	β- 系数
1. 中枢神经系统受累（有 1，无 0）	2.44
2. 出血表现（有 1，无 0）	1.54
3. 活动性关节炎（有 1，无 0）	−1.30
4. 血小板计数 /（×10⁹·L⁻¹）	−0.003
5. 乳酸脱氢酶 /（U·L⁻¹）	0.001
6. 纤维蛋白原 /（mg·dl⁻¹）	−0.004
7. 铁蛋白 /（mg·dl⁻¹）	0.000 1

注：MS 评分 = 中枢神经系统受累 ×2.44+ 出血表现 ×1.54+ 活动性关节炎 ×（−1.30）+ 血小板计数 ×（−0.003）+ 乳酸脱氢酶 ×0.001+ 纤维蛋白原 ×（−0.004）+ 铁蛋白 ×0.000 1。

表 26-2　HS 评分（Hscore）

参数	评分标准
1. 已知潜在的免疫抑制状态 [a]	0 分（无），18 分（有）
2. 体温 /℃	0 分（<38.4），33 分（38.4~39.4），49 分（>39.4）
3. 器官肿大	0 分（无肿大），23 分（肝或脾大），38 分（肝脾大）
4. 血细胞减少 [b]	0 分（1 系），24 分（2 系），34 分（3 系）
5. 铁蛋白 /(ng·ml^{-1})	0 分（<2 000），35 分（2 000~6 000），50 分（>6 000）
6. 甘油三酯 /(mmol·L^{-1})	0 分（<1.5），44 分（1.5~4），64 分（>4）
7. 纤维蛋白原 /(mg·L^{-1})	0 分（>2.5），30 分（≤2.5）
8. 血清谷草转氨酶 /(IU·L^{-1})	0 分（<30），19 分（≥30）
9. 骨髓噬血现象	0 分（无），35 分（有）

注：[a]HIV 阳性或长期接受免疫抑制治疗（如糖皮质激素、环孢素、硫唑嘌呤）；[b]Hb ≤ 92g/L 和 / 或 WBC ≤ 5 × 10^9/L 和 / 或 PLT ≤ 110 × 10^9/L。

由于 MAS 既可出现于风湿病的病程发展中，亦可作为风湿病首发表现，而在随后的 HLH 病因甄别中方才确诊风湿病，此两种临床情况可能适用不同的诊断标准。前者推荐采用 2016 年 sJIA 的 MAS 分类标准，以尽可能做到早期诊断，后者目前仍推荐采用 HLH-2004 标准。

四、治疗方案及原则

1. 基础风湿病的治疗　由于 MAS 的始动因素与其他类型 HLH 有所不同，因此对于基础风湿病诊断明确且临床情况稳定的 MAS 患者，一线治疗方案通常选择大剂量糖皮质激素［1.5~2.0mg/(kg·d)］，甚至甲泼尼龙冲击治疗［15~30mg/(kg·d)］，最大剂量为 1g/d，持续 3~5 天，应答不充分的患者可加用环孢素治疗。对于病情危重、铁蛋白显著升高（常>10 000ng/ml）的患者，主张尽早使用大剂量丙种球蛋白。对原发病治疗起效迅速（如 3 天以内）的患者，可能免于接受进一步 HLH 特异性化疗。

如果在寻找或治疗基础疾病的过程中出现中枢神经系统、心、肺、肾、肝或凝血功能恶化，则需要尽早请血液、重症医学专科会诊并考虑立即开始 HLH 特异性化疗。切勿因等待免疫学检测结果而推迟治疗。对于合并感染的患者应积极寻找感染病灶和病原学证据，并早期使用敏感抗生素。

2. HLH 的初始特异性化疗　对于首发表现即为 MAS，或在大剂量糖皮质激素治疗中出现病情恶化的 MAS 患者，推荐尽早采用 1994 年国际组织细胞协会制定的 HLH 治疗方案（HLH-94）治疗。如果所在医院没有临床医师具备使用 HLH-94 方案所需药物的经验，应立即将病情危急的患者转诊到能够治疗 HLH 的医疗中心。

HLH-94 方案为连续给予地塞米松及依托泊苷（VP-16）诱导治疗，疗程 8 周，对于中枢神经系统受累的患者还要给予鞘内注射甲氨蝶呤及地塞米松。VP-16 的剂量为 150mg/m^2，前 2 周每周 2 次，第 3~8 周每周 1 次。目前根据年龄和肌酐清除率调整依托泊苷剂量和给药间隔的做法已逐步得到认可。成人患者可将 VP-16 剂量下调为 50~100mg/m²,每周 1 次。当血肌酐为 20~40ml/(min·1.73m²) 时 VP-16 剂量降低 25%;当血肌酐<20ml/(min·1.73m²) 时 VP-16 剂量降低 50%。地塞米松能透过血脑屏障,是首选的糖皮质激素,可以静脉和口服给药。在为期 8 周的诱导阶段依照以下方案逐渐减停:第 1~2 周,10mg/(m²·d);第 3~4 周,5mg/(m²·d);第 5~6 周,2.5mg/(m²·d);第 7 周,1.25mg/(m²·d);第 8 周,减停激素。HLH-94 方案还从第 9 周开始应用环孢素,剂量为 3~6mg/(kg·d),分 2~3 次给予;目标谷浓度为 100~200μg/L。HLH-94 的治疗方案常常可以个体化应用于不同状态的患者,例如对于在诱导治疗中反应良好,在减量过程中无复发表现的患者,并不一定需要完成 8 周的 VP-16 疗程。

如果是最初疗效良好,但之后在化疗减量过程中 MAS 病情恶化的患者,则重新给予原药物治疗通常可以获得成功。如果是在诱导治疗阶段即发生临床状况恶化,则要寻找有无能够影响患者临床状态或诱发 MAS 加重的新发诱因,尤其是机会性感染。监测疾病指标对于区分病情加重与感染或治疗药物相关毒性特别有用。如果采用 HLH-94 方案治疗 2~3 周内无缓解,如临床状态和疾病指标改善,则应考虑挽救性治疗。

3. 挽救性治疗　对于经初始诱导治疗未能达到完全或部分应答的患者建议尽早接受挽救治疗。关于 HLH 的挽救治疗,国内外尚无统一的推荐方案。根据 2018 年噬血细胞综合征中国专家联盟和中华医学会儿科学分会血液学组制定的"噬血细胞综合征诊治中国专家共识"推荐 DEP 联合化疗方案。挽救治疗方案的实施均需转至血液专科病房进行。

4. 其他治疗　托珠单抗为重组人源化抗 IL-6 受体单克隆抗体,对治疗 AOSD 引发的 MAS 有效,可较好改善炎症相关症状和实验室指标,但单药治疗不能诱导 MAS 临床缓解,须联合其他治疗药物,目前尚不推荐托珠单抗作为儿童 MAS 的治疗。血浆置换可清除炎症介质,调节免疫,促进淋巴细胞功能恢复,支持患者器官功能,以待化疗或其他治疗手段发挥作用,适用于危重症患者,推荐隔日 1 次,至少治疗 3 次以上。

5. 支持治疗　MAS 患者的病情危急,医师需要始终警惕器官功能障碍的征象。支持治疗包括适当输血、预防和治疗出血。对于血小板输注目标要比其他血小板减少症患者更积极(>50×10⁹/L),因为 MAS 患者存在凝血异常,出血风险也更高。纤维蛋白原低下的患者如伴出血倾向,应输注新鲜冷冻血浆、冷沉淀、纤维蛋白原。极少数情况下可能需要使用其他血液制品,如浓缩凝血酶原复合物、重组凝血因子Ⅶa。

所有患者均应使用复方磺胺甲噁唑和氟康唑预防机会性感染,包括耶氏肺孢子菌和真菌感染。一旦在治疗期间发生感染,应采用快速诊断性检查(如各种培养、真菌血清学检查、影像学检查),并针对病原体给予广谱抗微生物治疗。对于因 HLH 特异性治疗而发生低丙种球蛋白血症的患者,应给予 IVIG,剂量为 400mg/kg,疗程 3~5 天。

MAS 患者有发生 PRES 的风险,严格控制血压对于降低 PRES 风险很重要。

五、预后

如不治疗,MAS 患者的死亡率很高。神经系统受累患者的生存率低于神经系统未受累的患者。血清铁蛋白水平高且治疗期间下降缓慢者预后更差。其他与早期死亡相关的特征包括:血小板计数低、AST 升高、LDH 升高,以及年龄超过 50 岁。接受依托泊苷治疗的患者生存结局更好。

　　大多数患者病情复发似乎是在初次急性发作后的 1 年以内发生。存在 *HLH* 基因突变的患者比无基因突变的患者更易复发。如果可能,应该尽量减少诱因暴露从而降低复发风险,具体措施包括持续良好控制基础风湿病病情,预防感染和避免其他导致免疫稳态改变的因素。据报道,有患者可在接种疫苗后复发,所以 MAS 在治疗后 6 个月内不建议接种疫苗,且此后单次只接种 1 种疫苗,不要 1 次同时接种几种疫苗。

执　笔:王　迁　王旖旎　王　嫱

审　校:张缪佳

撰写组成员:孙红胜　刘重阳　王　昭

27 中国糖皮质激素性骨质疏松症诊疗规范

【诊疗要点】

● 糖皮质激素性骨质疏松症是糖皮质激素所致的骨密度和骨质量下降及骨折风险增高为主要特点的骨骼系统疾病,是糖皮质激素最常见的不良反应之一。
● 规范糖皮质激素性骨质疏松症的评估及危险分层、治疗时机和治疗方案,可减少骨折风险,改善患者预后。
● 重视激素使用过程中的评估。
● 合理应用激素并进行预防,预后良好。

骨质疏松症(osteoporosis,OP)是以骨强度(骨密度和骨质量)下降和骨折风险增高为特征的骨骼系统疾病。骨质疏松症分为原发性和继发性,后者由影响骨代谢的任何疾病和/或药物所致,其中药物以糖皮质激素(glucocorticoids,GCs)最为常见。糖皮质激素性骨质疏松症(glucocorticoid-induced osteoporosis,GIOP)是 GCs 最常见的不良反应之一。

糖皮质激素引起骨质疏松的病理生理机制非常复杂,主要作用于成骨细胞、破骨细胞和骨细胞,导致持续性骨形成下降伴早期一过性骨吸收增加,骨结构受损,另外还可通过降低性激素水平、升高甲状旁腺激素水平、减少肠道和肾脏对钙的吸收和重吸收、影响肌量和力学敏感性等途径间接对骨骼系统产生影响,严重者可致椎体、肋骨和髋部等部位骨折,影响患者生活质量。

近年来,国内外学者在 GIOP 的流行病学、评估体系和防治药物等领域取得了巨大的进步。国内大型流行病学调查研究结果显示,服用糖皮质激素的风湿病患者骨量减少,骨质疏松的发生率超过 80%,而约有 1/3 的患者从未接受过任何规范的防治。本规范旨在指导本病的防治,以改善患者整体预后。

一、临床症状及特点

(一) 典型症状

1. 疼痛　患者可有腰背痛或周身骨骼痛,负荷增加时疼痛加重或活动受限,严重时翻身、起坐及行走困难。

2. 脊柱变形　严重者可有身高变矮、驼背、脊柱畸形和伸展受限。胸椎压缩性骨折可导致胸廓畸形,影响心肺功能;腰椎骨折可改变腹腔解剖结构,导致便秘、腹痛、腹胀、食欲减低和饱胀感等。

3. 脆性骨折　不少患者早期无明显症状,骨折后经 X 线或骨密度检查才发现已有骨质疏松。患者在低能量或非暴力情况下(如轻微跌倒或因其他日常活动)发生骨折即为脆性骨折。骨折常见部位为胸椎、腰椎、髋部、桡尺骨远端和肱骨近端。发生一次脆性骨折后,再次骨折的风险就会明显增加。

(二) GIOP 的特点

1. GCs 对骨密度的影响与使用时长相关　GCs 使用初期即可发生 GIOP,骨量丢失在治疗第 1 年最明显,丢失 12%~20%,以后每年丢失约 3%。

2. GCs 对骨密度的影响与使用剂量相关　GCs 剂量越大,骨量丢失越多,无论每日大剂量还是累积大剂量都可增加骨折风险;同时需注意 GCs 无安全阈值,即使小剂量 GCs 也可导致骨量丢失。糖皮质使用剂量可按表 27-1 分类。

表 27-1　针对 GIOP 的糖皮质激素剂量分类

剂量大小	以泼尼松为例
小剂量	≤ 2.5mg/d
中等剂量	2.5~7.5mg/d
大剂量	≥ 7.5mg/d
超大剂量	初始 ≥ 30mg/d 或 1 年内累积 > 5g

注:其他激素剂量与泼尼松剂量之间需进行等量换算。

3. GIOP 骨折风险增高的部位　GCs 对松质骨的影响大于皮质骨,因此椎体更易发生骨折。研究表明,GCs 治疗 6 个月的患者中,37% 的患者发生至少有一个椎体的压缩性骨折,其椎体、髋关节及非椎体骨折的风险分别是对照组的 2.60 倍、1.61 倍和 1.33 倍。

4. 骨折风险与骨密度不呈线性关系　GCs 不仅影响骨密度,更导致骨质量下降,所以 GIOP 患者在双能 X 线吸收仪检测未发现骨质疏松时,就可能发生脆性骨折。

5. 停用 GCs 后骨量可部分恢复　当 GCs 停用 6 个月后,骨密度可部分恢复,骨折风险下降;但骨丢失量很大(超过 10%)则不能完全恢复,椎体变形和腰背痛可持续存在。

二、病情评估及风险分层

(一)病情评估工具

1. 双能 X 射线吸收法　双能 X 射线吸收法(dual-energy X-ray absorptiometry,DXA)是目前临床和科研最常用的骨密度(bone mineral density,BMD)测量方法,其主要测量的部位是腰椎(腰椎 1~4)和股骨近端,但腰椎 BMD 常受到腰椎退行性改变和腹主动脉钙化等影响。

2. 定量 CT 和外周骨定量 CT　　定量 CT(quantitative computed tomography,QCT)和外周骨定量 CT(peripheral computed tomography,p-QCT)可分别测量松质骨和皮质骨的体积密度,能够较早地反映 GIOP 早期松质骨的骨丢失情况,也可以用于疗效的评估。

3. 骨折风险预测工具　　骨折风险预测工具(fracture risk assessment,FRAX)是世界卫生组织(WHO)推荐的评估骨折风险的工具,也是目前大多数指南所推荐的骨折风险评估工具。它根据患者的临床危险因素及股骨颈 BMD 建立模型,评估患者未来 10 年髋部骨折及主要骨质疏松性骨折(椎体、前臂、髋部或肩部)的概率,适用于具有一个或多个风险因素,但未发生骨折的骨量减少者的风险评估。但其也有一定的局限性:首先,FRAX 未考虑 GCs 剂量和使用时长,容易低估 GIOP 潜在患者的骨折风险。其次,FRAX 还不适用于 40 岁以下患者的风险评估。

因此,目前国际普遍认可采用综合评估法(表 27-2)对 GIOP 骨折发生风险进行分层。因口服糖皮质激素与骨折风险有剂量相关关系,故在已知糖皮质激素剂量情况下,可按照下列方法依据每日剂量根据 FRAX 校正进行调整:对于小剂量激素(<2.5mg/d 泼尼松或同等剂量),骨折风险下降约 20%;中等剂量激素(2.5~7.5mg/d 泼尼松或同等剂量),骨折风险不需调整;大剂量激素(>7.5mg/d),骨折风险需增加约 15%。

表 27-2　接受糖皮质激素治疗患者骨质疏松性骨折风险分层

	年龄 ≥ 40 岁	年龄 < 40 岁
高度骨折风险	1)既往有骨质疏松性骨折史,或全髋或腰椎骨密度(BMD)T 值 ≤ -2.5(年龄 ≥ 50 岁男性和绝经后女性);或 2)FRAX(依据 GCs 剂量校正)10 年的主要骨质疏松性骨折风险 ≥ 20%;或 3)FRAX(依据 GCs 剂量校正)10 年的髋部骨折风险 ≥ 3%	既往有骨质疏松性骨折史
中度骨折风险	1)FRAX(依据 GCs 剂量校正)10 年的主要骨质疏松性骨折风险 10%~19%;或 2)FRAX(依据 GCs 剂量校正)10 年的髋部骨折风险 1%~3%	髋或椎体骨密度(BMD)Z 值<-3 或快速骨量丢失(1 年内髋部或椎体骨量丢失 ≥ 10%) 和 GCs 剂量 ≥ 7.5mg/d 使用 ≥ 6 个月
低度骨折风险	1)FRAX(依据 GCs 剂量校正)10 年的主要骨质疏松性骨折风险<10%;或 2)FRAX(根据 GCs 剂量校正)10 年的髋部骨折风险 ≤ 1%	除使用 GCs 外,无任何风险因素

注:依据 GCs 剂量校正,若 GCs 治疗>7.5mg/d,应将 FRAX 生成的骨折风险增加到 1.15 倍以得到主要骨质疏松性骨折风险,增加到 1.2 倍以得到髋骨骨折风险。FRAX,骨折风险评估工具;GCs,糖皮质激素,相当于泼尼松剂量。

(二)评估时机

建议在 GCs 治疗开始后的 6 个月内进行骨折风险的初始评估,持续接受 GCs 治疗的患者应每 12 个月进行 1 次再评估。患者临床骨折风险的初始评估和再评估流程(图 27-1，图 27-2)。

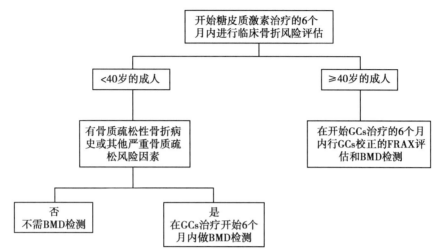

图 27-1 糖皮质激素治疗患者临床骨折风险的初始评估

GCs，糖皮质激素；FRAX，骨折风险评估工具；BMD，骨密度。

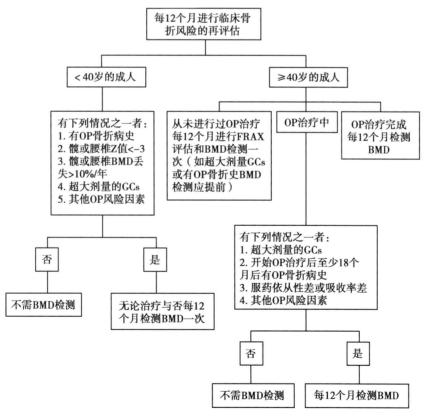

图 27-2 糖皮质激素治疗患者临床骨折风险的再评估

OP，骨质疏松症；GCs，糖皮质激素；FRAX，骨折风险评估工具；BMD，骨密度。

三、防治时机及管理原则

虽然 GCs 是引起继发性骨质疏松最常见原因,增加了骨折的风险,但由于 GCs 具有强大的抗炎作用,在类风湿关节炎、风湿性多肌痛、巨细胞动脉炎、系统性红斑狼疮、慢性阻塞性肺疾病、哮喘或某些肿瘤疾病中都有着广泛的临床应用,因此药物的应用不可避免,这便要求临床医师在使用 GCs 的同时需提高防治 GIOP 的意识。

(一) 防治时机

不论剂量大小及给药途径如何,建议对所有需要长疗程(≥3 个月)GCs 治疗的患者考虑进行 GIOP 的预防和治疗。而对于 GCs 治疗开始前已有骨量减少、骨质疏松或脆性骨折病史者,应遵循中华医学会骨质疏松和骨矿盐疾病分会《原发性骨质疏松症诊疗指南》(2017 版)的治疗原则积极进行规范治疗。值得注意的是,对于老年风湿免疫疾病患者,发病前可能已经存在骨量异常,若使用 GCs 骨质丢失进一步加快,骨折或再发骨折的风险显著增加,此时需要更加关注骨质疏松骨折的防治。

(二) 管理原则

应早期、规范防治、定期评估、病情可控的前提下尽可能减少 GCs 暴露。

1. 早期、规范　GCs 对骨重建的影响在使用初期最为显著,因此早期、规范地给予钙剂和维生素 D 的补充及抗骨质疏松治疗,可以有效地阻止或减少骨质丢失,预防骨质疏松,甚至骨折的发生。

2. 定期评估　在治疗前和治疗过程中均应充分了解患者的临床资料,例如人种、年龄、性别、绝经、低体重指数(body mass index,BMI)(BMI < 19kg/m²)、既往脆性骨折、脆性骨折家族史、烟酒史、跌倒,以及 GCs 使用情况和原发疾病控制情况等。不同地区临床医师应依据实际情况可选择通过 DXA、QCT 或 p-QCT 等工具定期检测骨密度,以了解骨密度基线值及骨量丢失速率。

3. 减少 GCs 暴露　GCs 是 GIOP 发生发展最根本的原因,因此在风湿免疫病中应尽快加用改善病情抗风湿药(disease modifying antirheumatic drugs,DMARDs),在病情可控的前提下,尽可能降低 GCs 的使用剂量和疗程。

四、治疗方案

依据初始治疗前病情评估及骨折风险分层,将患者划分为低度、中度、高度骨折风险患者,按照不同分层进行不同方案的选择(图 27-3)。

(一) 低度骨折风险患者

在初始治疗中,对于评估为低度骨折风险的患者,建议调整生活方式,补充钙剂和维生素 D。

1. 调整生活方式　均衡饮食,摄入富含钙、低盐和适量蛋白质的均衡膳食,推荐每日蛋白质摄入量为 0.8~1.0g/kg 体重,并每天摄入牛奶 300ml 或相当量的奶制品;体重指数维持在推荐范围内;戒烟、限制酒精摄入;定期进行承重或对抗性训练;适当接受日光照射和防止跌倒。

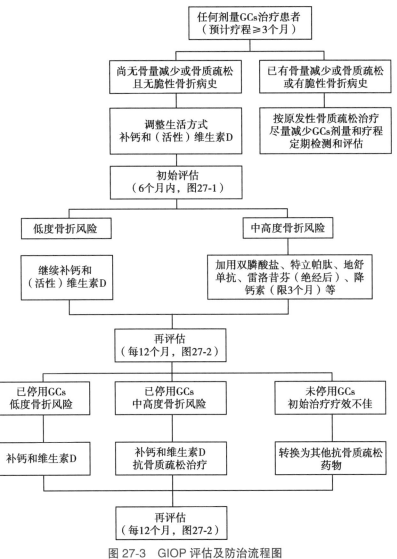

图 27-3　GIOP 评估及防治流程图
GCs,糖皮质激素。

2. 补充钙剂和维生素 D　建议长期接受 GCs 治疗的患者,联合使用钙剂和维生素 D 防治 GIOP,每日补充元素钙(1 000~1 200mg)、维生素 D(600~800IU),维持 25- 羟维生素 D_3 的水平 ≥20ng/ml。老年人、肾功能不全及 1α- 羟化酶缺乏者推荐选用活性维生素 D,如 1,25- 二羟维生素 D_3(骨化三醇)和 1α- 羟基维生素 D(阿法骨化醇),前者推荐剂量为 0.25~0.5μg/d,后者推荐剂量为 0.5~1.0μg/d。碳酸钙剂的主要不良反应是胃肠道反应、便秘等,当出现这些不良反应时,可改换为其他剂型钙剂。长期服用维生素 D 及其类似物应定期监测血钙和尿钙的水平。

(二) 中高度骨折风险患者

在初始治疗中,对于评估为中、高度骨折风险的患者,建议除补充钙剂和维生素 D 及调整生活方式外,首选双膦酸盐治疗;如双膦酸盐治疗不能耐受,可以选择特立帕肽、地舒单抗、雷洛昔芬。在上述治疗下,如存在骨质疏松引起的疼痛,可以选择降钙素缓解疼痛,不推荐仅使用降钙素防治 GIOP。上述药物使用方法、不良反应及注意事项(表 27-3)。

表 27-3　GIOP 防治药物用法用量、不良反应及注意事项

药物分类	用法用量	不良反应	注意事项
钙剂			
元素钙	1 000~1 200mg/d	胃肠道反应、便秘等	定期监测血钙和尿钙的水平
维生素 D	600~800IU/d		
双膦酸盐			
阿仑膦酸钠	70mg,每周 1 次,口服或 10mg 每日 1 次,口服	胃肠道反应;一过性发热、骨痛肌痛等流感样症状;颌骨坏死;非典型股骨骨折	肾功能不全慎用,肌酐清除率<35ml/min 禁用;严重牙周病或需行多次牙科手术者不建议使用
利塞膦酸钠	5mg,每日 1 次,口服或 35mg,每周 1 次,口服		
伊班膦酸钠	2mg,每 3 个月 1 次,静脉滴注		
唑来膦酸	5mg,每 12 个月 1 次,静脉滴注		
特立帕肽	20μg/d,皮下注射	恶心、肢体疼痛、头痛和眩晕	治疗时间不宜超过 24 个月,停药后应序贯抗骨吸收药物
地舒单抗	60mg,每 6 个月 1 次,皮下注射	低钙血症、严重感染、下颌骨坏死、非典型股骨骨折、皮疹、皮肤瘙痒、肌痛或骨痛等	每次使用前、使用后 2 周检测血清钙;停用前需改用其他抗骨吸收药物维持
雷洛昔芬	60mg,每日 1 次,口服	增加静脉栓塞风险;潮热、下肢痉挛症状	静脉栓塞病史、血栓形成倾向者、肝肾功能减退、子宫出血及过敏者禁用
降钙素	鲑降钙素(密盖息):鼻喷剂 200IU,每日 1 次或隔日 1 次;针剂 50IU,每日 1 次或 100IU 隔日 1 次,肌内注射或皮下注射 依降钙素 10IU,每周 2 次或 20IU,每周 1 次,肌内注射 或依据症状调整剂量	面部潮红、恶心、过敏等	建议使用不超过 3 个月

1. 双膦酸盐 双膦酸盐类药物是目前治疗 GIOP 的一线用药,高骨折风险患者,强烈推荐使用。其与骨骼羟磷灰石的亲和力高,能特异性结合到骨重建活跃的骨表面,抑制破骨细胞功能,从而抑制骨吸收,有改善骨密度及降低骨折风险作用。常用药物包括阿仑膦酸钠(70mg,1 次 / 周或 10mg,1 次 /d,口服)、利塞膦酸钠(5mg,1 次 /d 或 35mg,1 次 / 周,口服)、伊班膦酸钠(2mg 入 250ml 0.9% 氯化钠注射液,静脉滴注 2h 以上,每 3 个月 1 次)、唑来膦酸(5mg 入 250ml 0.9% 氯化钠注射液,静脉滴注 15 分钟以上,每年 1 次)。本类药物总体安全性较好,耐受性良好,不良事件较少,服药过程中应监测有无以下情况:①胃肠道反应,应严格按药物说明服用,并慎用于活动性胃十二指肠溃疡及反流性食管炎者。服用糖皮质激素者尤其需要注意胃肠道反应的发生。②一过性发热、骨痛和肌痛等类流感样症状,多见于静脉滴注含氮双膦酸盐者,症状明显者可用非甾体抗炎药或解热镇痛药对症处理。③肾功能异常,应慎用或酌情减少药量,肌酐清除率<35ml/min 时禁用。④颌骨坏死,对有严重牙周病或需行多次牙科手术者不建议新加用双膦酸盐或至少停用双膦酸盐 3 个月。⑤非典型股骨骨折,长期使用双膦酸盐的患者中(中位治疗时间 7 年)非典型股骨骨折风险轻微增加 [3.2%,50 例 /(10 万人·年)]。

2. 特立帕肽 属于甲状旁腺素类似物(PTHa),是当前促骨形成的代表性药物。间断使用小剂量 PTHa 能刺激成骨细胞活性,促进骨形成,增加骨密度,改善骨质量,降低椎体和非椎体骨折的发生风险。通常使用剂量为 20μg/d,皮下注射。患者对本药的总体耐受性良好,临床常见的不良反应为恶心、肢体疼痛、头痛和眩晕。特立帕肽治疗时间不宜超过 24 个月,停药后应序贯使用抗骨吸收药物治疗,以维持或增加骨密度,持续降低骨折风险。但因本药成本较高且需皮下注射,故其应用受到限制。

3. 地舒单抗 是特异性针对核因子 κB 配体受体激活剂(receptor activator of nuclear factor κB ligand,RANKL)的完全人源化单克隆抗体,能够抑制 RANKL 与其受体结合,减少破骨细胞形成、功能和存活,从而降低骨吸收、增加骨量、改善皮质骨或松质骨的强度。最近一项随机双盲双模拟的临床试验结果显示,在 GIOP 人群中对比地舒单抗和利塞膦酸钠的疗效,结果表明 24 个月后地舒单抗在腰椎和髋部 BMD 的增加上优于利塞膦酸钠,而降低骨折发生率上不劣于利塞膦酸钠。但是考虑到 RANKL 在免疫系统中也发挥一定的作用,而目前尚无使用免疫抑制患者使用该药的安全性数据,因此在这类患者还需谨慎使用。此外,该药物成本 - 收益比过高,也大大限制了其临床使用。本药耐受性一般良好,主要不良反应是低钙血症,特别是在存在维生素 D 缺乏症和肾脏损害的情况下。对于易患低钙血症的患者,建议每次使用地舒单抗前和第 1 次使用后 2 周监测血清钙水平。另外可能引起严重感染,包括膀胱炎、上呼吸道感染、肺炎、皮肤蜂窝织炎等,这可能与 RANKL 在免疫系统中的作用有关。长期应用可能会过度抑制骨吸收,而出现下颌骨坏死或非典型性股骨骨折。其他不良反应包括皮疹、皮肤瘙痒、肌肉或骨痛等。在高危患者中,特别是已存在椎体骨折的患者,停用本药可能会增加多发性椎体骨折的风险。因此,如果考虑停止治疗,应改用其他抗骨吸收药物维持。

4. 雷洛昔芬 是一种选择性雌激素受体的调节剂,在子宫和乳腺组织呈现拮抗雌激素作用,而在骨组织具有拟雌激素作用,能预防骨丢失,主要用于绝经后女性骨质疏松的防治。一项 RCT 研究提示雷洛昔芬可使 GIOP 患者椎体骨折发生率下降 4.5%,虽然结果差异没有统计学意义,但是在其他抗骨质疏松药物存在禁忌时,也可以考虑使用雷洛昔芬防治女性

GIOP。本类药物总体安全性良好,但国外研究报告有轻度增加静脉栓塞风险,故有静脉栓塞病史及有血栓倾向者,如长期卧床和久坐者禁用。肝肾功能减退、子宫出血及过敏者也禁用。少数患者服药期间会出现潮热和下肢痉挛症状。

5. 降钙素 是一种钙调节激素,能减少破骨细胞数量,抑制破骨细胞功能,减少骨丢失并增加骨量。其突出特点是能明显缓解骨痛,对骨质疏松症及其骨折引起的骨痛有效。降钙素有鲑降钙素和依降钙素两种,疗程根据病情及患者的其他条件而定,鲑降钙素连续使用时间一般不超过 3 个月。本药总体安全性良好,少数患者使用后出现面部潮红、恶心等不良反应,偶有过敏现象。建议使用期限不超过 3 个月。

(三) 随访治疗

在随访过程中,如仍需持续 GCs 治疗的成年患者,初始治疗效果不佳时,如双膦酸盐治疗 ≥18 个月后发生骨折,或骨密度显著下降(≥10%/ 年),推荐在钙剂和(活性)维生素 D 基础上换用其他种类的抗骨质疏松药物(特立帕肽、地舒单抗),若口服双膦酸盐不耐受或药物依从性差可考虑使用静脉双膦酸盐。

已停止 GCs 治疗的成年患者,如经评估为低度骨折风险,可停用抗骨质疏松药物,继续钙剂和(活性)维生素 D 治疗;如经评估为中度骨折风险,推荐继续使用钙剂、维生素 D 和抗骨质疏松药物;如经评估为高度骨折风险,则强烈推荐在使用足量钙剂及维生素 D 之外加用抗骨质疏松药物。

(四) 特殊人群

特殊人群(如育龄期女性、接受超大剂量 GCs 治疗的患者及器官移植患者)应根据年龄、风险分层选择适当的 GIOP 预防和治疗的策略。

1. 育龄期女性 妊娠期间仅推荐口服钙剂和维生素 D;无妊娠计划且使用有效避孕措施或无性活动者,如果评估为中、高骨折风险,推荐除使用钙剂和(活性)维生素 D 外应优先选择口服双膦酸盐,若存在禁忌证不能口服双膦酸盐,则应选择特立帕肽;而静脉注射双膦酸盐和地舒单抗具有妊娠期潜在致畸风险,目前缺乏安全性数据。

2. 接受超大剂量 GCs 治疗的成人患者 超大剂量 GCs 指初始泼尼松剂量 ≥30mg/d 或相当剂量,累积每年>5g。推荐双膦酸盐联合钙剂及(活性)维生素 D 治疗,若不宜使用双膦酸盐治疗,可根据患者的年龄,选择其他抗骨质疏松药物进行治疗。

3. 器官移植成人患者 因使用多种免疫抑制剂,如同时使用地舒单抗可能导致感染加重,故目前暂不推荐使用地舒单抗。

五、停药时机

目前已广泛接受的是,GIOP 在一定程度上是可逆的。多个大规模临床研究证实在 GCs 停用后骨折风险迅速下降,一些临床前证据提示这种可逆性可能是由于 GCs 停用后成骨细胞的快速恢复所致。因此,目前国际上的治疗指南均建议当 GCs 不再继续使用时,抗骨质疏松治疗可停用。但是,尚无具体停用治疗时间上的建议。依据现有可获得的证据来看,停用 GCs 时随即停用抗骨质疏松治疗可能不是最理想的。2017 年 ACR 指南认为,停止 GCs

治疗的低度骨折风险成年患者,可停用抗骨质疏松药物,继续钙剂和(活性)维生素 D 治疗;如经评估为中度骨折风险,推荐继续使用钙剂、维生素 D 和抗骨质疏松药物;如经评估为高度骨折风险,则强烈推荐在使用足量钙剂及维生素 D 之外,加用抗骨质疏松药物。而考虑到停用 GCs 治疗后仍然存在残留的、剂量依赖的骨折风险,或许在停用 GCs 后继续治疗一定的时间(如 6~12 个月)可能更适当,尤其是有高 GCs 积累剂量的患者。

执　笔:何　菁

审　校:张学武

撰写组成员:李　芬　黄文辉　王丽萍　栗占国

28 风湿性疾病围妊娠期用药规范

【诊疗要点】

● 风湿病患者需在病情稳定的前提下计划妊娠,并与专科医师充分沟通,共同决定治疗方案。

● 女性风湿病患者在备孕期需停用沙利度胺、甲氨蝶呤、吗替麦考酚酯、雷公藤、环磷酰胺和来氟米特等药物,可酌情选用糖皮质激素、羟氯喹、钙调磷酸酶抑制剂、硫唑嘌呤、柳氮磺吡啶、秋水仙碱、非甾体抗炎药、TNF拮抗剂、阿司匹林、肝素和静脉注射免疫球蛋白。

● 男性风湿病患者在生育准备期不能应用环磷酰胺和沙利度胺,可以继续使用的药物包括硫唑嘌呤、秋水仙碱、羟氯喹和TNF拮抗剂。

风湿性疾病(以下简称风湿病)是一大类主要累及关节及其周围组织的系统性疾病,所涵盖的病种包括系统性红斑狼疮(SLE)、抗磷脂综合征(APS)、类风湿关节炎(RA)、干燥综合征(SS)、系统性硬化症(SSc)、特发性炎性肌病(IIM)、系统性血管炎、脊柱关节炎等。部分风湿病发病高峰阶段为育龄期,常需长期用药维持疾病稳定,在妊娠期常难以避免使用相关药物。此外,女性风湿病患者妊娠期间可能面临病情波动或恶化的风险,风湿免疫科医师接诊育龄期患者时,需与其沟通妊娠计划、告知妊娠期注意事项及药物使用的母婴安全性问题。在疾病稳定的前提下,患者应在风湿免疫科、妇产科、新生儿科等专科医师共同指导下合理规划生育事宜。围妊娠期药物的使用需兼顾维持母体病情稳定和保证胎儿安全两方面问题,根据妊娠不同阶段、母体病情、药物安全性及药物是否通过胎盘屏障等多方面因素,及时调整治疗方案。本文将提供风湿病患者备孕期、妊娠期及哺乳期常用药物的安全性建议,但具体治疗方案应个体化,必要时由多学科团队协作制定。

一、女性风湿病患者围妊娠期药物使用

(一)女性风湿病患者围妊娠期避免使用的药物

围妊娠期应避免使用可能导致胎儿畸形的药物,风湿免疫科医师需根据风湿病患者的

病情和妊娠计划,合理规划用药。表 28-1 列出女性风湿病患者备孕期和妊娠期应该避免使用的药物及计划妊娠前建议停药的时间。

表 28-1 女性风湿病患者在备孕期和妊娠期避免使用的药物及停药时间

药物	妊娠前计划停药时间
沙利度胺	4~12 周
甲氨蝶呤	4~12 周
吗替麦考酚酯	6~12 周
雷公藤	6 个月
环磷酰胺	3~6 个月
来氟米特	2 年以上,或者使用螯合剂将血药浓度降至 <0.02mg/L

(二)女性风湿病患者围妊娠期可选择的药物

1. 糖皮质激素(以下简称激素) 糖皮质激素是治疗风湿病的主要药物之一,其与妊娠不良事件的相关性报道不一。建议在疾病稳定、无重要脏器累及的前提下,泼尼松 ≤10mg/d 或等效的其他不含氟的激素(表 28-2)时考虑妊娠。如果在妊娠期出现疾病活动,经过风湿免疫科专科医师评估,与患者及家属共同决定继续妊娠时,可增加激素剂量,并适当加用妊娠期相对安全的免疫抑制剂。当胎儿因母体存在抗 Ro/SSA 抗体和 / 或抗 La/SSB 抗体而出现 I 度或 II 度心脏传导阻滞时,可考虑使用地塞米松 4mg/d,根据疗效在数周内短期使用。在妊娠后期,为促进胎儿肺成熟,亦可选用地塞米松。在终止妊娠时,酌情调整激素剂量。对自然分娩的患者,在原使用激素的基础上,在产程启动时静脉输注氢化可的松 25mg,次日恢复原激素口服剂量。对剖宫产手术者,在原使用激素的基础上,在术中静脉输注氢化可的松 50~75mg,术后第 1 天使用氢化可的松 20mg,每 8 小时 1 次,术后第 2 天恢复原激素口服剂量。医师可根据具体情况在围手术期选择其他激素调整方案。为控制疾病活动,部分风湿病患者需在分娩后继续使用激素。在使用激素时,可以进行哺乳,但如果泼尼松 ≥20mg/d,应丢弃服药后 4 小时内所产生的乳汁。此外,使用激素治疗的过程中,建议补充钙和维生素 D。

表 28-2 常用糖皮质激素的抗炎等效剂量

糖皮质激素种类	抗炎等效剂量 /mg
氢化可的松	20
泼尼松	5
甲泼尼龙	4
地塞米松(含氟)	0.75

2. 羟氯喹 多项研究支持羟氯喹(hydroxychloroquine,HCQ)对风湿病患者妊娠的益处,包括可能降低 SLE 孕妇的早产率、减少狼疮复发、降低胎儿不良结局的发生风险等。有妊娠计划的患者可使用 HCQ 治疗 SLE、RA、SS 等风湿病,建议妊娠期持续用药。抗 Ro/

SSA 抗体和 / 或抗 La/SSB 抗体阳性的患者在妊娠期间使用 HCQ(0.2~0.4g/d,分 2 次口服),可能降低胎儿心脏传导阻滞的风险。HCQ 随乳汁分泌量少,因此哺乳期可以使用 HCQ。眼科并发症是 HCQ 的主要不良反应,如患者在用药期间诉有视力、视野、色觉等变化,应及时进行眼科评估。长期用药患者宜定期进行眼科检查。

3. 钙调磷酸酶抑制剂 风湿病患者主要使用的钙调磷酸酶抑制剂包括环孢素(cyclosprine,CsA)和他克莫司(tacrolimus,TAC),用于治疗 SLE、IIM、SS、难治性 RA 等疾病。妊娠期使用 CsA 3~5mg/(kg·d)或 TAC 2~3mg/d 可能不增加胎儿畸形的风险,但可能增加妊娠期高血压、子痫和妊娠期糖尿病的发生率。长期稳定服用 CsA 或 TAC 的患者在围妊娠期不需要转换成其他药物,并酌情进行母乳喂养。使用 CsA 和 TAC 的过程中,需监测血压、肾功能和血钾水平,并注意与合并用药之间的相互作用,必要时监测血药浓度。

4. 硫唑嘌呤 硫唑嘌呤(azathioprine,AZA)是风湿病患者围妊娠期相对安全的免疫抑制剂,常用剂量为 1.5~2.0mg/(kg·d)。哺乳期尽量避免服用 AZA,但其代谢产物 6- 巯基嘌呤在母乳中的含量低于母亲用药剂量的 1%,因此,如病情需要不能停药,则可以酌情继续使用,建议丢弃服药后 4 小时内所产的乳汁。患者在使用 AZA 后需密切监测血常规,以早期发现可能的骨髓抑制。

5. 柳氮磺吡啶 柳氮磺吡啶(sulphasalazine,SSZ)主要用于治疗 RA 和伴有外周关节炎的脊柱关节炎。SSZ 可通过胎盘屏障,但可能不增加流产、低出生体重儿或先天性畸形的风险。最大剂量可用至 2g/d。如果用量>2g/d,新生儿发生中性粒细胞减少症或再生障碍性贫血的概率可能增加。SSZ 可抑制二氢叶酸还原酶,使用该药的妊娠患者需补充叶酸(妊娠期常规补充的剂量即可)以降低胎儿唇裂、心血管畸形及尿道畸形等风险。哺乳期患者使用 SSZ,对健康的足月新生儿可正常哺乳,但对早产儿、葡萄糖 -6- 磷酸脱氢酶缺乏症患儿以及高胆红素血症患儿哺乳需谨慎。如服用大剂量 SSZ(3g/d)并母乳喂养,婴儿可能出现出血性腹泻。当母乳喂养的婴儿出现顽固性腹泻或出血性腹泻时,患者应暂停哺乳或停用 SSZ。

6. 秋水仙碱 秋水仙碱是一种抑制有丝分裂的生物碱类药物,具有抗炎、抗纤维化作用,在风湿病中常用于治疗痛风、家族性地中海热、白塞综合征、SSc 等。秋水仙碱可通过胎盘,并作用于有丝分裂过程,曾被认为可能致畸。然而,多项家族性地中海热患者的队列研究表明,在妊娠期服用秋水仙碱不会显著增加胎儿畸形或流产的发生率。女性风湿病患者在备孕期和整个妊娠期均可使用秋水仙碱。秋水仙碱在乳汁中浓度较低,在哺乳期使用相对安全。为谨慎起见,亦可以在服用秋水仙碱 12h 后开始母乳喂养。

7. 非甾体抗炎药 非甾体抗炎药(non-steroidal anti-inflammatory drugs,NSAIDs)在风湿病中应用广泛,如 RA、脊柱关节炎等,通过抑制环氧合酶(COX)的活性而阻断前列腺素的产生,其主要作用为解热、镇痛和抗炎。NSAIDs 与不良妊娠的关系尚无定论。有研究表明,育龄期女性使用 NSAIDs 可能出现短暂性不孕,因而对受孕困难的女性,备孕期间应尽量避免使用。在孕早期,使用 NSAIDs 可能造成羊水产生过少及自然流产的风险增加,此阶段应尽量避免使用 NSAIDs。在孕中期,使用 NSAIDs 相对安全,首选非选择性 COX 抑制剂。在此阶段使用 NSAIDs 仍存在胎儿肾功能损害、羊水过少的风险,通常在用药数日至数周后出现,大部分情况下停用 NSAIDs 可恢复。因此,如孕中期必须使用 NSAIDs,应尽可能选择最小有效剂量和最短使用时间。进入妊娠晚期后,使用 NSAIDs 可显著升高胎儿动脉导管早闭的风险,应避免使用。当布洛芬使用剂量不超过 1 600mg/d 时其乳汁分泌量低,为哺乳期首选的 NSAIDs。哺乳期应用 NSAIDs 的安全性数据相对有限,少量资料显示大部分 NSAIDs 很少通过乳汁分泌。

8. 肿瘤坏死因子拮抗剂 肿瘤坏死因子(TNF)拮抗剂常用于治疗 RA 和脊柱关节炎。妊娠期使用 TNF 拮抗剂不增加不良妊娠事件和新生儿缺陷的发生率,且不增加新生儿发生严重感染的风险,因此 TNF 拮抗剂对于妊娠期是相对安全的药物。另外,妊娠期停用 TNF 拮抗剂可能增加围产期或产后疾病复发加重的风险,在备孕期和妊娠期可根据病情继续使用 TNF 拮抗剂。妊娠期首选 TNF 拮抗剂为培塞利珠单抗,由于培塞利珠单抗不含 Fc 段,故其极少通过胎盘转运,该药可以在全妊娠期使用,无须调整剂量。而其他 TNF 拮抗剂(包括依那西普、注射用重组人Ⅱ型 TNF 受体 - 抗体融合蛋白、英夫利西单抗、阿达木单抗、戈利木单抗等)含 IgG1 Fc 段,胎盘转运率较高(特别是在妊娠晚期),因此,含 Fc 段的 TNF 拮抗剂需在妊娠晚期停药,以减少药物进入胎儿循环对胎儿造成潜在风险,具体停药时间依据药物半衰期的不同而有所差异。对妊娠期有 TNF 拮抗剂暴露的新生儿,在出生后的 6 个月内应避免接种减毒活疫苗,以免继发感染。对哺乳期女性,使用所有类型的 TNF 拮抗剂均可进行哺乳。

9. 阿司匹林 阿司匹林在妊娠期风湿病患者中通常使用的剂量为小剂量(50~100mg/d),单用或与低分子量肝素联用,具体剂量需根据患者的药物耐受性、有无阴道出血及体重等情况进行调整。在风湿病患者中,单用阿司匹林可用于抗磷脂抗体(aPL)阳性且未满足产科或血栓性 APS 标准的孕妇,全妊娠期均需要使用,亦可用于 SLE 患者以降低妊娠期高血压的发生风险。对产科 APS 患者,妊娠期间应使用小剂量阿司匹林和低分子量肝素联合治疗。孕 36 周或计划分娩前 1 周停用阿司匹林,避免因继续使用阿司匹林而引起的分娩过程中和产后出血。

10. 肝素 / 低分子量肝素 对原发和继发性 APS 患者,妊娠期常需使用低分子量肝素 / 肝素或与小剂量阿司匹林联用,根据病情选择预防剂量(每日 1 次)或治疗剂量(每日 2 次)低分子量肝素。确定妊娠后尽早开始给药,部分反复流产的 APS 患者可在计划受孕当月月经结束后开始给予预防剂量,且全妊娠期使用,分娩前 24~48 小时停药,分娩后 12~24 小时继续给药。对产科 APS 患者,全妊娠期使用小剂量阿司匹林和预防剂量低分子量肝素联合治疗,产后继续使用预防剂量低分子量肝素 2~12 周。对血栓性 APS 的孕妇,全妊娠期间以及产后 6~12 周使用小剂量阿司匹林和治疗剂量低分子量肝素,孕前使用抗凝药物者产后 6~12 周后恢复原长期抗凝方案。对不满足产科 APS 标准的仅 aPL 阳性患者,无须使用预防剂量低分子量肝素。低分子量肝素具体剂量如下:预防剂量如那屈肝素钙注射液 2 850IU (0.3ml)皮下注射每日 1 次,或达肝素钠注射液 5 000IU(0.5ml)皮下注射每日 1 次,或依诺肝素钠注射液 4 000IU(0.4ml)皮下注射每日 1 次;治疗剂量如那屈肝素钙注射液 0.01ml/kg (95IU/kg)皮下注射每日 2 次,或达肝素钠注射液 100IU/kg 皮下注射每日 2 次,或依诺肝素钠注射液 100IU/kg 皮下注射每日 2 次。

11. 静脉注射免疫球蛋白 风湿病患者围妊娠期可安全应用静脉注射免疫球蛋白 (intravenous immunoglobulin, IVIG)。IVIG 具有调节淋巴细胞免疫功能、抑制 B 细胞和抗体功能、封闭 Fc 受体、抑制补体功能、抑制 NK 细胞活性等作用。此外,免疫球蛋白 IgG-F (ab')$_2$ 段的微生物抗原特异结合特性可为机体提供被动免疫。IVIG 可用于治疗妊娠期病情活动的风湿病患者难治性 APS,剂量和疗程目前尚无统一方案,多数使用为 0.4g/(kg·d),持续 3~5 天,间隔 3~4 周 1 次。

(三)女性风湿病患者妊娠期和哺乳期安全性尚不明确的药物

1. 生物制剂

(1)白介素 6 拮抗剂:托珠单抗是重组人源化抗人白介素 6(IL-6)受体的单克隆抗体,主要用于治疗 RA 和全身型幼年特发性关节炎。目前托珠单抗在风湿病妊娠患者中应用的安全性数据尚不充分,不建议妊娠期患者使用托珠单抗。对备孕期患者建议停用托珠单抗 3 个月后再妊娠。对正在使用托珠单抗的意外妊娠者,建议停用托珠单抗。由于托珠单抗相对分子质量较大,预计乳汁中浓度较低,但尚不明确其在哺乳期应用的安全性。

(2)白介素 17 拮抗剂:司库奇尤单抗是一种全人源化 IL-17A 拮抗剂,主要用于治疗强直性脊柱炎、银屑病和银屑病关节炎。动物研究未发现司库奇尤单抗对妊娠、胚胎发育、分娩或产后发育有直接或间接的有害影响,但目前缺乏妊娠期和哺乳期妇女使用司库奇尤单抗的相关数据,妊娠期和哺乳期女性应避免使用司库奇尤单抗。司库奇尤单抗的半衰期为 27 天,有生育能力的女性患者应在治疗期间和治疗后至少 20 周内采用有效的避孕方法。用药期间如发现妊娠,应停用该药。

(3)利妥昔单抗:利妥昔单抗(rituximab,RTX)是一种抗 CD20 的人鼠嵌合性单克隆抗体,用于治疗难治性重症 SLE、难治性 RA、肉芽肿性多血管炎、显微镜下多血管炎等自身免疫疾病。有限的研究数据未显示药物增加新生儿畸形的风险,但在孕中期和孕晚期用药可能导致新生儿 B 细胞减少和全血细胞减少。建议在计划受孕前 6 个月停止 RTX 治疗,仅当 RTX 对妊娠期风湿病患者的潜在益处大于风险时考虑使用该药物,尤其在孕中期和孕晚期尽量避免使用。关于使用 RTX 治疗期间是否哺乳的问题存在争议,尚无文献报道母乳中是否可检测出 RTX,部分专家不建议用药期间母乳喂养。但 RTX 是一种大分子药物,随乳汁分泌的可能性较小,亦有专家建议可酌情考虑母乳喂养。

(4)贝利尤单抗:贝利尤单抗是一种针对可溶性人 B 淋巴细胞刺激因子的特异性人源化单克隆抗体,主要用于治疗 SLE。由于贝利尤单抗在围妊娠期使用的安全性尚无定论,育龄期女性在治疗期间和治疗结束后至少 4 个月内应采取有效避孕措施。目前缺乏该药物通过乳汁分泌的研究数据,使用贝利尤单抗的患者建议暂停哺乳。

(5)阿巴西普:阿巴西普是由 CTLA-4 胞外区与人源化 IgG1 Fc 段组成的可溶性融合蛋白,是一种选择性 T 细胞共刺激信号调节剂。阿巴西普通过与抗原提呈细胞表面的 CD80/CD86 结合,阻止其与 T 细胞表面的 CD28 相互作用,抑制自身抗原诱导的 T 细胞活化,削弱下游炎症反应而发挥治疗作用,主要用于治疗 RA。虽然前期动物实验未显示该药生殖毒性的证据,但由于缺乏妊娠期和哺乳期的安全性用药数据,不建议在妊娠期和哺乳期使用该药。育龄期女性自开始使用阿巴西普至最后一次给药结束后 14 周内,应当采取有效的避孕措施。接受阿巴西普治疗期间应停止哺乳,如需哺乳,应与末次给药时间至少间隔 14 周。

2. 小分子靶向药物 以 Janus 激酶(Janus kinase,JAK)抑制剂(托法替布、巴瑞替尼)为代表的小分子靶向药物已获批治疗 RA。该类药物通过抑制 JAK 磷酸化,阻断 JAK-STAT 信号通路,直接或间接抑制 IL-6、IL-21、TNF-α 等炎性细胞因子的产生和免疫细胞的活化。由于 JAK-STAT 信号通路在细胞黏附和细胞极化过程中发挥重要生理作用,该类药物可能影响胚胎早期的发育过程。且此类药物为小分子化合物,故推测药物可能通过胎盘转运和乳汁分泌。在 RA、银屑病关节炎、溃疡性结肠炎等疾病的大规模临床药物观察中,少部分患者发生药物妊娠期暴露,随访妊娠结局显示,妊娠不良事件和新生儿缺陷发生率较低。但现有数据不足以确立药物相关的重大出生缺陷、流产或其他母体及胎儿不良结局风险,因此不建议在妊娠期使用该类药物。育龄期女性在接受 JAK 抑制剂治疗时和结束治疗后至少 4 周内应采用有效避孕手段。因无法排除其对新生儿和婴儿可能造成的风险,如严重感染,不应在哺乳期使用该类药物。

二、男性风湿病患者生育准备期的药物使用

男性风湿病患者在生育准备期可以继续使用的药物包括 AZA、秋水仙碱、HCQ 和各种 TNF 拮抗剂。SSZ 可能导致男性可逆性精子缺乏,如发生受孕困难需在备孕前 3 个月停用。甲氨蝶呤、来氟米特、吗替麦考酚酯等药物的安全性尚不明确。不能使用的药物包括环磷酰胺和沙利度胺,环磷酰胺在备孕前至少停药 12 周,沙利度胺在备孕前至少停药 4 周。除 TNF 拮抗剂外的多种生物靶向药物在男性生殖方面安全数据有限,目前尚不推荐应用。

三、总结

部分风湿病患者妊娠属于高危妊娠。对有妊娠计划的风湿病患者,风湿免疫科医师一方面需仔细评估患者目前病情、用药等情况是否具备妊娠条件,另一方面应就妊娠本身及用药可能对患者和胎儿的影响与患者及家属进行充分沟通;同时,风湿免疫科医师需与妇产科、生殖科、新生儿科等相关学科针对患者的个体情况密切合作、制定个体化病情监测及治疗方案,以期获得最佳妊娠结局。本节基于目前已有的循证医学证据为风湿病患者的妊娠期用药提供了一般性建议,可能随着后续循证医学证据的更新发生变化,临床医师应根据具体临床情况酌情调整治疗方案。

执　笔:李懿莎　张　文

审　校:左晓霞

撰写组成员:刘冬舟　李　娟　苏　娟

29 特发性炎性肌病诊疗规范

【诊疗要点】

- 特发性炎性肌病（idiopathic inflammatory myopathy, IIM）的临床谱已从以肌无力为主要表现的疾病演变为累及多器官的全身性炎症性疾病。
- 肌炎特异性自身抗体（myositis-specific autoantibody, MSA）有助于 IIM 的诊断、分类，肌肉活检组织病理学和免疫组化在许多情况下有助于排除其他原因所致的肌病。
- 抗合成酶综合征的特征是肌炎、肺间质病变、技工手、关节炎和雷诺现象以及血清中存在抗合成酶抗体。
- 免疫介导坏死性肌病以肌肉活检病理学检查发现坏死肌纤维为主要特征，通常伴有少量或无炎症细胞浸润，通常有抗 SRP 抗体阳性、抗 HMGCR 抗体阳性及肌炎特异性自身抗体阴性三种亚型。

特发性炎性肌病（idiopathic inflammatory myopathy, IIM）是一组以累及皮肤和四肢骨骼肌为主要特征的系统性自身免疫病。IIM 的临床表现多种多样，异质性强，可将其分为：①皮肌炎；②抗合成酶综合征；③免疫介导坏死性肌病；④多发性肌炎；⑤散发型包涵体肌炎等不同的亚型。临床上以前三种亚型最为常见。

皮肌炎诊疗规范

皮肌炎（dermatomyositis, DM）是 IIM 最常见的一类亚型。我国 DM 的患病率及发病率尚无准确的数据，各年龄段均可发病，女性相对多见。

一、临床表现

(一) 症状和体征

DM 常呈亚急性起病,在数周至数月内出现皮疹及四肢近端肌肉无力,少数患者可急性发病。患者常伴有全身性表现,如发热、乏力、厌食及体重下降等。

1. 皮肤及骨骼肌受累的表现 DM 的皮肤受累表现多种多样。常见的皮肤症状包括:① Gottron 疹:这是 DM 特征性的皮肤表现,表现为在关节的伸面,特别是掌指关节、指间关节或肘关节伸面的红色或紫红色斑丘疹,边缘不整,或融合成片,常伴有皮肤萎缩、毛细血管扩张和色素沉着或减退,偶有皮肤破溃(主要见于抗 MDA5 阳性 DM 患者)。此类皮损亦可出现在膝关节伸面及内踝等处,表面常覆有鳞屑或有局部肿胀。②眶周皮疹(heliotrope rash):这是 DM 另一特征性的皮肤损害,表现为上眼睑或眶周的水肿性紫红色皮疹,可为一侧或双侧,光照加重。③甲周病变:甲根皱襞处可见毛细血管扩张性红斑或瘀点,伴有甲皱及甲床有不规则增厚。④ "技工手":表现为手指的掌面和侧面皮肤过多角化、裂纹及粗糙,类似于长期从事手工作业的技术工人手,故名 "技工手"。此外,还可出现足跟部的皮肤表皮增厚,粗糙和过度角化,又称为 "技工足"。⑤其他皮肤黏膜改变:皮疹还可出现在两颊、鼻梁、颈部、前胸 V 形区和肩背部(称为 "披肩征")。皮肤血管炎和脂膜炎也是 DM 较常见的皮肤损害。另外,可有手指的雷诺现象及手指溃疡。部分患者还可出现肌肉硬结、皮下小结或皮下钙化等改变。

对称性四肢近端肌无力是 DM 肌肉受累的特征性表现。上肢近端肌肉受累时,可出现抬臂困难,不能梳头和穿衣。下肢近端肌受累时,常表现为上楼梯困难,蹲下或从座椅上起立困难。患者远端肌无力不常见。随着病程的延长,可出现肌萎缩。约一半的患者有颈屈肌无力,表现为平卧时抬头困难。

2. 其他脏器受累的表现 间质性肺炎、肺纤维化、胸膜炎是 DM 最常见的肺部病变,表现为胸闷、气短、咳嗽、咳痰及呼吸困难等。极少数患者有胸腔积液。喉部肌肉无力,可造成发声障碍和声音嘶哑等。膈肌受累时,可表现为呼吸表浅、呼吸困难或引起急性呼吸功能不全。肺部受累是影响 DM 预后的重要因素之一。

DM 累及咽、食管上端横纹肌较常见,表现为吞咽困难、饮水呛咳等。关节痛或关节炎也是 DM 常见的表现;心脏及肾脏受累相对少见,且无特异性。

(二) 辅助检查

1. 一般检查 患者可有轻度贫血,白细胞正常或减少。重症 DM 患者常伴有外周白细胞下降,尤其是淋巴细胞的减少(抗 MDA5 阳性 DM 患者最常见)。ESR 和 CRP 可以正常或升高。血清 IgG、IgA、IgM、免疫复合物以及 γ 球蛋白正常或增高。补体 C3、C4 正常或减少。

2. 肌酶谱 DM 患者活动期血清肌酶可明显增高,如肌酸激酶(creatine kinase,CK)、醛缩酶、谷草转氨酶、谷丙转氨酶及乳酸脱氢酶等,其中临床最常用的是 CK,它的改变对肌炎最为敏感,升高的程度与肌肉损伤的程度平行。

3. 肌炎特异性抗体 约 70% 的 DM 患者血清中存在 DM 的特异性自身抗体(myositis specific autoantibody,MSA),目前发现的 DM 特异性抗体有五种,即抗染色质解旋酶 DNA 结合蛋白（Mi-2）抗体、抗核基质蛋白 -2（NXP-2）、抗转录中介因子 1-γ（TIF1-γ）抗体、抗小泛素样修饰剂激活酶（SAE）抗体和抗黑色素瘤分化相关基因 5（MDA5）抗体。不同的 MSA 具有各自独特的临床表型（见诊断要点中"临床分型"）。

4. 肌肉病理　DM 的肌肉病理特点是炎症分布位于血管周围或在肌束间隔及其周围。浸润的炎性细胞以 B 细胞和 CD4+T 细胞为主。肌纤维表达 MHC Ⅰ 分子明显上调。肌纤维损伤和坏死通常涉及部分肌束或束周而导致束周萎缩。束周萎缩是 DM 的特征性病理表现。

5. 其他辅助检查　肌肉 MRI 检测可提示皮肤及肌肉的炎症、脂肪浸润、钙化及定位特定肌群的病变。MRI 还可指导肌活检，也可用于长期治疗的疗效评估和作为临床试验中的评估手段。肌电图检查对于 DM 的诊断有一定帮助，但不具有特异性。

二、诊断要点

（一）诊断标准

目前临床上存在多个 IIM 的分类诊断标准。有关 DM 的分类诊断建议采用最新的 2020 年 ENMC 制定的 DM 分类标准（表 29-1），与其他分类标准相比，该标准更为简单、实用和准确。

表 29-1　2020 年 ENMC-DM 分类诊断标准

DM 的分类标准需要满足下列的临床及皮肤活检特点 *：
临床检查发现（至少需要 2 条）：Gottron 征、Gottron 丘疹和 / 或向阳性皮疹。
皮肤活检：界面性皮炎
或

DM 的分类标准需要满足下列的临床及具备 DM 肌肉特点 ** 或 DM 特异性抗体阳性 ***：
临床检查发现（至少需要 1 条）：Gottron 征、Gottron 丘疹和 / 或向阳性皮疹

**DM 肌肉特点：①四肢近端肌无力；②肌酶升高；③肌活检提示 DM：淋巴细胞浸润（常在血管周围），束周病变的依据（即束周肌纤维 COX 染色淡染和 / 或 NCAM 染色阳性）；④肌活检确诊是 DM：束周萎缩和 / 或束周 MxA 过表达，少或无束周坏死

如果患者具备 a、b、c 或 d 中的任何一项下列特点就可称为患者具备 DM 肌肉特点：
a.① + ②
b.① + ③
c.② + ③
d.④

***DM 特异性抗体：抗 TIF1-γ，抗 NXP-2，抗 Mi-2，抗 MDA5 或抗 SAE 中任何一种抗体阳性

注：①如果患者无 DM 的皮肤病变的表现，则不能诊断为 DM。②抗合成酶抗体阳性的患者应诊断为"抗合成酶综合征"而不是 DM；抗合成酶综合征患者伴有 DM 样皮疹应诊断为"抗合成酶综合征伴有 DM 样皮疹"。③抗 HMGCR 或抗 SRP 阳性的患者应诊断为"免疫介导的坏死性肌病"而不是 DM；抗 HMGCR 阳性伴有 DM 样皮疹应诊断为"抗 HMGCR 肌病伴有 DM 样皮疹"；抗 SRP 阳性伴有 DM 样皮疹应诊断为"抗 SRP 肌病伴有 DM 样皮疹"。④ DM 特异性抗体阳性的患者应根据其抗体类型进行进一步的亚型分类（即抗 TIF1-γ DM、抗 NXP2 DM 等）。⑤ DM 特异性抗体阴性的患者应诊断为"自身抗体阴性的 DM"。⑥掌指关节，近端指间关节和 / 或远端指间关节伸侧表面的皮肤溃疡（如抗 MDA5 型 DM 中所见）应认为与 Gottron 疹一样的临床意义。

（二）临床分型

依据目前 DM 的 MSA 类型，可以将 DM 分为六种亚型：

1. 抗 Mi-2 型　这类患者常表现为典型的皮肌炎特征，包括近端肌肉无力和典型的皮疹，但肺部受累相对少且轻，合并肿瘤的风险低。对激素及免疫抑制剂治疗反应好，预后良好。

2. 抗 NXP-2 型　典型的表现为严重的四肢近端和远端肌肉无力、皮下水肿及吞咽困难，血清 CK 水平显著升高。此外，抗 NXP-2 阳性者发生皮下钙化的比例高，尤其是青少年患者。抗 NXP-2 阳性者合并肿瘤的风险也较高。

3. 抗 SAE 型　这类患者相对少见，除表现为典型的皮肤及肌肉病变外，皮肤色素沉积样的皮疹较为多见，合并恶性肿瘤风险也较高。

4. 抗 MDA5 型　这类患者皮肤溃疡常见，多数患者的肌肉病变较轻或无明显的肌无力，既往的"无肌病性皮肌炎"主要见于抗 MDA5 阳性患者。抗 MDA5 阳性患者的另一个突出特点是发生快速进展性 ILD 的比例高，且常伴有低淋巴细胞血症，对激素及免疫抑制剂治疗反应差。这是预后最差的一类 DM 亚型，死亡率高。

5. 抗 TIF 1-γ 型　这类 DM 患者除了表现为典型的 DM 皮肤、肌肉病变外，其特点是合并恶性肿瘤的风险明显升高。对于这类患者积极筛查肿瘤极为必要，尤其是在病程的前 3 年。合并肿瘤的类型多种多样，常见肺、卵巢、乳腺和结肠等脏器的实体肿瘤。

6. MSA 阴性型　上述五种 DM 特异性抗体均阴性，但符合 2020 ENMC 有关 DM 的分类诊断标准的患者统称为 MSA 阴性型 DM。这类患者存在较大的异质性，随着对 MSA 研究的深入，这些患者中也可能存在新型的 MSA。

三、治疗方案及原则

1. 糖皮质激素　糖皮质激素是治疗 DM 的基础药物，但激素的用法尚无统一标准，一般初始剂量为泼尼松 1~2mg/（kg·d）或等效剂量的其他糖皮质激素。患者常在用药 1~2 个月后症状开始改善，然后开始逐渐减量。激素的减量应遵循个体化原则，减药过快出现病情复发。对于重症患者可加用甲泼尼龙冲击治疗，甲泼尼龙每日 500~1 000mg，静脉滴注，连用 3~5 天。对激素治疗反应不佳的患者，应及时加用免疫抑制剂治疗。

2. 免疫抑制剂　治疗 DM 常用的免疫抑制剂包括甲氨蝶呤（MTX）、硫唑嘌呤（AZA）、环孢素（CsA）、他克莫司（TAC）、吗替麦考酚酯（MMF）及环磷酰胺（CYC）等。MTX 和 AZA 一般用于轻症患者，有助于改善患者的皮疹及肌无力。CsA、TAC、MMF 及 CYC 主要用于中重度及难治性患者的治疗，其剂量及用法与治疗其他系统性风湿病如 SLE 等相似。

3. 静脉注射免疫球蛋白（IVIG）　对于复发性和难治性的病例，可考虑加用 IVIG。常规的治疗剂量是 0.4g/（kg·d），每月用 3~5 天，连续用 3~6 个月以维持疗效。

4. 生物制剂　近年来抗 B 细胞抗体或 JAK 抑制剂等新型生物制剂用于治疗常规激素联合传统免疫抑制治疗效果不佳患者的研究逐渐增多。但大部分研究都是小样本或个案报告，确切的疗效有待于进一步的大样本研究。

抗合成酶综合征诊疗规范

抗合成酶综合征(anti-synthetase syndrome,ASS)是炎性肌病的一种亚型,临床表现除肌肉受累以外,肺部受累常见,其他表现有关节炎、发热、典型皮肤病变和雷诺现象,伴有特征性的抗合成酶抗体,包括抗组氨酰 tRNA 合成酶抗体(抗 Jo-1 抗体)及其他抗合成酶抗体。据估计,全球 ASS 发病率为(1~9)/10 万,但是尚无发病率的精确数据。ASS 更常见于女性,平均发病年龄为 40~55 岁。

一、病因与发病机制

ASS 确切病因与发病机制不清楚。有研究显示,许多环境暴露与 ASS 的发病有关,包括烟草、清洁化学品、鸟粪、霉菌和空气颗粒物等。在环境因素暴露的情况下,携带有相应遗传易感基因的人群,免疫系统发生异常,最终可能引起抗合成酶综合征。在欧美患者中,发现 HLA DRB1*03 :01 与 ASS 的发病密切相关。

二、临床表现

1. 肌炎　ASS 的肌肉受累程度可从单纯血清肌酶升高到严重的肌无力和活动障碍。大多数 ASS 患者有肌无力,部分患者有肌痛。抗组氨酰 tRNA 合成酶抗体(抗 Jo-1 抗体)阳性患者肌痛和肌无力发生率高于抗苏氨酰 tRNA 合成酶抗体(抗 PL-7 抗体)和抗丙氨酰 tRNA 合成酶抗体(抗 PL-12 抗体)阳性患者。与其他 ASS 患者相比,抗异亮氨酰 tRNA 合成酶抗体(抗 OJ 抗体)阳性患者可能有更严重肌无力和萎缩。

通常,ASS 患者上下肢近端肌肉均无力,但下肢肌肉受累要多于上肢及颈部肌群,大约 1/3 患者有颈部肌无力。临床上,亦有少部分患者无肌肉受累,肌酸激酶正常或肌电图正常,称为"低肌病或无肌病",可见于抗 OJ 抗体阳性患者及部分抗 Jo-1 患者。1/3 的患者出现食管肌肉受累并伴有吞咽困难。亦可有无肌无力的肌痛。部分肌肉有筋膜炎。65% 的 ASS 患者大腿肌肉 MRI 检查异常,肌肉水肿主要发生在前侧肌群,而肌肉萎缩和脂肪替代常发生在后侧肌群。部分 ASS 患者存在肌肉容积缩小。

2. 间质性肺病　不同队列研究,ASS 中弥漫性实质性肺疾病[又称"间质性肺病"(interstitial lung disease,ILD)]发生率不同。但不是所有的患者在起病初期就有间质性肺炎。临床表现为胸闷、气短、咳嗽、咳痰、呼吸困难和发绀等。少数患者有少量胸腔积液,大量胸腔积液少见。高分辨率 CT 常见类型为非特异性间质性肺炎(nonspecific interstitial pneumonia,NSIP)、机化性肺炎(organizing pneumonia,OP)、寻常型间质性肺炎(usual interstitial pneumonia,UIP)。

3. 皮肤和其他骨骼肌外受累的表现

(1)皮肤受累:"技工手"是 ASS 特征性的皮肤病变。其他常见皮肤病变包括眶周皮疹

（heliotrope rash）、Gottron 疹、Gottron 征、披肩征、V 字征、枪套征、甲周病变与雷诺现象等，严重时可出现指端溃疡。

（2）心脏受累：心肌炎在 ASS 中少见，可在起病时发生，也可在病程中出现。可以无临床症状者，也可出现典型的心力衰竭症状，常与活动性肌炎相关。此外，有部分患者可出现心包积液。

（3）关节炎：ASS 常有关节炎，与其他抗合成酶抗体相比，关节炎更常见于抗 Jo-1 抗体阳性的患者。值得注意的是，有少部分 ASS 合并关节炎患者抗 CCP 抗体阳性。

（4）肿瘤：与 DM 相比，ASS 肿瘤发生率较低，但并比普通人群肿瘤发生率高。

4. 辅助检查

（1）一般检查：患者可有轻度贫血、白细胞增多。大部分患者 ESR 和 CRP 正常，少部分患者可升高。急性肌炎患者血中肌红蛋白含量增加。当有急性广泛的肌肉损伤时，患者可出现肌红蛋白尿。还可出现血尿、蛋白尿、管型尿，提示有肾脏损害。其他血清学检查有涎液化糖链抗原（KL-6）、铁蛋白；ASS 患者可有 KL-6 及血清铁蛋白的升高，常与间质性肺炎密切相关。

（2）肌酶谱：患者可出现血清肌酶明显增高。如肌酸激酶（CK）、醛缩酶、谷草转氨酶、谷丙转氨酶及乳酸脱氢酶等，其中临床最常用的是 CK。

（3）自身抗体：

1）抗合成酶抗体（ARS）：目前发现 8 种 ARS，有针对组氨酸、苏氨酸、丙氨酸等氨酰基合成酶等，其中抗 Jo-1 抗体最常见，其次为抗 PL-7 抗体、抗 PL-12 抗体、抗甘氨酰 tRNA 合成酶抗体（抗 EJ 抗体）、抗异亮氨酰 tRNA 合成酶抗体（抗 OJ 抗体）、抗天冬氨酰 tRNA 合成酶抗体（抗 KS 抗体）等。

2）肌炎相关性抗体：抗合成酶综合征患者常常合并有抗 Ro-52 抗体阳性，与间质性肺炎密切相关。

（4）肌肉病理：①束周坏死和巨噬细胞增多是肌肉活检病理中最具特征性的表现。②巨噬细胞和 CD8$^+$ 淋巴细胞浸润主要分布在血管周围的肌束膜，碱性磷酸酶活性在肌束膜组织中高度表达。与多发性肌炎和包涵体肌炎相反，肌内膜未见炎症细胞浸润。③主要组织相容性复合体 I 类和 II 类（MHC I 和 MHC II）在肌纤维的细胞质和肌膜上的表达增加，主要分布在肌束周围。在肌内膜纤维肌膜或肌质内有 C5b-9 复合物沉积。④少部分 ASS 患者肌肉可见弥漫性坏死和再生的肌纤维。

（5）其他辅助检查：有肌肉 MRI、肌电图等。

三、诊断要点

目前临床对 ASS 的诊断有两种分类标准（表 29-2）。

表 29-2　ASS 的不同分类标准

分类标准	Solomon's 标准	Connor's 标准
临床标准	抗合成酶抗体	抗合成酶抗体
	主要标准：	肺间质病变
	肺间质病变	多发性肌炎 / 皮肌炎 *
	多发性肌炎 / 皮肌炎 *	关节炎
	次要标准：	雷诺现象
	关节炎	技工手
	雷诺现象	持续不明原因发热
	技工手	
辅助检查	无	无
分类诊断标准	抗合成酶抗体 +2 主要标准或抗合成酶抗体 + 至少 1 条主要标准 +2 条次要标准	抗合成酶抗体 + 至少 1 条临床标准

* 多发性肌炎和皮肌炎的确认均需符合 1975 年 Borhan 和 Peter 分类标准。

四、治疗方案及原则

ASS 临床表现多种多样且因人而异，目前尚缺乏基于临床随机对照实验的治疗方案推荐，但治疗方案应遵循个体化的原则。

1. 糖皮质激素　激素的用法尚无统一标准，一般开始剂量为泼尼松 0.5~1mg/(kg·d)或等效剂量的其他糖皮质激素。对于严重或多器官受累的 ASS，可以考虑甲泼尼龙 250~1 000mg/d，连续静脉滴注 3~5 天。常在用药 1~2 个月后症状开始改善，然后开始逐渐减量，每月减量 20%~25%，直到 5~10mg/d 维持。激素的减量应遵循个体化原则，减药过快出现病情复发，则须重新加大剂量控制病情。

2. 免疫抑制剂　ASS 诱导缓解期的免疫抑制剂可选用 AZA、CYC、MMF 及钙调抑制剂（环孢素与他克莫司）。稳定维持期治疗可选用 AZA、MMF、柳氮磺吡啶与羟氯喹等。

3. 静脉注射免疫球蛋白　对于复发性和难治性的病例，可考虑加用静脉注射免疫球蛋白（IVIG）。常规治疗剂量是 0.4g/(kg·d)，每月用 5 天，连续用 3~6 个月以维持疗效。IVIG 不良反应较少，但可有头痛、寒战、胸部不适等表现。

4. 生物制剂　近年来小样本量病例报道显示，利妥昔单抗（美罗华）、托珠单抗、JAK 抑制剂等均可用于抗合成酶综合征的治疗，但需要多中心大样本量随机对照研究进一步确定其临床疗效。

免疫介导坏死性肌病诊疗规范

免疫介导坏死性肌病（immune-mediated necrotizing myopathy，IMNM）是近年被逐渐

认识到的 IIM 的一个新的临床亚型。2004 年,欧洲神经肌肉疾病中心(European Neuromu-scular Centre,ENMC)根据 IIM 的骨骼肌组织病理学特征,首次提出在 IIM 中存在一组以肌细胞坏死为主要特征,而无或少炎症细胞浸润的亚型,将其称为 IMNM,以区别于多发性肌炎(polymyositis,PM)。肌炎特异性自身抗体(myositis-specific autoantibodies,MSA)中抗信号识别颗粒抗体(anti-signal recognition particle,anti-SRP)和抗 3- 羟基 -3- 甲基戊二酰辅酶 A 还原酶抗体(anti-3-hydroxy-3-methylglutaryl-coenzyme A reductase,anti-HMGCR)目前被认为是 IMNM 的标记性抗体,并且可能参与了 IMNM 的发病。IMNM 的确切患病率和发病率尚不清楚,推测在 IIM 中的比例为 10%~15%,不同地域、不同种族所报道的比例不同。成人 40 岁以上发病多见,儿童也可患病,但少见。女性患病多于男性。

一、临床表现

(一)临床症状

IMNM 可急性或亚急性起病,数周至数月出现的四肢近端肌无力,也可隐匿性起病,数年逐渐发展为肌无力。患者可伴有一般的全身症状,如乏力、食欲缺乏和体重下降等,但很少出现发热。

1. 骨骼肌症状　IMNM 患者常有肌痛,其中大多数患者有肌无力,甚至是严重的肌力下降。患者通常表现为四肢近端对称性肌无力,虽然上肢和下肢均可受累,但以下肢肌无力为主。在病程缓慢进展的患者中,下肢肌无力先于上肢肌无力发生。约 1/3 或更多的患者伴有吞咽困难。严重的病例可出现肌肉萎缩,这在病程较长(>12 个月)的患者中,肌肉萎缩更多见和 / 或更明显。对于病情进展缓慢的患者,尤其是年轻患者,可以观察到肩胛骨翼。个别病例中,尤其是缓慢进展的病例,很难与肢带型肌营养不良相区分。部分患者可累及到中轴肌群,主要是颈屈肌受累,出现颈屈肌无力,表现为平卧时抬头困难。

2. 骨骼肌外症状　尽管 IMNM 是以肌肉受累为主的自身免疫性疾病,但少数的 IMNM 患者可出现皮疹,向阳征(heliotrope sign)和 Gottron 征在抗 SRP 阳性 IMNM 中较抗 HMGCR 阳性 IMNM 患者中常见,而 V 字征在抗 HMGCR 阳性 IMNM 患者中更多见。IMNM 可累及咽、食管上端横纹肌,出现吞咽困难和饮水呛咳等。抗 SRP 阳性 IMNM 患者可出现心肌受累。有报道这些患者中有 2%~40% 出现心脏受累的临床症状,包括胸痛、充血性心力衰竭,以及心电图和超声心动图或心肌磁共振(MRI)观察到的心肌受累改变,心肌 MRI 和 / 或心肌活检证实心肌组织中有炎症浸润。

合并恶性肿瘤是 IIM 常见并发症,而在 IMNM 中主要是血清阴性的 IMNM 患者与发生肿瘤相关。抗 SRP 阳性 IMNM 患者的恶性肿瘤风险没有增加,抗 HMGCR 阳性 IMNM 患者的恶性肿瘤风险仅轻微增加。而有报道在血清阴性 IMNM 患者中相关恶性肿瘤的发生率高达 21%,标准化发病率较于一般人群显著增加,为 8.35(1.68~24.41,$P < 0.01$)。

伴肌肉外器官受累的 IIM 也可能肌肉病理表现为肌细胞坏死的特征,如抗 RNP 抗体或抗 Ku 抗体阳性的 IIM 患者,这些抗体阳性的患者多有肌肉外器官受累的表现,包括皮肤改变(如合并硬皮病出现手指肿胀和硬皮)、关节炎或滑膜炎(如合并系统性狼疮或混合性结缔组织病)和 / 或间质性肺病(如合并硬皮病或抗 Ku 肌病),因此,这些肌肉外器官表现更常见于重叠综合征,而非单纯的 IMNM。

(二)辅助检查

1. 肌酸激酶　血清肌酸激酶(creatine kinase,CK)是肌肉损伤的标志物,在 IMNM 中通常 CK 水平显著升高,可超过正常值上限 30 倍以上。血清 CK 水平与坏死肌细胞的百分比有关,因此 CK 升高常与 IMNM 的疾病活动性相关,但在长期病程的患者可能见到血清 CK 水平下降,这与长病程的患者出现严重的肌肉萎缩和低肌酐水平有关。

2. IMNM 的肌炎特异性自身抗体　目前认为与 IMNM 相关的肌炎特异性自身抗体(MSA)包括抗 SRP 抗体和抗 HMGCR 抗体。SRP 于 1980 年第一次被分离出来,它是一个沉淀系数为 11S 的复合物,由 6 条分子量分别为 72、68、54、19、14 和 9kDa 的多肽组成,是胞质中识别蛋白结构和功能所必需的,对新生多肽向内质网转运至关重要。抗 SRP 抗体针对的是 IMNM 患者血清中 54kDa 的 SRP 亚单位。已证明抗 SRP 抗体与 SRP 蛋白 54 N 末端或 G 中心区结合。抗 SRP 抗体在 81% 的患者中以免疫球蛋白 G1(IgG1)亚型的形式存在,在 29% 的患者中以 IgG4 的形式存在(一些患者同时具有 IgG1 和 IgG4 亚型)。在体外,抗 SRP 抗体有抑制 SRP 复合物的功能。

HMGCR 催化 HMG-CoA 转化为甲羟戊酸,是胆固醇合成的一个重要步骤。他汀类药物是 HMGCR 抑制剂,可降低血清胆固醇水平。HMGCR 也是一种糖蛋白,其细胞质催化结构域锚定在内质网膜嵌入的结构域上。2010 年美国约翰·霍普金斯大学的学者首次报道了在 IIM 患者体内检测到新的抗 200kDa 和 100kDa 蛋白的自身抗体(因此最初也称为抗 200kDa/100kDa 抗体),这些患者都曾经使用过他汀类降脂药,肌肉病理特征均表现为 IMNM 的特征,1 年后改抗体的靶点被确定为 HMGCR,抗原以 97kDa 单体和二聚体的形式存在。随后来自全球不同的队列研究显示在抗 SRP 阴性的 IMNM 队列中存在抗 HMGCR 抗体。需要注意的是,在高达 20% 的接触他汀类药物的患者会出现肌肉症状,但这些症状大部分是由于他汀类药物的直接毒性所致,停用他汀后肌肉症状可好转,因为这些患者并没有产生抗 HMGCR 抗体,而仅极少数产生抗 HMGCR 抗体的人出现自身免疫性肌病。

3. 肌肉病理　存在坏死肌细胞是 IMNM 的特征,坏死肌细胞随机分布在整个肌束中,H&E 染色下坏死肌细胞呈透明化、颗粒状或溶解,伴有肌细胞的吞噬和再生,可见坏死、吞噬和再生不同阶段的肌细胞,但有时这些不同阶段的肌细胞不一定在一次肌活检中均能见到。除肌细胞坏死外,IMNM 中尚能见到其他的 IIM 组织病理学特征,如肌细胞膜主要组织相容性复合体(major histocompatibility complex,MHC)-Ⅰ类分子表达上调,膜攻击复合物(membrane attack complex,MAC)在肌细胞膜上沉积。尽管 2004 年定义的 IMNM 病理特征为无或少炎症浸润,但巨噬细胞浸润在 IMNM 中很常见。此外,当坏死肌细胞较多时,T 淋巴细胞浸润也较常见,与其他类型的 IIM 相似,但 DM 中的束周病变和 PM 中的 CD8$^+$T 细胞包绕和浸入未坏死肌细胞的特征在 IMNM 中不存在。长期病程的患者行肌活检时,无论肌细胞再生情况如何,都可以见到相当数量的萎缩肌细胞,以肌内膜和肌束膜纤维化和脂肪组织替代。此外,某些治疗药物(如糖皮质激素)也可造成肌细胞萎缩。

基于上述特征,2017 年 ENMC 对 IMNM 的病理诊断标准达成了一致意见,包括如下特征:①肌束内散在分布的坏死肌细胞;②可见坏死、吞噬、再生等各阶段的肌细胞;③吞噬细胞为主的炎症或者少炎症；④未坏死或未变形的肌细胞膜上表达 MHC-Ⅰ类分子上调；⑤肌细胞膜上 MAC 沉积；⑥可能伴有肌内膜的纤维化和毛细血管扩张。其中①~③条是 IMNM 的主要特征，④~⑥条是 IMNM 的次要特征。

4. 其他辅助检查　肌肉 MRI 是评估 IMNM 中特征性肌肉损伤的重要工具，可提示肌肉炎症、纤维化（脂肪浸润）分布和程度。对慢性病或疾病晚期患者，还可帮助指导肌活检部位，但与 MSA 或肌活检的检测相比，MRI 的影像特征不足以诊断 IMNM。肌电图有助于提示肌源性损害或神经源性损害特征，并可评价肌肉损伤的活动性，但肌电图对确诊 IIM 无特异性。

二、诊断和鉴别诊断

1. 诊断标准　IMNM 的诊断标准最早于 2004 年由 ENMC 提出，包括临床和病理标准，临床表现为四肢近端对称性肌无力，CK 升高和肌电图呈肌源性损害；病理特征为大量的肌细胞坏死，极少的炎症浸润或无炎症浸润；符合所有上述临床和病理特征可诊断 IMNM。2017 年 ENMC 对 IMNM 的诊断标准进行了修订，该标准包括临床、血清和病理标准，临床标准与 2004 年 ENMC 标准相同，血清标准包括抗 SRP 抗体和 HMGCR 抗体阳性，病理标准见上述辅助检查的肌肉病理部分。需要注意的是，对抗 SRP 或抗 HMGCR 抗体的患者不一定需要肌活检来诊断 IMNM，但对血清阴性的 IMNM 患者则必需肌活检来确诊。

2. 鉴别诊断　肌细胞坏死并不是 IMNM 特异性的改变，各种肌肉受损的疾病也可能存在坏死肌纤维。在 IIM 的其他亚型如 DM、抗合成酶综合征、与肌炎并存的重叠综合征中也可见到肌细胞坏死，但 DM 的特征性皮疹，抗合成酶综合征和重叠综合征常伴的肌肉外器官受累，和他们的所特有的自身抗体有助于鉴别 IMNM 与 IIM 其他亚型。此外，在许多其他导致肌细胞坏死的情况（如代谢性肌病或毒物暴露损伤等）也可见到大量肌细胞坏死，而 MHC-Ⅰ类抗原在未坏死肌细胞膜上表达、补体在未坏死肌细胞膜沉积在其他肌病如感染性肌病、先天性肌病、肌营养不良等中也可见到，而肌活检可提供肌组织特征性的病理学信息，无疑在这些肌病的鉴别诊断中具有重要价值和不可替代的作用。此外，对疑诊遗传性、先天性、代谢性肌病的患者，结合具体的临床表现，有目的地进行相关基因检测对这类疾病的诊断及与 IMNM 的鉴别也有重要意义。肌活检和基因检测是两个不同的检查手段，在等待基因检测结果前开展肌活检检测，可为相关基因检测提供重要的线索，以及为基因检测结果的分析提供重要的病理学依据。

三、治疗方案及原则

目前尚无关于 IMNM 的任何随机、盲法、对照临床试验来证实对 IMNM 有效的治疗药物，目前所有的治疗均是基于经验性治疗和来自回顾性、观察性的研究结果或专家共识。

1. 糖皮质激素　糖皮质激素是治疗 IMNM 的基础药物，但激素的用法尚无统一标准，一般初始剂量为醋酸泼尼松 1mg/（kg·d）或等效剂量的其他糖皮质激素，最大量一般不超过醋酸泼尼松 80mg/d。伴有吞咽障碍和 / 或行走困难的严重 IIM，先静脉注射，然后改为口服。对严重病例可初始应用甲泼尼龙 0.5~1g/d,静脉 3 天冲击治疗,随后改为醋酸泼尼松 1mg/(kg·d)。患者常在用药 1 个月后症状出现改善,然后开始递减糖皮质激素用量至有效的最低剂量维持。

2. 免疫抑制剂　泼尼松单一疗法常不足以控制大多数 IMNM 患者的病情,绝大多数 IMNM 患者在开始治疗的 1 个月内,除糖皮质激素外还需要联合免疫抑制剂治疗。MTX 是最常用的二线药物,应在 IMNM 初始治疗时或开始治疗的 1 个月内应用,用量为 0.3mg/(kg·周)。其他常用的免疫抑制剂包括 AZA、MMF 和 CsA 等,可帮助减少糖皮质激素的用量。

3. 静脉注射免疫球蛋白　2017 年 ENMC 关于 IMNM 诊断和治疗指南中建议,对于抗 SRP 阳性和抗 HMGCR 阳性 IMNM 患者,如果在治疗后 6 个月内未观察到足够的反应,除上述糖皮质激素和免疫抑制剂外,还应使用静脉注射免疫球蛋白(IVIG)治疗,IVIG 用法为 2k/(kg·m²),分 3~5 天用完,至少应用不少于 3 个月。而在无症状的抗 HMGCR 阳性伴 CK 升高的患者,单独应用 IVIG 可能有效,但不推荐在其他类型的 IMNM 中单独应用 IVIG 来治疗。此外,IVIG 还可用于治疗肿瘤相关的 IMNM。

4. 靶向治疗　回顾性的研究显示,利妥昔单抗可替代 MTX 治疗难治性的抗 SRP 阳性的 IMNM,但利妥昔单抗对抗 HMGCR 阳性 IMNM 未显示出显著的疗效。抗 SRP 或抗 HMGCR 抗体在 IMNM 中的致病作用的基础研究提示肌细胞坏死与经典补体途径的激活有关,因此推测未来靶向在产生抗体的细胞的治疗策略如抗 CD38 单克隆抗体(针对浆细胞)或补体系统(抗 C5 抗体)可能是有希望的治疗 IMNM 的方法,但需要开展随机对照的临床试验以验证。

5. 其他治疗　除药物治疗外,所有的 IMNM 患者均可通过物理治疗来恢复肌力。物理治疗对于预防肌肉损伤很重要。药物治疗可以控制疾病活动,阻止肌肉损伤进展,但对肌肉功能的修复没有直接影响,而物理治疗对疾病活动没有负面影响,可以改善肌肉功能。

在与他汀类药物暴露相关的抗 HMGCR 阳性的 IMNM 患者中,再使用他汀类药物可能使疾病复发,对需要降脂治疗的患者,可使用他汀类药物的安全替代品来降低患者的胆固醇水平。对治疗与恶性肿瘤相关的血清阴性 IMNM,应做特殊考虑,因大剂量的糖皮质激素和/或免疫抑制剂可能与肿瘤手术或化疗相矛盾。此外,不建议将免疫检查点抑制剂用于治疗伴有活动性自身免疫性肌病的肿瘤患者。

四、预后

IMNM 是一种慢性疾病,病程长,恶性肿瘤和心肌受累是 IMNM 患者常见的死亡原因。在未经治疗或长期治疗无效的 IMNM 患者中,常见到肌肉萎缩和持续性肌无力,最终致残。肌肉损伤的严重程度取决于从症状出现到开始治疗的时间和疾病持续的时间。有研究显示 IMNM 患者在免疫调节治疗两年后,约 1/4 血清阳性的患者日常生活仍有困难。所有血清类型中,抗 SRP 抗体阳性的患者预后最差,只有 1/2 患者在治疗 4 年后接近或达到完全正常的肌力。需要注意的是,所有暴露于高累积剂量糖皮质激素的 IMNM 患者患动脉粥样硬化疾病的风险增加。IMNM 疾病持续时间长,大多数患者在确诊数年后仍需要免疫抑制剂或免疫调节药物治疗,治疗带来的不良反应和不断累积的并发症也最终影响患者的预后。

总之,对特发性炎性肌病的临床疾病谱的认识从以肌无力为主要表现的疾病已经演变为多器官受累的全身免疫性疾病。肌炎特异性自身抗体有助于疾病的临床分型、治疗方案的制订。

执　笔:王国春　舒晓明　卢　昕　王　迁

审　校:张　烜

撰写组成员:马　丽　肖　会

30 结缔组织病相关间质性肺病诊疗规范

【诊疗要点】

- 间质性肺病是结缔组织病常见的并发症,目前仍然是一个具有挑战性的诊断和治疗领域。
- 由于临床表现的异质性和肺部疾病发病时间的不同,建议多学科团队进行诊断、评估和治疗。
- 尽管少有高质量循证医学证据,但糖皮质激素与免疫抑制剂治疗仍然是主要的治疗手段,建议适时加用抗纤维化治疗。

间质性肺病(interstitial lung disease,ILD)是一组以肺泡单位的炎症和间质纤维化为基本病变的异质性、非肿瘤非感染性肺部疾病的总称,又称弥漫性实质性肺疾病(diffuse parenchymal lung disease,DPLD)。ILD 是结缔组织病(connective tissue disease,CTD)患者常见的肺部并发症。结缔组织病相关间质性肺病(connective tissue disease-related interstitial lung disease,CTD-ILD)可见于多种 CTD,如系统性硬化症(systemic sclerosis,SSc)、类风湿关节炎(rheumatoid arthritis,RA)、多发性肌炎/皮肌炎(polymyositis/dermatomyositis,PM/DM)、干燥综合征(Sjögren syndrome,SS)和系统性红斑狼疮(systemic lupus erythematosus,SLE)等。

CTD-ILD 的患病率因检查方法等不同而存在较大差异,总体为 3%~70%。不同 CTD 引起的 ILD 在临床表现、影像学和病理特征上表现为不同类型,呈现各自不同的发展特点与转归。CTD-ILD 的诊断与鉴别较为复杂,治疗方案个体化差异大,需要多个学科共同参与,包括风湿免疫科、呼吸与危重症医学科、放射科、病理科和康复护理等。部分 ILD 患者可发展为进行性纤维化性间质性肺病(progressive fibrosing interstitial lung diseases,PF-ILD),PF-ILD 的肺功能随病程进展而恶化,最终导致呼吸衰竭,严重影响患者的生活质量,甚至危及生命。因此,中华医学会风湿病学分会制定本规范供临床医师在诊治实践中参考。

一、临床表现

CTD-ILD 的临床表现主要涉及 CTD 和 ILD 两方面。CTD 引起 ILD 可与原发病同时或先后出现,不同 CTD 引起的 ILD 的临床表现也有一定差异。

(一) CTD

1. 能确诊为某一种具体 CTD 者,如 SSc、RA、PM/DM、SS 和 SLE 等,其临床表现往往具有相应疾病的特征性表现,如 SSc 的手指皮肤硬化、RA 的对称性关节肿胀 / 压痛、PM/DM 的肌无力和 Gottron 疹 / 征、SS 的口眼干燥和猖獗性龋齿、SLE 的蝶形红斑等,可根据相应的分类标准确诊。

2. 具有自身免疫特征,但不能诊断为具体 CTD 者,自身免疫特征常包括晨僵、关节肿胀 / 压痛、口眼干燥、皮疹、肌痛、肌无力、雷诺现象、Gottron 疹 / 征、技工手、甲周红斑、指端血管炎、猖獗性龋齿、硬指等表现。

(二) ILD

1. 呼吸困难　是 ILD 最重要的临床表现。多数患者表现为隐匿起病,呈渐进性活动后呼吸困难。ILD 的呼吸困难程度、发展速度与病理类型、原发疾病等多种因素有关,而与胸部 X 线片或 CT 阴影分布范围有时不呈平行关系,如 RA 引起的肺纤维化,有时胸部 X 线片或 CT 显示典型的蜂窝状改变,但并无明显的呼吸困难。

2. 咳嗽　80%~90% 的患者有不同程度的干咳或伴有少量白黏痰。部分患者在出现肺部感染时,痰量增多,并可为脓性。

3. 咯血　咯血在 ILD 中发生率很低,主要表现为痰中带血丝、小量咯血。

4. 肺底爆裂音　肺部的体征常无特异性。80% 的 ILD 患者肺部听诊可闻及吸气末爆裂音(velcro 啰音),于两肺基底部明显。

5. 其他表现　部分患者可出现心率加快、发绀、杵状指等。

二、辅助检查

1. 常规检查　包括血常规、红细胞沉降率(ESR)、C 反应蛋白(CRP)、血生化(肝功能、肾功能、电解质等)测定等。ESR、CRP 常轻度增高,但缺乏特异性。

2. 自身抗体谱检测　自身抗体谱检测应作为 ILD 的常规检查,包括抗核抗体(ANA)、抗可提取性核抗原(ENA)抗体、肌炎特异性抗体(MSA)、抗环瓜氨酸肽(CCP)抗体、抗中性粒细胞胞质抗体(ANCA)等,有助于发现临床表现隐匿的 CTD。

3. 血清生物标志物　研究认为,血清涎液化糖链抗原(KL-6)、表面活性蛋白 A(SP-A)、表面活性蛋白 D(SP-D)、铁蛋白等生物标志物与 ILD 发生或疾病活动度有一定相关性,但对诊断并无特异性。

4. 肺功能检查　肺功能检查(pulmonary function test,PFT)包括用力肺活量(forced vital capacity,FVC)测定、肺总量(total lung capacity,TLC)测定和肺一氧化碳弥散量(diffusion capacity of carbon monoxide of lung,DLCO)测定等。PFT 不能明确具体 ILD 的病因,但在病情严重度、治疗效果监测及预后判断方面可提供客观的评价指标。ILD 最常见的 PFT 异常为限制性通气功能障碍和弥散功能障碍。典型的限制性通气障碍表现为肺容积减少,用力肺活量(FVC)、肺总量(TLC)、功能性残气量(FRC)、残气量(RV)<80% 预计值;第 1 秒用力

呼气量（FEV_1）同时减少、FEV_1/FVC 比值升高等；弥散功能障碍表现为 DLCO 降低。

5. **胸部高分辨率 CT（HRCT）** 胸部 HRCT 较胸部 X 线及普通 CT 更能清晰分辨肺内微细结构，有助于发现 CTD 患者中隐匿起病的早期 ILD，因此对 CTD-ILD 的早期诊断至关重要。在诊断 ILD 时，几乎所有 ILD 患者在初始临床评价中都需要进行 HRCT 检查。

CTD-ILD 常对称性累及双下肺，多位于胸膜下区域。借鉴特发性间质性肺炎（IIP）的影像学分类特征，CTD-ILD 的影像学特征也可分为寻常型间质性肺炎（UIP）、纤维型或富细胞型非特异性间质性肺炎（f-/c-NSIP）、机化性肺炎（OP）、淋巴细胞性间质性肺炎（LIP）和弥漫性肺泡损伤（DAD）等。不同 CTD 常见的 ILD 类型有一定特征性（表 30-1）。

表 30-1　CTD-ILD 常见组织病理学和胸部 HRCT 的影像学特征

基础疾病	肺组织病理学特征	胸部 HRCT 典型特征
系统性硬化症	非特异性间质性肺炎	网格影，磨玻璃密度影，双侧肺底为著
	寻常型间质性肺炎	外周和双肺底网格影伴蜂窝样改变
类风湿关节炎	寻常型间质性肺炎	外周和双肺底网格影伴蜂窝样改变
	非特异性间质性肺炎	肺底磨玻璃密度影
多发性肌炎 / 皮肌炎	非特异性间质性肺炎	肺底磨玻璃密度影
	寻常型间质性肺炎	外周和双肺底网格影伴蜂窝样改变
	机化性肺炎	气道不均匀实变，磨玻璃密度影
	弥漫性肺泡损伤	弥漫磨玻璃密度影
干燥综合征	非特异性间质性肺炎	肺底磨玻璃密度影
	淋巴细胞性间质性肺炎	薄壁囊性改变，磨玻璃密度影，小叶中心结节
系统性红斑狼疮	弥漫性肺泡损伤	磨玻璃密度影
混合性结缔组织病	非特异性间质性肺炎	网格影、磨玻璃密度影，双侧肺底为著

6. **纤维支气管镜** 支气管肺泡灌洗液的细胞学检查对 ILD 的诊断和预后的意义仍存在广泛争议，但支气管肺泡灌洗液的检查有助于鉴别诊断，常用于 ILD 与肺部感染、过敏和肿瘤等疾病的鉴别。

7. **外科肺活检** 肺活检虽然是诊断 ILD 的"金标准"，但因其为有创性检查，且存在一定诱发病情恶化的可能，故 CTD-ILD 患者行外科肺活检（包括胸腔镜肺活检和开胸肺活检）的获益始终存在争议。肺活检对鉴别诊断的意义更大，可用于 ILD 与感染、过敏和肿瘤等疾病的鉴别诊断。

三、诊断

目前 CTD-ILD 尚无公认的诊断标准，主要是风湿免疫科和呼吸与危重症医学科医师分别对 CTD 和 ILD 进行诊断，并通过病史询问、影像学检查、痰或支气管肺泡灌洗检查，甚至肺活检病理检查等与肺部感染、肿瘤、心脏疾病、药物及过敏等其他病因引起的肺间质病变进行鉴别,最终确诊 CTD-ILD。

1. CTD 的诊断　CTD 可参考各自的分类标准明确诊断。SLE、SS、SSc、RA、PM/DM 等均可采用相应的国际通用诊断标准进行诊断。

2. ILD 的诊断　结合患者的症状如进行性呼吸困难、干咳,肺部体征如双肺底部闻及 velcro 啰音,肺功能检查提示限制性通气障碍和弥散功能下降,胸部 HRCT 提示弥漫性结节影、磨玻璃样变、肺泡实变、小叶间隔增厚、胸膜下线、网格影伴囊腔形成或蜂窝状改变、牵拉性支气管扩张或肺结构改变等,可做出 ILD 的诊断。

3. 具有自身免疫特征的间质性肺炎(IPAF)的诊断　临床上能诊断为 ILD,也具有潜在的自身免疫病特征,但又不符合上述 CTD 的分类标准,可以诊断为 IPAF。目前采用 2015 年欧洲呼吸病学会 / 美国胸科学会(ERS/ATS)提出的分类标准对 IPAF 进行诊断(表 30-2)。

表 30-2　ERS/ATS 具有自身免疫特征的间质性肺炎(IPAF)的分类标准

存在间质性肺病(HRCT 或外科肺活检证实),并且:
1. 除外其他已知病因
2. 尚不能够诊断某一确定的 CTD
3. 至少有如下 3 个特征中的 2 个表现
　(1)临床表现:
　　1)远端手指皮肤裂纹("技工手")
　　2)远端指尖皮肤溃疡
　　3)炎性关节炎或多关节晨僵 ≥ 60 分钟
　　4)手掌或指腹的毛细血管扩张症
　　5)雷诺现象
　　6)不明原因的手指肿胀
　　7)不明原因的手指伸侧的固定性皮疹(Gottron 征)
　(2)血清学表现:
　　1)ANA 滴度 ≥ 1:320,弥漫型、斑点型、均质型或
　　　① ANA 核仁型(任意滴度)或
　　　② ANA 着丝点型(任意滴度)
　　2)类风湿因子 ≥ 2 倍正常上限
　　3)抗 CCP
　　4)抗 dsDNA
　　5)抗 Ro(SS-A)
　　6)抗 La(SS-B)
　　7)抗核糖核蛋白
　　8)抗 Smith
　　9)抗拓扑异构酶(Scl-70)
　　10)抗 tRNA 合成酶(如 Jo-1、PL-7、PL-12,其他包括 EJ、OJ、KS、Zo、tRS)
　　11)抗 PM-Scl
　　12)抗 MDA-5
　(3)形态学表现:
　　1)HRCT 表现提示为如下类型:
　　　① NSIP
　　　② OP

③ NSIP 重叠 OP

④ LIP

2）外科肺活检提示肺脏病理为如下类型：

①NSIP

②OP

③ NSIP 重叠 OP

④ LIP

⑤间质淋巴细胞的浸润伴有生发中心形成

⑥弥漫性淋巴浆细胞浸润（伴或不伴有淋巴滤泡形成）

3）胸腔多部位受累（除间质性肺炎外）：

①原因不明的胸腔积液 / 胸膜增厚

②原因不明的心包积液 / 心包增厚

③原因不明的内源性气道疾病 #（经 PFT、影像或病理检查证实）

④原因不明的肺血管病变

注：# 包括气流受阻、细支气管炎或细支气管扩张。HRCT，高分辨率 CT；ANA，抗核抗体；NSIP，非特异性间质性肺炎；OP，机化性肺炎；LIP，淋巴细胞性间质性肺炎；PFT，肺功能测定。

四、病情评估

确诊的 CTD-ILD 患者应进行病情的全面评估，包括针对 CTD 的病情评估和针对 ILD 的病情评估。

1. 针对 CTD 的病情评估　CTD 病情活动性的评估目前主要依据各 CTD 公认的整体活动性评估体系和针对主要受累器官的评分方法，如 SSc 的皮肤改良 Rodnan 评分、RA 的 28 个关节疾病活动性评分（DAS28）、SLE 的疾病活动指数（SLEDAI）、不列颠群岛狼疮评估组评分（BILAG）、炎性肌病的病情活动度评分（MYOACT）和原发性干燥综合征的欧洲抗风湿病联盟疾病活动度指数（ESSDAI）等。

2. 针对 ILD 的病情评估　ILD 的评估包括肺功能受损严重程度和 ILD 治疗可逆性的评估。PFT 评估指标包括 FVC、DLCO、TLC 等水平和变化趋势；胸部 HRCT 评估包括对不同病变性质及范围进行评估；动脉血气分析的评估包括动脉血氧分压、动脉血氧饱和度及肺泡气 - 动脉血氧分压差（$P_{A\text{-}a}O_2$）等。通过临床表现以及前述检查评估对 ILD 的严重程度、可逆性做出整体判断，包括对纤维化病变进展的预测。

五、治疗

（一）治疗目标

CTD-ILD 治疗的短期目标是控制 CTD 和 ILD 病情、延缓进展，远期目标是最大限度地延长患者生存时间、提高患者生活质量。因此，CTD-ILD 的治疗目标是 CTD 和 ILD 同时达到病情缓解，即双重达标。

CTD 病情达标的判断主要依据各 CTD 公认的整体疾病活动性评估体系,达到完全缓解或低疾病活动度状态。

ILD 病情达标尚无公认的标准,中国医师协会风湿免疫科医师分会风湿病相关肺血管/间质病学组拟定的标准为:先根据胸部 HRCT 特征和治疗反应,判断 ILD 的主要病变是否可逆,如为可逆性病变,则达标标准为临床无干咳、活动后呼吸困难等症状,胸部 HRCT 提示活动性病变完全消失或仅遗留少许纤维化病灶,PFT 提示 FVC 占预计值百分比恢复至 ≥70%;如为不可逆病变,则达标标准为原有 ILD 相关症状无恶化、加重,胸部 HRCT 提示原有不可逆病变范围不扩大,PFT 提示 FVC 占预计值百分比恶化<10%/年。

(二)治疗原则

CTD-ILD 的治疗原则为早期、规范、个体化治疗。CTD-ILD 治疗方案应综合考虑 CTD 病情活动度、ILD 严重程度和进展倾向,决定免疫抑制治疗和抗纤维化治疗的权重和主次关系。

(三)CTD-ILD 的治疗

1. 糖皮质激素　糖皮质激素是 CTD-ILD 治疗的主要药物。胸部 HRCT 上表现为磨玻璃样或实变性阴影时,对激素治疗更敏感,而以纤维化改变为主的表现则改善的可能性小。对于 SSc-ILD 患者,由于超过相当于泼尼松 15mg/d 剂量的糖皮质激素可能增加 SSc 肾危象的发生风险,若必须服用糖皮质激素,应密切监测以预防肾危象的发生。

2. 环磷酰胺(CTX)　CTX 是一种烷化剂,是 CTD-ILD 治疗的重要免疫抑制剂。早期应用 CTX 可能会提供更好的疗效,但由于其毒副作用,包括卵巢衰竭等,不建议长期应用。

3. 吗替麦考酚酯(MMF)　MMF 是一种有效的淋巴细胞增殖抑制剂,研究表明 MMF 疗效非劣效于 CTX。MMF 剂量维持在 2g/d 左右通常耐受性良好,可长期应用,但需注意淋巴细胞抑制和肝肾毒性。

4. 其他免疫抑制剂　硫唑嘌呤、环孢素/他克莫司、利妥昔单抗等目前仅有一些小样本观察性研究,主要用于对前述免疫抑制治疗无效或无法耐受的 CTD-ILD 患者。

5. 静脉注射免疫球蛋白(IVIG)　IVIG 也可用于 CTD-ILD 的治疗,但 IVIG 价格昂贵,主要用于难治性 CTD-ILD 的辅助治疗。

(四)抗纤维化治疗

目前对进入纤维化阶段的 CTD-ILD 尚缺乏确切、有效的抗纤维化药物。吡非尼酮是一种新型小分子抗纤维化药物,多项特发性肺纤维化(IPF)的国际多中心随机双盲对照研究表明,吡非尼酮可以延缓肺功能恶化、延长无疾病进展生存时间。在 CTD-ILD 方面,有研究显示吡非尼酮能改善 SSc-ILD 患者的肺功能,改善临床无肌病皮肌炎伴亚急性间质性肺炎的生存期等。尼达尼布是另一种抗肺纤维化的药物,尼达尼布治疗 SSc-ILD、PF-ILD 的研究显示,尼达尼布组 FVC 年下降率低于安慰剂组,目前已获国家药品监督管理局批准用于 SSc-ILD 和 PF-ILD 的治疗。在应用糖皮质激素和免疫抑制剂治疗 CTD-ILD 的同时,适时联合抗纤维化治疗,可以最大限度地保持肺功能稳定。

（五）不同 CTD-ILD 的管理

不同 CTD 有各自不同的临床特点，并发的 ILD 类型也有所不同，其治疗方案存在一定差异。

1. 系统性硬化症相关间质性肺病（SSc-ILD） 严重或进行性 SSc-ILD 的危险因素包括胸部 HRCT 上 ILD 范围更大、PFT 指标下降、抗 Scl-70 抗体阳性等。MMF 已被证明能维持 SSc-ILD 稳定，可作为首选的初始治疗药物。糖皮质激素的使用存在争议，如果必须使用，应尽量小剂量使用以减少不良反应，尤其是 SSc 肾危象的风险。尼达尼布已被证实能减缓 SSc-ILD 患者的肺功能下降，可用于 SSc-ILD 的治疗。造血干细胞移植（HSCT）可改善难治性 SSc-ILD 的生存率。

2. 类风湿关节炎相关间质性肺病（RA-ILD） 在 RA-ILD 中，UIP 类型、基线 PFT 降低和 PFT 进行性下降与较差的预后相关。多种免疫抑制剂（包括 CTX、硫唑嘌呤、MMF 或利妥昔单抗）可有效改善 RA-ILD 的进展。在 RA-ILD 持续进展的背景下，应考虑到治疗药物导致 ILD 恶化的可能性，应尽量避免使用来氟米特和 TNF-α 拮抗剂。评估尼达尼布和吡非尼酮治疗 RA-ILD 的临床试验正在进行中。

3. 特发性炎症性肌病相关间质性肺病（IIM-ILD） ILD 是 IIM 死亡的主要因素，需要尽早评估和治疗。进展性 IIM-ILD 通常需要大剂量糖皮质激素、CTX 或利妥昔单抗的初始强化治疗才能得到控制。IVIG 和血浆置换可用于急性加重期 IIM-ILD 的治疗。在初始的强化治疗后，需要继续用糖皮质激素和免疫抑制剂（包括 MMF、硫唑嘌呤和钙调神经蛋白抑制剂）进行维持治疗。

抗 MDA5 抗体阳性皮肌炎伴发间质性肺病（MDA5$^+$DM-ILD）通常进展迅速、死亡率极高，近年来逐渐受到重视，但其治疗极具挑战。目前，MDA5$^+$DM-ILD 的治疗仍然是经验性的，免疫抑制治疗策略，包括三联疗法（大剂量糖皮质激素、他克莫司和静脉注射 CTX）和基于 JAK 抑制剂的疗法（糖皮质激素配合托法替布等等）是目前常用的疗法。

4. 其他结缔组织病相关间质性肺病 其他 CTD-ILD 如 SLE-ILD、SS-ILD、UCTD-ILD、MCTD-ILD 等的治疗循证依据有限，通常是借鉴其他证据较多的 CTD-ILD 治疗方案。对于严重或进展性 ILD，需要大剂量糖皮质激素联合免疫抑制剂（CTX、MMF 或硫唑嘌呤）治疗。

5. 具有自身免疫特征的间质性肺炎（IPAF） IPAF 代表了一组异质性的 ILD 患者，患者具有某些 CTD 的特征，但不符合特定 CTD 的分类标准。目前对符合 IPAF 标准的患者的管理没有统一意见，治疗上仍参照其他 CTD-ILD 的治疗。

（六）其他治疗

1. 氧疗 氧疗可以改善患者的缺氧状况。来自慢性阻塞性肺疾病氧疗的证据表明，长程氧疗对患者预后有显著的改善作用。参照慢性阻塞性肺疾病氧疗指征，推荐静息状态低氧血症（动脉血氧分压 ≤55mmHg，或动脉血氧饱和度 ≤88%）的 CTD-ILD 患者应接受长期氧疗，氧疗时间＞15h/d。

2. 肺康复 肺康复有助于稳定或延缓疾病发展，改善 CTD-ILD 患者的肺功能和生活质量，降低医疗花费。肺康复包括呼吸生理治疗、肌肉训练（全身性运动和呼吸肌锻炼）、营养支持、精神治疗和教育。

3. 机械通气 对进行性肺功能恶化的患者行机械通气支持治疗在 CTD-ILD 的作用证据十分有限,应根据引起呼吸衰竭的原因是否可逆决定是否应用。对 CTD 病情活动导致的 ILD 恶化而引起的呼吸衰竭,呼吸支持可为免疫抑制治疗和抗纤维化治疗起效赢得时间,从而挽救患者生命。此外,机械通气可作为准备接受肺移植的 ILD 患者在移植前的过渡性治疗。无创正压通气可能改善部分 ILD 患者的缺氧,延长生存时间。

4. 肺移植 肺移植可改善 IPF 患者的生活质量,将 5 年生存率提高至 50%~56%。国内已有多家医疗机构开展肺移植,针对终末期 CTD-ILD 患者,推荐符合肺移植适应证的 CTD-ILD 患者纳入肺移植等待名单,进行移植前评估。

六、预后

不同 CTD-ILD 的预后有所差异,但总体来讲,预后较差,致死率高,是威胁患者生命的主要原因之一。因此,临床实践中应尽早识别 CTD-ILD,及时治疗,延缓疾病进展。

执　笔:邹庆华

审　校:李梦涛

撰写组成员:路跃武　周京国　刘晓霞

31 成人风湿免疫病患者新型冠状病毒疫苗接种专家建议

【诊疗要点】

- 成人风湿免疫病患者新型冠状病毒疫苗接种决策应全面考虑个人和社会因素,并由风湿免疫科医师、接种医师、初级保健医师和患者共同执行。
- 成人风湿免疫病患者病情稳定期如无其他禁忌证,建议接种新型冠状病毒疫苗。
- 免疫抑制剂的应用可能会降低疫苗的有效性。
- 绝大多数免疫抑制剂、生物制剂和小分子靶向药物应继续使用,无须改变免疫治疗和疫苗接种时间。如患者正在使用甲氨蝶呤、JAK 抑制剂、阿巴西普、环磷酰胺和利妥昔单抗,则需进行免疫治疗和疫苗接种时间的相应调整。

一、人群特点

由于免疫功能紊乱,与非风湿免疫病人群相比,风湿免疫病患者的新型冠状病毒(2019-nCoV)感染风险更高,预后更差。基于此,与相同年龄和性别的普通人群相比,应优先考虑对成人风湿免疫病患者进行疫苗接种。

以下建议是针对符合中国《新冠病毒疫苗接种技术指南(第一版)》要求的条件,且年龄>18 岁以上的风湿免疫病患者。其中,风湿免疫病是指各种自身免疫病、炎症性风湿性疾病和自身炎症性疾病,包括但不限于类风湿关节炎、脊柱关节炎、系统性红斑狼疮、干燥综合征、肌炎 / 皮肌炎、系统性硬化症、混合性结缔组织病、抗磷脂综合征、系统性血管炎、IgG4 相关性疾病、复发性多软骨炎、风湿性多肌痛、成人斯蒂尔病(Still disease)、家族性地中海热等。

二、新型冠状病毒疫苗的接种建议

根据目前的新型冠状病毒疫苗数据及接种技术指南,结合风湿免疫病患者既往接种其他种类疫苗的循证医学证据,以及美国风湿病协会(American College of Rheumatology, ACR)2021 年 3 月发表的风湿和肌肉骨骼疾病患者新型冠状病毒疫苗接种临床指南摘要,欧洲风湿病协会联盟（European League Against Rheumatism，EULAR）2021 年 2 月发表的针对风湿和肌肉骨骼疾病患者新型冠状病毒疫苗接种的问题及答复，编写以下建议。

1. 疫苗类型　成人风湿免疫病患者建议首先接种灭活疫苗。应慎重考虑接种其他类型疫苗，如重组亚单位疫苗、腺病毒载体疫苗、mRNA 疫苗等。

2. 适应证　除了下文所列的禁忌证外，处于病情稳定期的成人风湿免疫病患者建议接种新型冠状病毒疫苗。疾病活动期是否接种疫苗需要根据病情权衡利弊。但与非风湿免疫病人群相比，接受全身免疫抑制治疗的风湿免疫病患者对新型冠状病毒疫苗的预期有效性可能会下降。

3. 禁忌证　存在《新冠病毒疫苗接种技术指南（第一版）》中一般疫苗的接种禁忌者，不能接种疫苗。

4. 免疫抑制治疗调整和疫苗接种时间　绝大多数免疫抑制剂、生物制剂和小分子靶向药物应继续使用，无须改变免疫抑制治疗和疫苗接种时间，但采用甲氨蝶呤、JAK 抑制剂、阿巴西普、环磷酰胺和利妥昔单抗进行免疫抑制治疗时，疫苗接种时间建议做相应调整（表 31-1）。

表 31-1　成人风湿免疫病患者免疫治疗调整和新型冠状病毒疫苗接种时间

药物	免疫治疗调整和疫苗接种时间
糖皮质激素，泼尼松等量剂量<20mg/d 羟氯喹 来氟米特 柳氮磺吡啶 吗替麦考酚酯 硫唑嘌呤 环磷酰胺（口服） 口服钙调磷酸酶抑制剂（如环孢素、他克莫司） TNF 拮抗剂（如培塞利珠单抗、依那西普、阿达木单抗、英夫利西单抗、戈利木单抗） IL-6 拮抗剂（如托珠单抗、萨瑞鲁单抗） IL-1 拮抗剂（如阿纳白滞素、卡纳单抗） IL-17 拮抗剂（如司库奇尤单抗、依奇珠单抗） IL-12/IL-23 拮抗剂（如乌司奴单抗） IL-23 拮抗剂（如瑞莎珠单抗、古塞奇尤单抗） 贝利木单抗 静脉注射人免疫球蛋白	不改变免疫治疗或疫苗接种时间
甲氨蝶呤	疾病控制良好的患者，接种每一剂疫苗后暂停甲氨蝶呤 1 周；不改变疫苗接种时间
JAK 抑制剂（如托法替布、巴瑞替尼、乌帕替尼）	每一剂疫苗接种后暂停 JAK 抑制剂 1 周；不改变疫苗接种时间
阿巴西普（皮下注射）	新型冠状病毒疫苗首剂接种前 1 周和接种后 1 周暂停阿巴西普，第二剂疫苗接种前后无中断
环磷酰胺（静脉注射）	建议环磷酰胺给药时间为每一剂疫苗接种后 1 周

续表

药物	免疫治疗调整和疫苗接种时间
利妥昔单抗	最好在计划应用利妥昔单抗前接种疫苗 如果确实因病情需要正在使用利妥昔单抗的患者，建议在以下时间窗注射疫苗：利妥昔单抗使用后至少 6 个月以上；下一次利妥昔单抗使用之前至少 4 周以上；如果疾病活动情况允许，在接种第 2 剂疫苗后推迟利妥昔单抗给药 2~4 周 这个时间表适用于病情允许一段较长时间内停药的患者，所以可能不适用所有患者

注：TNF，肿瘤坏死因子；IL，白介素。

5. 需要特别注意的情况

(1)风湿免疫科医师应参与评估成人风湿免疫病患者新型冠状病毒疫苗接种的适应证。个体化疫苗接种计划应由风湿免疫科医师向患者解释，并由风湿免疫科医师、接种医师、初级保健医师和患者共同决策执行。

(2)接种新型冠状病毒疫苗后，理论上可能存在风湿免疫病病情复发或进展的风险。但是成人风湿免疫病患者进行新型冠状病毒疫苗接种的益处超过原发病复燃的潜在风险。风湿免疫病患者接种新型冠状病毒疫苗后应密切观察基础病病情，监测疾病活动度。

(3)2021 年 3 月以来，欧洲地区报道阿斯利康新型冠状病毒疫苗(腺病毒载体疫苗)接种后出现了静脉血栓形成的并发症，尤其是少见部位的血栓(如颅内静脉窦血栓)，被称为疫苗诱导的促血栓形成免疫性血小板减少症(vaccine-induced prothrombotic immune thrombocytopenia，VIPIT)。VIPIT 被认为与疫苗接种后免疫反应导致的血小板抗体生成相关。尽管对于有血栓病史和 / 或已知易栓症(如抗磷脂综合征)的患者，目前虽无证据表明接种阿斯利康新型冠状病毒疫苗后颅内静脉或其他少见部位的血栓并发症风险增加，但仍建议这类患者避免接种腺病毒载体疫苗。

(4)在接种新型冠状病毒疫苗后，风湿免疫病患者仍应继续遵循其他公共卫生指南，保持社交距离，做好个人防护。

(5)风湿免疫病患者家庭成员及其他密切接触者，如符合接种条件且无禁忌证，应接种新型冠状病毒疫苗，可能有助于保护患者。

(6)如风湿免疫病患者既往感染新型冠状病毒肺炎(COVID-19)已痊愈，或与其他疫苗同时接种时，可参考中国《新冠病毒疫苗接种技术指南(第一版)》。

执　笔：沈　敏　董凌莉

审　校：李梦涛　赵　岩

撰写组成员：曾小峰　黄慈波　杨程德　张　炬　张卓莉